作 者 简 介

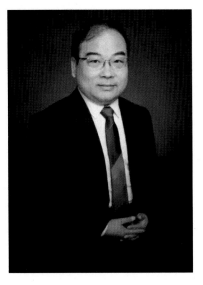

　　许凤全，主任医师，科主任；临床医学博士，医学博士后，硕士研究生导师；中国中医科学院广安门医院心身医学科学科带头人。全国第三批名老中医药专家学术经验优秀继承人，荣获突出贡献专家称号。

　　社会兼职：中国中医药研究促进会心身医学专业委员会主任委员；世界中医药学会联合会中医心理学专业委员会常务委员；中国中医药研究促进会痰瘀同治专业委员会常务委员；世界中医药学会联合会计算医学专业委员会常务理事；中国健康促进基金会"中老年保健知识管理平台建设"公益项目委员；北京中西医结合学会第三届精神卫生专业委员会委员；国家、北京市自然科学基金及首都特色项目评审专家。

　　科研及获奖：经近10余年的研究，许凤全教授团队在心身疾病研究领域获得了较大进展，发现了抑郁症的中医药治疗特点和机制。创立补肾疏肝化瘀法治疗围绝经期抑郁症的临床治疗方案，并对其单胺类神经递质的调节机制进行深入研究。在国内外发表论文50余篇，主持或参与在研或完成各类课题10余项。主编《中医特色治疗抑郁症》，参编各类心身医学相关论著、书籍10余部。获中华中医药学会、中国中医科学院科技进步奖2项。

中医特色治疗焦虑症

主　编　许凤全

科 学 出 版 社

北 京

内 容 简 介

焦虑是一常见的情绪状态，但极端的、难以消退的焦虑情绪会引发焦虑障碍（焦虑症）和各种躯体疾病。本书作者运用中医基础理论阐述焦虑症的病因病机、中医辨证、中医诊治、中医心理治疗，以及针灸、推拿按摩、拔罐、刮痧、食疗、保健功法、预防与护理等非药物疗法。特别介绍了焦虑症常见症状和特殊类型的中医治疗及验案举例。

本书内容简明实用，特别适于基层临床中医师、西医师、社区医师，以及焦虑症患者、家属阅读参考。

图书在版编目（CIP）数据

中医特色治疗焦虑症 / 许凤全主编 . —北京：科学出版社，2019.3
ISBN 978-7-03-060548-1

Ⅰ.①中… Ⅱ.①许… Ⅲ.①焦虑–中医治疗法

Ⅳ.① R277.797.05

中国版本图书馆 CIP 数据核字（2019）第 028632 号

责任编辑：郝文娜 / 责任校对：李 影
责任印制：赵 博 / 封面设计：郭 罡

科学出版社 出版
北京东黄城根北街 16 号
邮政编码：100717
http://www.sciencep.com

北京厚诚则铭印刷科技有限公司印刷
科学出版社发行 各地新华书店经销
*

2019 年 3 月第 一 版 开本：720×1000 1/16
2024 年 9 月第五次印刷 印张：14 1/4 插页：1
字数：272 000

定价：69.00 元
（如有印装质量问题，我社负责调换）

编 者 名 单

顾　问　冯兴华

主　编　许凤全

副主编　李　健　郑　瑀　许琳洁　张　成　刘　超　青雪梅
　　　　张　莹　施　蕾　庞　礴　王彩凤

编　者　(以姓氏笔画为序)
　　　　丁承华　王　健　王文星　王红星　王志青　王建成
　　　　王海隆　王彩凤　方继良　卢　伟　朱世杰　刘　超
　　　　刘文军　刘向东　刘向哲　关运祥　许凤全　孙书臣
　　　　贠建业　苏敬泽　李　军　李　健　李艳彦　宋竖旗
　　　　张　成　张　莹　张　捷　张金霞　张慕慧　陈　颖
　　　　青雪梅　金香兰　庞　礴　郑　瑀　施　蕾　洪　兰
　　　　洪　霞　黄兴兵　扈新刚　韩文宝　薛慧英

前言

随着科学技术的发展，我国的中西医学也取得了长足的进步。2015年屠呦呦代表中医药获得了世界科技顶级奖项——诺贝尔生理学或医学奖，并得到世界学术界的肯定，这就是很好的说明。然而，尽管社会生活水平和现代医疗技术得到显著提高，现代社会中焦虑情绪的发生却愈演愈烈，焦虑症的发病率也在逐年上升。焦虑或许是我们生活中不可避免的一部分，也是我们面对生活压力的正常反应，适度的焦虑情绪有时会有助于我们成长，但如今社会压力巨大，人们普遍处于一种高度焦虑状态，正如著名心理学家 Auden 所言，现代社会已进入了"焦虑年代"，那么，那么这就不是正常的状态了。

现代精神病学对焦虑症虽然有较深入的研究，但在对其病因、发病机制、治疗及复发的干预等方面仍不尽如人意。中医学对焦虑症的认识较早，虽然未有专著，但对本病的描述可见于郁证、百合病、脏躁、癫证等疾病中，总的属于中医学"郁证"范畴。历代中医学家对此有极其丰富的理论和临床实践经验，这也是我们研究焦虑症的可靠资源。在现代焦虑症的诊疗方面，中医学治疗该病具有明显的优势。采用中西医结合治疗焦虑症，优势互补，能够降低西药的不良反应，较快地缓解焦虑症的症状，并且疗效稳定，不易复发。因此，许多临床医生更趋向于用中医或中西医结合的方法治疗焦虑症。本书从多年临床实践经验出发，参考国内外中医实践经验，从病机、治法、方药等方面较为系统地阐述中医对焦虑症的认识及治疗方法，特别是中医非药物疗法的特点及优势。

《中医特色治疗焦虑症》共15章。第1章介绍了焦虑症的基本概念，焦虑症的特点、中西药对焦虑症的认识。第2章介绍了焦虑症的病因、病机。第3章介绍了焦虑症的中医辨证，包括八纲辨证、脏腑辨证、六经辨证及其他辨证等。第4章介绍了焦虑症常见证候，伍以治疗中医汤药，并写明方解、加减方法，以供临床实践。第5章介绍了焦虑症的中医心理治疗方法。第 6 章介绍了焦虑症的针灸治疗方法。第 7 章至第 9 章介绍了推拿按摩、拔罐、刮痧等非药物疗法治疗焦虑症。第 10 章介绍了防治焦虑症的食疗方法。第 11 章介绍了几种保健功法对焦虑症的防治作用。第 12 章为焦虑症的中医预防方法。第 13 章为焦虑症常见症状的中医治疗。第 14 章为特殊类型焦虑症的中医治疗。第 15 章通过验案对治疗焦虑症的常用汤药进行分析。

　　由于焦虑障碍是一种长期性负性情绪障碍，又可导致多种躯体疾病，如高血压、冠心病、胃肠疾病，甚至癌症，对现代人的身心健康、生活质量和社会功能的发挥构成了重大威胁。在过去的几千年里，中医学对焦虑症的诊断和治疗都有其独特之处。经过辨证施治，结合中医特色药物和非药物疗法，大多数焦虑障碍患者可得到康复，生活质量获得显著提高。本书作者尽可能地收集了中医有关焦虑症的特色治疗，言语表达力求通俗易懂、简洁明了。但愿本书能为您和您周围的人带来帮助。

　　由于编写人员水平有限，书中出现的疏漏或谬误之处，恳请专家及广大读者批评指正。

2018 年 12 月 11 日于北京

目录 CONTENTS

第1章 中西医对焦虑症的认识

第一节 焦虑症概述

一、焦虑症的概念

焦虑情绪是人类在与环境斗争及生存适应过程中产生的基本人类情绪。在精神压力大、人际关系复杂、生活节奏快的当今社会中，焦虑情绪是任何人都难以避免的，而焦虑情绪并不意味着都是有临床意义的病理情绪，在应激面前适度的焦虑具有积极的意义，它可以充分调动身体各个脏器的功能，适度提高大脑的反应速度和警觉性。但是极端的、难以自行消退的焦虑情绪，往往会给人的心身带来沉重的负担，如焦虑严重程度与客观事实或处境明显不符，或持续时间过长时，则可能成为病理性的焦虑，即焦虑症。

焦虑症又称焦虑障碍，是一种常见的精神疾病，焦虑症的定义可参考美国《精神障碍诊断与统计手册》（第5版）中对焦虑障碍的定义，其定义可归纳为无具体原因的持续的感到紧张不安，或无现实依据的预感到灾难、威胁或大祸临头感，伴有明显的自主神经功能紊乱及运动性不安，常伴随主观苦痛感或社会功能受损。焦虑症可分为分离焦虑障碍、选择性缄默症、特定恐怖症、社交焦虑障碍、惊恐障碍、广场恐怖和广泛性焦虑等具体分型，其中广泛性焦虑发病率最高、最为常见。广泛性焦虑可表现为经常出现且持续的、与现实情境不符、无明确对象和内容的过分担心、紧张和害怕，同时伴有头晕、胸闷、心慌、呼吸急促、口干、尿频、尿急、出汗、震颤等躯体方面的症状，以及有坐立不安，坐卧不宁，烦躁等表现。焦虑的急性发作可以出现极度恐惧的心理，甚至体验到濒死感或失控感，胸闷、心慌、呼吸困难、出汗、全身发抖等症状同时出现，持续时间从数分钟到数小时，发作突然开始，发作时意识清楚，各项检查显示基本正常，但症状很重，诊断不易明确，容易误诊。

焦虑症的发病原因尚不明确，但现代医学意义上的焦虑的产生与个体生物学特征和社会心理因素有关，其涉及生物、家庭、社会和心理等多方面因素。应激性生活事件或创伤事件易引起焦虑，如负性生活事件。但遭遇到应激事件时，体验到的焦虑严重程度不仅与事件本身的特点与性质有关，也与个体对应激事件的适应能力和调节能力有关。焦虑障碍具有家族遗传倾向，对双生子的研究显示，不同程度的焦虑障碍的遗传度为 30% ～ 40%。流行病学研究表明广泛性焦虑对患者一级亲属发病危险性较高。而焦虑症具有相对"传染性"，家庭成员患有焦虑症会导致其他成员更易受到焦虑情绪的影响。焦虑倾向作为一种人格特征，在不良社会环境影响或应激状态下，较易产生病理性焦虑。现代医学认为，焦虑的产生与个体生物学特征有关，但其潜在具有遗传特点。女性焦虑障碍较男性高发，其可能是由于女性雌激素造成的。儿童和青少年更易患有焦虑。重大疾病、劳累过度、子女生活事件、亲人亡故、职业变化等生活事件是产生及加重心理问题的重要因素。婚姻状况及婚姻关系、居住情况及邻里关系等家庭社会因素均会影响焦虑症的发病及进展。生活事件增多，特别是负性生活事件的增多，对焦虑症的诱发和加重均有影响。对于教育程度、职业状态等社会人口因素有不同的研究结果，随着社会与经济的飞速发展，社会、生活压力随之加大，很多人都处于焦虑情绪之中。而个人性格和心理社会因素均为焦虑障碍重要的发病原因。而焦虑障碍并非一种完全心因性疾病，焦虑障碍具有其特殊的神经－内分泌－免疫调节特点。5-羟色胺，又称血清素，广泛分布于脑组织，它的代谢异常关系到焦虑症发病。目前选择性 5-羟色胺再摄取抑制剂是治疗焦虑症的一线用药，可以显著改善患者精神、躯体方面症状。γ-氨基丁酸可以起到抑制神经系统的作用，与焦虑症的发病密切相关，γ-氨基丁酸水平降低使大脑皮质抑制性神经递质减少，缺乏抑制的大脑皮质即可表现出兴奋性的焦虑症表现。多巴胺、谷氨酸、去甲肾上腺素、神经肽 Y、P 物质等神经递质均与焦虑症的发病相关。而通过对血液流变学的研究发现，血小板、血管壁也具有 5-羟色胺的结合位点，这也就解释了患有器质性疾病的患者易出现焦虑障碍，而焦虑障碍也会加重器质性疾病发生的原因。

总之，焦虑症受到生物－心理－家庭－社会多维度的影响，发病原因复杂，在诊断与治疗方面均存在难度，容易造成误诊。很多患者在被当作器质性疾病治疗一段时间后方才感觉自己可能是精神方面的问题，因此患者在出现多系统临床症状时，医师应当予以精神方面问题的考虑。在飞速发展的当代社会，焦虑障碍同抑郁障碍一样，仍得不到普遍社会大众的认同，把其认为是精神分裂的先兆，十分排斥类似诊断。而患有焦虑症的患者不应排斥自己患有精神疾病问题，主动认识到自己存在焦虑障碍是走向康复的第一步，也是最重要的一步。

二、焦虑症的特点

近年来，随着我国社会发展与竞争的日益激烈，不同年龄、不同性别、不同岗位、不同职业的人们焦虑情绪的发生也日渐增多，可谓进入了"全民焦虑的时代"。而中国社会对于精神疾病的认知尚不充分，并且十分排斥，从而陷入了发现而不治疗的死循环。焦虑症在发生、发展过程中具有以下几个特点。

1. 发病率高 国际流行病学研究表明，4.1% ~ 6.6% 的人在他们的一生中会患焦虑症，传统认为以脑力劳动者为主，如科研、教学、机关、管理等职业中的患病人数要高于体力劳动者，但近年来观察发现，体力劳动者中也存在相当的焦虑障碍患者。焦虑症在女性中发病率约为男性的 2 倍。国内流行病学研究结果表明，4.1% 的人在一生中曾患焦虑症，焦虑症若长期不治疗，40% ~ 50% 的患者会出现抑郁症状，甚至自杀。据世界卫生组织统计，1990 年至 2013 年期间，患有抑郁症和（或）焦虑的人数上升了近 50%，从 4.16 亿增至 6.15 亿。世界上近 10% 的人口受到影响，精神疾病占全球非致命疾病负担的 30%。

《中国精神卫生工作规划（2002—2010）》指出，神经、精神疾病在我国疾病总负担中排名首位，其中焦虑症占了较大份额，几乎近半数。近期由世界卫生组织牵头负责的一项最新研究表明，在扩大抑郁症和焦虑疾病治疗方面每做出 1 美元投资就会在增进健康和工作能力方面获得 4 美元回报。这一研究首次对治疗世界上最为常见的精神疾病方面的投资所带来的健康和经济收益做了估计。而抑郁症和焦虑疾病每年给全球经济造成约 1 万亿美元的费用。因此对于焦虑症的积极治疗是十分必要的。

2. 容易漏诊 与高患病率形成鲜明反差的是，焦虑症的漏诊率很高。美国一项研究资料显示，以心理症状为主诉的患者，内科医师诊断抑郁或焦虑型障碍的正确率为 77%，但以躯体症状为主诉时，正确率仅为 22%。在英国，有学者筛查了 2500 例综合性医院患者，发现 500 例患者同时伴有心理障碍或精神疾病（发生比例为 20%），其中 84% 的焦虑或抑郁患者是以躯体症状为主诉，只有 16% 的焦虑或抑郁患者是以心理症状为主诉。而在心理症状为主诉的患者中，内科医师诊断心理障碍的正确率为 94%，但在以躯体症状为主诉的患者中正确率不足 50%。

2004—2005 年，在中国 4 个城市开展了"中国城市非精神科病人抑郁、焦虑及抑郁合并焦虑症状患病率研究"工作，对 2400 名就诊者进行了调查与访谈，结果发现：第一，综合医院患者中抑郁焦虑的患病率非常高，约 1/5 的患者有抑郁或焦虑；第二，综合医院患者抑郁焦虑的未诊断率非常高，在 90% 以上；第三，综合医院患者抑郁焦虑的治疗率极低，仅有 1/6 的患者得到相应治疗。国内另有报道，综合医院就诊患者中伴发各种精神障碍者达 50% 以上，漏诊率达 90% 以上，焦虑障碍识别率为 6.45%，漏诊率为 93.54%。

3. 症状繁杂 焦虑症具有两种主要的表现形式，分为广泛性焦虑和惊恐发作。但两者存在相互过渡和重叠的情况。起病可急可缓，患病前常有心理或躯体方面的因素，但也可能是突然发病，同时也具有心理障碍和躯体症状的不同表现。广泛性焦虑具体表现为焦虑情绪、运动性不安、自主神经系统功能紊乱症状和过分警觉、神经过敏。而惊恐发作主要表现为反复出现的惊恐状态，伴濒死感或失控感，发作时出现严重的自主神经症状。根据症状出现频率排列，惊恐发作时最常见的症状依次是：心悸、好像心要跳出来、出汗、颤抖或摇晃、气短或憋闷、窒息感或吞咽困难、胸痛或不适、恶心或腹部不适、头晕、虚弱感、失控或发疯感。值得注意的是，约40%胸部疼痛但正常冠状动脉的患者达到惊恐障碍的诊断标准，约40%莫名心悸的检查者中能达到惊恐障碍的诊断标准。

4. 共病性　研究表明，焦虑障碍的共病率很高，可以同时共病一种或几种精神障碍，与器质性疾病也存在相当比例的共病，而且这一趋势越来越高。全美共病调查表明，3/4的焦虑症患者在一生中至少会共病一种其他精神障碍。其中广泛性焦虑共患单向抑郁症最常见（67%），广泛性焦虑症共患双向情感障碍，为17%。临床研究显示，焦虑与抑郁共病与单纯焦虑或抑郁障碍相比具有症状更严重、病情慢性化、社会功能损害严重、自杀率高和预后差等特征。而由于焦虑症所带来的躯体症状也具有很高的发生率，特别是偏头痛、心血管疾病等方面。而在器质性疾病方面，与心血管疾病、神经内科疾病、消化内科疾病和呼吸系统疾病等方面均存在不同程度的共病情况。据国内调查研究显示，高血压伴有焦虑的发病率约为38.5%，而国外研究结果表明，约20%的心脏病男性患有广泛性焦虑，其中62%是先发广泛性焦虑，同时可能是心血管事件的一个危险因素。偏头痛是焦虑症常见的共病类型，广泛性焦虑患者容易把疼痛看做不确定性、不可预测性和不可控性，导致对疼痛的敏感性增加或感觉增强。

第二节　中医对焦虑症的认识

"焦虑症"为现代医学名词，而中医学对焦虑症的认识具有悠久的历史。中医经典医籍对本病有很多论述，部分散见于各类疾病中，符合焦虑症躯体症状、临床症状诊断的部分要求，但缺乏对焦虑症的系统认识。中医典籍中还缺乏对焦虑情绪、行为、意志的描述。因此，从其临床表现及结合中医古籍记载分析可知，焦虑症与中医记载的"惊悸""怔忡""脏躁""惊证""恐证""虚烦""郁证""百合病""奔豚气""灯笼病"等病类似。综合焦虑症的"心"与"身"的特点，同时归纳中医古籍中各类病症，将焦虑症的中医病症概括为郁证、惊证和其他躯体类型疾病。

焦虑症属中医郁证范畴，泛指各种郁滞之证。虽然直至明代，虞抟《医学正传》才首先采用"郁证"作为病证名，但早在先秦时期的《黄帝内经》（以下简称《内经》）中就认识到人体内出现的一切情志积蓄、失畅现象，概括为"郁"，并将"郁"引入医学中，将五运失常、情志失调所引起的人体脏腑、经络、气血津液、饮食情志的阻塞、结滞等一系列变化归之于"郁"。《素问·本病篇》指出"人忧愁思虑，即伤心"，认为郁证产生主要与情志相关。《素问·六元正纪大论》以"五郁"立论，其中木郁达之、火郁发之的论点更是为后世开创了治"郁"学术思想的先河。《灵枢·本神》"愁忧者，气闭塞而不行"提出"五气之郁"。由此可见，情志所伤是导致郁证的主要原因。气机郁滞，运行不畅是基本病机。同时，《黄帝内经》有了关于"五气之郁"的论述。《素问·六元正纪大论》有"郁之甚者，治之奈何""木郁达之，火郁发之，土郁夺之，金郁泄之，水郁折之""郁极乃发，待时而作也"较系统的论述和说明了五运失常所引起的"五郁"病证及治疗。认为五运太过或不及，不但引起气机失常，亦可导致人体多种疾病及"五郁"症状的表现。《金匮要略》曰："百合病者……意欲食复不能食……欲卧不能卧，欲行不能行……或有不用闻食臭时，如寒无寒、如热无热。"根据其描述，可以知道百合病类似神志恍惚、精神不定的情志病。《金匮要略·妇人杂病脉证并治》有属于郁病中的脏躁及梅核气的证治，文中："妇人脏躁，喜悲伤欲哭，象如神灵所作，数欠伸，甘麦大枣汤主之""妇人咽中如有炙脔，半夏厚朴汤主之"不但提出了郁病的证治用方，而且指出了本病多发生于女性。此时期的《黄帝内经》主要论述广义的郁证，汉、唐至宋代的医家皆以此为基础，对郁证的病因、病机、症状及治疗有较详细的论述。

金元至明初，主要将广义的郁证转为因情志致郁的狭义郁证。首先明确地将"郁证"作为一个独立病证来论述，在《内经》的理论基础上将病因的重点由外感逐渐转为内伤。《丹溪心法·六郁》中述及颇详，如"气血冲和，万物不生，一有怫郁诸病生焉。故人生诸病，多生于郁"，指出情志失调可引起各类气血脏腑疾病。朱丹溪还提出了气、血、火、食、湿、痰"六郁"之说，创立了六郁汤、越鞠丸等有效方剂。张景岳则提出"因郁而病和因病而郁"之说，《景岳全书·郁证》将情志之郁称为因郁而病，论述了怒郁、思郁、忧郁三种郁证。《景岳全书·杂证谟·郁证》曰："凡五气之郁，则诸病皆有，此因病而郁也。至若情志之郁，则总由乎心，此因郁而病也。"认为精神因素在郁病发病中起着重要作用，并指出疾病过程中伴随气血郁滞的病理变化。明·虞抟《医学正传》首先采用"郁证"作为病证名。明·徐春甫《古今医统大全·郁证门》又说"郁为七情不舒，遂成郁结，既郁之久，变病多端"，提出在气郁的基础上可以渐见血郁、火郁、食郁、湿郁、痰郁、脏躁、梅核气等病证。郁病日久，则常出现心、脾、肝、肾亏损的虚证症状。至清·叶天士《临证指南医案·郁》所载病例均属情志之郁，治法涉及疏肝理气、苦辛通降、平肝息风、清心泻火、健脾和胃、活血通络、化痰涤饮、益气养阴等法，用药灵活、效果颇佳，并进一步认识到了精神治疗的作用，认为"郁证全在病者能移情易性"；并总结郁证的病因病机，认为"七情之郁居多"，"初伤气分，久延血分，延及郁劳沉痼"。以上都说明中医各医家历来充分注意到因情致病、因郁伤身的相互作用和关系。

《黄帝内经》中"人有五脏化五气，以生喜、怒、悲、忧、恐"指出五运失常为致郁的主要因素之一，而"思则气结""惊则气乱""惊则心无所倚，神无所归，虑无所定"，说明气机失调在本病发病中居重要地位。《素问·举痛论》曰："惊则心无所倚，神无所归，虑无所定，故气乱矣。"《黄帝内经直解》则解说："惊，惊骇之义"，可以认为惊是机体的情绪反应，也是机体因精神紧张、害怕而出现的一种"神乱貌"，恐即恐惧，与惊相似，医学中多互称。由此观之，中医七情中的"惊""恐"与焦虑症中的惊恐发作关系密切。《金匮要略》中说"动即为惊，弱则为悸"，《三因极一病证方论》曰："惊悸，则因事有所大惊……名曰心惊胆寒"，《金匮要略》曰"奔豚病……发作欲死，复还止，皆从惊恐得之"，《诸病源候论》曰"夫奔豚气者……其气乘心，若心中蛹蛹，如事所惊，如人所恐"，从中可以看出"奔豚病"也具有惊恐发作的特征。惊悸在现代医学中属心脏神经官能症范畴。

除此之外，各类中医学经典中均可以找到符合焦虑症各类症状的记载。《伤寒明理论》曰"虚烦者，心中郁郁而烦也……心中温温然欲吐，愤愤然无奈，欲呕不呕，扰扰乱乱，是名烦也"，虚烦与现代医学中焦虑、抑郁均类似。《医林改错》曰："身外凉，心里热，故名灯笼病……认为虚热，愈补愈瘀；认为实火，愈凉愈凝"，又描述"灯笼病，瞀闷，急躁，夜睡梦多，不眠，心跳心忙，夜不安"，说明灯笼病与西医的神经症类似。

由此，中医学对于焦虑症尚缺乏统一的认识，也符合当前对焦虑症认识程度不高、诊断率低、漏诊率高的特点。

第三节 现代医学对焦虑症的认识

现代医学认为焦虑症是一种情绪障碍，典型的精神症状可概括为烦恼和焦虑，患者常表现为在没有明显诱因情况下对客观或是不确定的对象、事物产生难以控制的担心、焦虑甚至恐惧。躯体症状涉及各个系统疾病，多且繁杂，但经过系统性查体和辅助检查后均无器质性病变。

一、病因和发病机制

（一）生物学因素

任何精神或心理活动均有其物质基础，焦虑障碍也不例外。单胺类神经递质系统功能紊乱是目前认为引发焦虑症的最重要的发病机制。

（二）心理、社会因素

1. 家庭环境和父母教养方式　不良的家庭环境和教养方式使子女形成难以适应社会的人格特征，为神经症的产生提供了病前的人格基础。研究表明，家庭环境的低亲密性反映出家庭成员之间缺少相互承诺、帮助和支持；如果处于这种家庭环境中，很容易使人感到无助、孤独、不安全，严重的可以产生恐惧；这种环境形成一种不良的慢性应激，容易引起不必要的紧张焦虑。高矛盾性的家庭容易使家庭成员间相互攻击、矛盾重重，长时期处于紧张和焦虑之中，提示矛盾性的家庭环境与焦虑性障碍的产生有关。通过家庭成员间的交往为儿童的心理、社会发展提供最初的群体生活；通过家庭游戏和家庭日常生活教授儿童社会行为规范，使儿童感受到父母情感上的支持。父母自身的行为和对待儿童的方式对儿童心理成长起着不可替代的作用。父母不当的教养方式为焦虑症的产生提供了病前人格基础，是子女患焦虑症的危险因素之一。有研究显示，父母的情感温暖和理解与子女焦虑水平有极其显著的负相关，父母的惩罚严厉、拒绝和否认与子女焦虑有显著的正相关。国外也有类似的报道：一方面由于对子女过分保护、溺爱，容易限制其适应社会的机会，得不到成长中应有的锻炼，助长了子女对父母的依恋和对陌生环境的适应困难，当面对和处理生活中一些常见问题时，容易紧张和焦虑；另一方面，有些母亲认为对子女严格要求好，对子女期望过高，在子女学习、兴趣、交友等方面过分追求完美，这都会使子女产生自卑感、无价值感和无能力感，丧失对生活的信心，或以一种防御的形式去过度追求自尊而容易产生焦虑。Parker（1983）研究发现，与孩子焦虑关系最密切的父母养育方式是高保护和低关怀的结合，他把这种父母养育方式称"没有爱的控制"。

2. 应激性生活事件和负性生活事件　在20世纪70年代有研究表明，应激性生活事件与情绪和心理障碍的发生有着密切的关系。"威胁性"事件与焦虑的发生有关，事件安全感的提高则有利于缓解焦虑。曹青通过多元逐步回归分析发现，工作压力、人际关系是对焦虑影响较明显的因素。生活事件中，这两者与焦虑症的预测作用较大。有研究结果显示，慢性焦虑症患者较正常人有更多的负性事件，而患者的防御方式中不成熟防御方式的潜意显现、抱怨、幻想、躯体化分较高；而中间型防御方式的解除、制止、消耗倾向、回避分高于对照组，伴无能、隔离、否认、期望低于对照组。过多的负性应激事件是患者外在促发因素，它是引起患者神经症性心理冲突，进而导致慢性焦虑发生的重要因素之一，而长期过度使用不成熟防御方式和不恰当使用中间型防御方式，容易产生焦虑、躯体不适等神经症性症状。有研究者发现，抑郁、焦虑、焦虑抑郁障碍共病组负性生活事件频度及生活事件总频度得分均高于正常对照组，而3组患者之间负性生活事件得分比较无显著差异。认为抑郁、焦虑和焦虑抑郁障碍共病有着很多相似之处，都与生活事件有着密切的相关性。赵龚等认为家庭和经济状况、择业和就业因素是研究生焦虑的最主要原因，校园和学业环境、个体内在因素、交往和人际关系是引起研究生焦虑的重要因素。

3. 社会支持系统　社会支持是精神医学中使用较多的一个概念，它不仅与疾病的诊断和评估有关，更主要与疗效、预后和回归社会有密切联系。越来越多的事实表明，焦虑性障碍患者或多或少缺乏社会支持。这些患者的部分症状就是患病个体适应应激事件不良的具体体现。心理应激不应简单地归为单纯的应激，它们受到包括社会支持在内的许多中介因素影响。社会支持就像一个相互交织的网络，而频繁的社会交往和乐观通达的精神症状是获取社会资源的基础和前提，抑郁症和焦虑症患者由于社会功能缺陷、社会活动频度减少和受限，对生活缺乏自信和沮丧情绪都妨碍其主观和客观上索取社会支持和社会关系的资源。一项针对67例抑郁症和焦虑症患者的社会支持状态评分结果显示，抑郁症和焦虑症患者的社会支持总分、客观支持分、主观支持分和对支持的利用度评分均明显低于对照组。这表明：抑郁症和焦虑症患者无论是主观支持维度，还是客观支持和个人利用度得分均较正常人低，此类患者发病与其社会支持得分偏低密切相关。

（三）遗传学因素

焦虑障碍的患病率在普通人群中较高，遗传因素不能忽略。相关家系调查发现，在焦虑症的血缘亲属中，同病率为15%，远高于一般居民的患病率5%。双生子的调查中单卵双生子同病率为50%，而双卵双生子仅为2.5%；也有人认为作为易感因素的焦虑性格具有一定的遗传倾向。研究表明，如果一级亲属患有惊恐障碍，那么实质上惊恐障碍的患病机会要比人群中的基本患病率有所升高。目前有多项研究证实了双生子间惊恐障碍的患病一致率，都发现同卵双生子比异卵双生子具有更高的患病一致率（范围在14%～31%）。然而还没有研究证实单卵双生子惊恐障碍的患病一致率接近50%，这意味着即使基因与引起惊恐障碍有关，但并不是问题的全部。

二、临床表现

（一）心理症状

典型的心理症状可概括为烦恼和焦虑，患者常表现为在没有明显诱因情况下对客观或是不确定的对象、事物产生难以控制的担心、焦虑甚至恐惧，现代医学称之为自由浮动性焦虑（总是担心概率极小的不幸会降临到自己或是身边人身上，其担忧程度明显与现实不相符）。除此之外，部分焦虑症患者精神长期处于紧张状态，不能静坐，无法放松，对外界的刺激具有十分强烈的反应，白天注意力难以集中，晚间难以入睡、多梦易醒；在黑暗环境独处时十分害怕，且在陌生环境或是人群集中的地方情绪又极不稳定，甚至无征兆的极度恐惧，产生失控感甚至是濒死感。还有部分患者对四周环境的感知和认识能力下降，思维也随病程的延长而变得模糊和简单，经常对自己的健康状态极度地关注，身体稍微有些不舒服即担心自己是不是旧病再次发作，甚至有些患者认为自己快要死亡。

（二）躯体症状

1. 全身性症状　患者多出汗，以阵发性为主，在情绪过于激动时出现偏身或者是全身大量汗出，部分患者汗出后表现出全身乏力的症状；经常性头痛，疼痛位置多在太阳穴及其附近，且以涨痛、刺痛为主，严重者可累及双眼；有的患者主观上感觉躯干部肌肉有紧束感，严重时以胸部、颈部及肩背部的肌肉酸痛多见，天气变冷时可加重，天气转暖或心情舒畅时病情会有所好转。

2. 心血管系统症状　患者在情绪不稳定时经常出现胸闷、心悸、心前区疼痛不适，严重者甚至可出现濒死感，但经现代医学手段检测，均无法检测出患者的心血管系统具有器质性改变，或者出现改变也与患者症状严重程度不符。

3. 呼吸系统症状　患者情绪不畅时出现胸闷、气短、呼吸急促、面部发白，甚至部分患者有窒息感出现。

4. 消化系统症状　患者食欲缺乏，吞咽有梗阻感，体重减轻，胃脘部不适，甚至出现胃部痉挛，大便或干或稀，经相关医学手段筛查不能证明是器质性病变。

5. 泌尿生殖系统症状　患者焦虑时易表现尿频、尿急、尿不净等泌尿道感染症状或者是仅有强烈的便意而无小便排出，部分男性患者伴随性欲减退甚至是阳痿早泄，女性患者则表现出月经不调，类更年期综合征等症状。

三、主客观评价

焦虑的持续时间和严重程度是判定焦虑情绪是否正常的主要依据，焦虑较严重时则会出现病态焦虑，此时则应该去医院精神科咨询，请求医师给予帮助。对于焦虑症的诊断，除临床症状外，最重要的就是相关量表的检查。而焦虑量表种类很多，简单可分为自评和他评量表，其各有优势、劣势。而量表检查有太多人为客观因素，受到患者知识水平、理解能力等客观因素的影响，同时受到医师主观意识的影响，导致评价不够客观。因此，从焦虑症患者神经－内分泌紊乱的角度进行神经递质水平的客观评价也是诊断焦虑症的重要依据。以下介绍几种可以主观和客观评价焦虑症的方法。

（一）评价量表

目前常用的评价焦虑症的量表是焦虑自评量表和汉密尔顿焦虑量表，分别为自评量表和他评量表。

1. 焦虑自评量表（self-rating anxiety scale，SAS） 焦虑自评量表由 W.K.Zung 编制，主要用于评定焦虑的主观感受（表 1-1），适合于评定持续性焦虑，不太适合急性焦虑。适用于具有焦虑症状的成年人。

指导语 下面有 20 条问题，请仔细阅读每一条，然后根据您最近 2 周的实际情况，选择您的答案并在相应的位置画"√"，请注意答案是按持续时间分类的

计分方法 将 20 个所画"√"的数字相加，得到的总粗分，再乘以 1.25 以后取得的整数部分，就是得到的标准分。也可以查"粗分标准分换算表"做相同的转换。标准分越高，症状越严重

结果分析 按照指导手册标准，参照中国常模，SAS 标准分的分界值为 50 分，其中 50～59 分为轻度焦虑，60～69 分为中度焦虑，70 分以上为重度焦虑

表 1-1 焦虑自评量表

序号	症状	没有或很少时间	小部分时间	相当多时间	绝大部分或全部时间
1	我觉得比平时容易紧张和着急	1	2	3	4
2	我无缘无故地感到害怕	1	2	3	4
3	我容易心里烦乱或觉得惊恐	1	2	3	4
4	我觉得我可能将要发疯	1	2	3	4
5	我觉得一切都很好，也不会发生什么不幸	4	3	2	1
6	我手足发抖打颤	1	2	3	4
7	我因为头痛、颈痛和背痛而苦恼	1	2	3	4
8	我感觉容易衰弱和疲乏	1	2	3	4
9	我觉得心平气和，并且容易安静坐着	4	3	2	1
10	我觉得心跳得快	1	2	3	4
11	我因为一阵阵头晕而苦恼	1	2	3	4
12	我有晕倒发作，或觉得要晕倒似的	1	2	3	4
13	我呼气、吸气都感到很容易	4	3	2	1
14	我手足麻木和刺痛	1	2	3	4
15	我因胃痛和消化不良而苦恼	1	2	3	4
16	我常要小便	1	2	3	4
17	我的手常是干燥温暖的	4	3	2	1
18	我脸红发热	1	2	3	4
19	我容易入睡并且一夜睡得很好	4	3	2	1
20	我做噩梦	1	2	3	4

2. 汉密尔顿焦虑量表（Hamilton anxiety scale，HAMA） HAMA 由 Hamilton 于 1959 年编制，主要由专业精神科医师客观评定焦虑症和焦虑症状的严重程度（表 1-2），适合于评定持续性焦虑，不太适合于急性焦虑，也不太适合于估计各种精神病时的焦虑状态，适用于具有焦虑症状的成年人。同时，与汉密尔顿抑郁量表（Hamilton depression scale，HAMD）相比较，有些重复的项目，如抑郁心境、

躯体性焦虑、胃肠道症状及失眠等，故对于焦虑症与抑郁症不能很好地进行鉴别。

指导语　在下列最适合被测试者的情况上画"√"。"0"为无症状，"1"为症状轻微，"2"为中等，"3"为症状较重，"4"为症状严重

计分方法　HAMA 的得分为总分和因子分。总分即所有项目评分的算术和，为 0～56 分。HAMA 有 2 个因子，每个因子所包含的所有项目得分总和即因子分。躯体性焦虑因子：由肌肉系统症状、感觉系统症状、心血管系统症状、呼吸系统症状、胃肠道症状、泌尿生殖系统症状和自主神经系统症状 7 项组成。精神性焦虑：由焦虑心境、紧张、害怕、失眠、认知功能、抑郁心境及会谈时行为表现 7 项组成。

结果分析　HAMA 总分能较好地反映焦虑症状的严重程度。总分可以用来评价焦虑和抑郁障碍患者焦虑症状的严重程度和对各种药物、心理干预效果的评估。按照我国量表协作组提供的资料，总分超过 29 分，可能为严重焦虑；超过 21 分，肯定有明显焦虑；超过 14 分，肯定有焦虑；超过 7 分，可能有焦虑；如小于 7 分，便没有焦虑症状。一般来说，HAMA 总分高于 14 分，提示被评估者具有临床意义的焦虑症状。通过对 HAMA 躯体性和精神性两大类因子分析，不仅可以具体反映患者的精神病理学，也可反映靶症状群的治疗结果

表 1-2　汉密尔顿焦虑量表

序号	症状	无	轻度～中度		重度	极重度
1	抑郁情绪	□ 0	□ 1	□ 2	□ 3	□ 4
2	有罪感	□ 0	□ 1	□ 2	□ 3	
3	自杀	□ 0	□ 1	□ 2	□ 3	□ 4
4	入睡困难	□ 0	□ 1	□ 2		
5	睡眠不深	□ 0	□ 1	□ 2		
6	早醒	□ 0	□ 1	□ 2		
7	工作和兴趣	□ 0	□ 1	□ 2	□ 3	□ 4
8	阻滞	□ 0	□ 1	□ 2	□ 3	□ 4
9	激越	□ 0	□ 1	□ 2	□ 3	□ 4
10	精神性焦虑	□ 0	□ 1	□ 2	□ 3	□ 4
11	躯体性焦虑	□ 0	□ 1	□ 2	□ 3	
12	胃肠道症状	□ 0	□ 1	□ 2		
13	全身症状	□ 0	□ 1	□ 2		
14	性症状	□ 0	□ 1	□ 2		
15	疑病	□ 0	□ 1	□ 2	□ 3	□ 4
16	体重减轻	□ 0	□ 1	□ 2		
17	自知力	□ 0	□ 1	□ 2		
18	日夜 A. 早	□ 0	□ 1	□ 2		
	日夜 A. 晚	□ 0	□ 1	□ 2		
19	人格或现实解体	□ 0	□ 1	□ 2	□ 3	□ 4
20	偏执症状	□ 0	□ 1	□ 2	□ 3	□ 4
21	强迫症状	□ 0	□ 1	□ 2		
22	能力减退感	□ 0	□ 1	□ 2	□ 3	□ 4
23	绝望感	□ 0	□ 1	□ 2	□ 3	□ 4
24	自卑感	□ 0	□ 1	□ 2	□ 3	□ 4

（二）客观检查

现代医学对于焦虑症的发病机制的认识尚不清楚，目前中枢神经系统单胺类神经递质系统功能紊乱是学术界认为的主流发病机制，突触间隙单胺类神经递质系统功能紊乱是焦虑症的重要病理机制。基于该角度对患者神经递质的研究和观察，以往的研究对象多为血液和脑脊液。血清 5–HT 是焦虑症的直接控制分子，潮红、肌肉震颤、疼痛、食欲减退和乏力等躯体症状的发生与血清 5–HT 水平低下具有直接关系。研究发现血小板 5–HT 能神经元与中枢神经系统 5–HT 能神经元具有着相似的合成、储存、释放和转运方式，受相同的受体和转运蛋白的调节，中枢神经系统 5–HT 能神经元被破坏，使中枢神经系统 5–HT 含量分泌减少，从而激活血小板释放存储于其内部的 5–HT，导致血小板 5–HT 含量降低，系统调控功能受限。因此，检测血液和脑脊液的单胺类神经递质水平具有一定诊断焦虑症的意义。

脑细胞群有自发性、节律性的电活动，记录大脑的电活动，是探讨人体生理活动及心理活动的一种重要研究手段。正常人的脑电波主要有 4 个基本波形，它们的活动频率在 $0.5 \sim 40Hz$ 的范围内，依次可分为 δ 波（$0.5 \sim 3\,Hz$）、θ 波（$4 \sim 7Hz$）、α 波（$8 \sim 13Hz$）和 β 波（$14 \sim 40Hz$）。前期的脑电活动研究，主要集中在简单的频谱分析上，随着计算机技术的发展和应用，人们对脑电波的分析和处理技术有了进一步深入，包括功率谱分析、脑地形图技术、高级数理统计方法等研究方法。研究表明，脑电超慢涨落扫描技术（super encephalofluctuograph technology，SET）中 S 谱线系统与脑内神经化学振荡过程密切相关，一系列不同的 S 频率代表不同的神经化学物质，不同的脑活动状态出现不同的 S 频率优势。已知 S 系统中特征谱线与脑内神经化学振荡过程的对应关系有 S1 系与 γ- 氨基丁酸有关，γ- 氨基丁酸是抑制性氨基酸，有抗焦虑等生理作用；S2 系与谷氨酸有关，谷氨酸属于兴奋性氨基酸；S3 系与乙酰胆碱受体有关；S4 系与 5–HT 有关，其作用是维持情绪稳定，过少可引起情感障碍，过多可导致焦虑；S5 系与乙酰胆碱有关，参与学习、记忆、睡眠、运动、进食及体温的调节，还与攻击性行为有关；S7 系与去甲肾上腺素有关，其生理作用是控制情感，具有血管收缩作用；S11 系与多巴胺有关，作用是兴奋脑功能状态，调节躯体运动，参与情绪活动；S13 系与抑制性递质有关。脑电超慢涨落扫描技术问世以后，在某些神经系统的诊断、疗效评价和调整治疗方案方面得到了比较广泛的应用。应用脑电超慢涨落扫描技术，不光可以得到脑内神经递质的一些情况，还可以把脑电信号经 A/D 转换后，应用相匹配的脑电超慢涨落分析程序分析处理，就可以得到 α 竞争图和脑功能状态图。脑电超慢涨落扫描技术对人脑内的 α 波 6 个频段（8、9、10、11、12、13Hz）的功率进行扫描，对它们的时间涨落过程进行分析，来观察各个频率之间的相互作用，以反映各频段在 α 系统中的地位和作用，得出 α 波竞争图。脑功能状态图反映从整体看大脑是处于兴奋还是抑制状态。

基于混沌理论基础的 ET，也是目前在脑电非线性研究中应用于临床较多的一种方法。这一技术的突破点是在于建立了脑电与大脑活动的物质基础，即与神经递质之间的关系，也就是在脑电波中隐含着频率极低（毫赫兹级）的超慢涨落信号（S 系统的谱线和谱系结构），不同频率的超慢涨落对应着不同的脑内神经化学递质的活动情况。S1 系与氨基丁酸（GABA）有关，S2 系与谷氨酸（Glu）有关，S3 系与乙酰胆碱受体（AChR）有关，S4 系与 5-羟色胺（5-HT）有关，S5 系与乙酰胆碱（ACh）有关，S7 系与去甲肾上腺素（NE）有关，S11 系与多巴胺（DA）有关，S13 系与抑制性神经递质有关。梅嘉教授研发的更新技术，与 ET 技术比较，SET 能观察到神经递质间的相互协同关系，即抑制性介质与兴奋性介质的协同关系，5-HT 与 DA 的协同关系，ACh 与 NE 的协同关系。并且将 S1 系代表的 GABA 及 S13 系代表的脑抑制性递质均归类到抑制性递质（INH 介质），将 S2 系代表的谷氨酸（Glu）归类到兴奋性介质（EXC 介质）。人类的动机、性、情绪、情感、睡眠、语言、注意，以及在发育过程中和成年人学习记忆过程中环境对脑的修饰都由神经系统来调控，通过神经递质的合成、储存、释放、重摄取与降解来实现。

脑电信号自身的时变性，非平稳性，复杂非线性，个体差异性，以及信号微弱性的特点，使脑电信号中所包含的脑功能信息的提取成为脑科学研究的难点。随着科学技术的不断发展，长程脑电图得以实现，使其在临床疾病的诊断中得以应用。传统的脑电图主要应用在神经、精神疾病领域中，如癫痫、脑血管病、精神分裂症、阿尔茨海默病等，在一些疾病的诊断中起着重要的作用。但传统脑电图主要是以脑电图医师目测尺量分析为主，脑电图医师的临床经验在疾病的诊断中尤为重要，所以带有较为强烈的主观性。脑电图分析目前可分为两大类，即线性分析和非线性分析。线性分析包括时域分析、频域分析、时频分析等。非线性分析目前是脑电活动研究的热点和难点，相关维度、复杂性测度、近似熵和超慢涨落分析是目前常用的几种分析方法。

随着科学技术的不断发展，脑电信号的分析方法多种多样，传统的线性分析有其自身特点和优势，如直观性强和物理意义明确，在体现某些大脑中枢神经系统信息方面，起着不可替代的作用。而由于大脑本身是一个复杂的巨大系统，非线性分析方法的应用可以更深层次的探索大脑功能活动变化的情况及神经网络信息。在临床研究中，将两种方法相结合，势必可以起到优势互补的作用，对疾病的认识和研究将达到更深的层次。对于焦虑症的脑电信号研究，传统的线性研究方法主要通过对 5、0、α、P 4 个频率的波幅、数量、脑区分布作为主要的研究内容。如有研究提出了脑电图中 α 波反映注意需求，P 波反映情感和认知处理的假设。有研究进一步提出低频 α 波（6～10Hz）反映注意需求，而高频 α 波（10～12Hz）反映对语义信息的处理。情绪障碍患者的脑电图异常率不高，通常在正常范围内有其特征性或反应性的变化规律。如抑郁患者常有慢 α 波，频率多在 8～9Hz，调节调幅差，α 波数量可减少、波幅减低，可混杂慢波；额区和中央区的可见慢波增多，右脑明显。而躁狂患者可见快频率的 α 波（12～14Hz），波幅增高，常伴有快波，也有以 P 波为基本节律的。脑电活动时刻客观记录脑功能的变化，是精神情绪状况的客观反映，在精神疾病的诊断和疗效评价中起着重要辅助作用。韩国玲等对 50 例强迫症患者进行脑涨落图检测，提示患者脑内神经递质 GABA 和 Glu、AChR、DA 活动无明显异常，ACh、NE 活动显著降低，5-HT 活动则显著升高。赵瑾等应用脑电超慢涨落图对苗参复康胶囊治疗焦虑症进行疗效分析，治疗 6 周后，Glu、NE 显著增加，Y-GABA 显著减少，提示患者焦虑情绪或压抑状态有所减缓，治疗 6 周后熵值均有一定的变化，其中 C3、C4 和 F3 电极在治疗后熵值显著降低，提示大脑的有序性增强。由此可见，脑电超慢涨落分析可作为焦虑症的诊断及疗效评价的重要指标。

中枢神经递质的功能失调与焦虑症有着密切的关系。关于焦虑障碍的单胺类神经递质学说至今已有 50 余年的历史，单胺类神经递质主要包括 5-HT、NE、DA，认为焦虑情绪障碍主要与其功能失调有关。目前现代医学应用的抗焦虑药物的作用机制亦是增加神经元突触间隙的 5-HT、NE、DA 的一种或几种浓度水平，以起到抗焦虑抑郁的作用。EXC 介质的主要成分是 Glu，INH 介质的主要成分是 GABA，分别是广泛存在于脑内的强兴奋性神经递质和强抑制性神经递质。NE 在情感障碍性精神病中具有重要的意义。NE 对中枢神经元的作用以抑制为主，与觉醒、注意力和情绪功能有关。它代表交感神经的活动，与机体的应激状态有关的 NE 神经元主要位于脑干，尤其是中脑网状结构、脑桥的蓝斑及延髓网状结构。应用 ET 技术对射箭运动员进行脑功能测定，结果显示射箭运动员的 NE 激活水平明显低于对照组，说明射箭运动员对情感具有较强的控制能力，情绪较为稳定。5-HT 系统是高度复杂的系统，至少包括 7 个家族，14 个亚型，5-HT 神经元主要位于脑干，特别在背侧中缝核。5-HT 对大多数神经元的作用是抑制性的，具有控制焦虑和维持情绪稳定的作用，脑内 5-HT 含量过高和过低均可引起精神障碍。目前研究较多的 5-HT1A 受体激动剂的作用的多样性可能取决于作用部位不同，其抗焦虑作用可能作用于脊核突触前受体，而作用于突触后受体则产生致焦虑反应。许多研究试验证实，中枢神经系统缺乏 5-HT 能引起焦虑。目前临床应用的抗抑郁焦虑药的主要作用是增加突触间隙 5-HT 的浓度，从药理学角度说明了 5-HT 系统活动参与了焦虑情绪的形成。DA 是脑内一种重要的神经递质，使人感受到喜悦和愉快，精力充沛。近些年来的许多研究认为，DA 能低下也是抑郁症发病的原因之一。中枢 DA 水平降低则使人情绪低落，愉快感减少，丧失兴趣等。ACh 是节前交感纤维和神经元的一种重要神经递质，对大脑皮质主要起兴奋作用，在维持行为、脑电激活、促进学习和记忆等方面起着重要的作用。另一种有关焦虑症发病机制的假说是胆碱能功能亢进和肾上腺素能功能低下，两者平衡失调而导致焦虑症的发生。本文 EXC 介质的主要成分是 Glu，INH 介质的主要成分是 GABA，两者均在大脑中广泛存在，且含量较高。Glu 对几乎所有神经元都有强兴奋性作用，是典型的兴奋性氨基酸类神经递质，Glu 与多巴胺系统互相作用，维持脑内兴奋性和抑制性状态的平衡。GABA 则是强抑制性递质，生理功能有很多，如有抗焦虑作用等。

中医学虽无焦虑症病名，但古籍中早有"郁证"之相关叙述，其与中医肝郁气滞证相关性大。近年来，采用 SET 技术对肝郁气滞证候进行客观化研究颇多。刘子旺等应用脑电非线性分析参数近似熵的方法研究 15 例抑郁症（肝气郁结证）患者的脑机制，研究结果提示肝气郁结证情绪改变可能是左额叶脑电信号代偿性增高的原因。腾晶等应用关联维数、复杂度和近似熵三种脑波非线性参数来探讨比较肝气郁结证患者与正常组在安静闭眼、安静睁眼、睁眼心算三种状态下的情绪和认知的变化，结果显示在三种状态下，三个非线性参数均出现增高，提示肝气郁结证患者有情绪及认知功能方面的改变，且与正常组的差距随着认知任务的增加而减小。刘子旺等和腾晶等的研究提示脑电信号的非线性分析方法能够相对客观和准确地观检测到肝气郁结证患者大脑皮质的功能改变。此三项研究虽然应用不同的脑电非线性分析方法，且样本量偏少，但已对中医证候与脑电的非线性研究相结合起到了很好的示范作用。

目前 SET 技术已经应用于健康人及各种神经、精神疾病患者的脑功能状态的研究中。以往对于患者神经递质的观察，研究对象多为血液和脑脊液，但其可能与脑内神经递质的真实水平有一定差异。随着科学技术的不断发展，脑电信号的分析方法多彩纷呈，传统的线性分析有其自身特点和优势，如直观性和物理意义明确，在体现某些大脑中枢神经系统信息方面，起着不可替代的作用。在脑电信号的线性分析法中，无论是时域分析法，还是频域分析法，提供的脑电信息和脑功能信息都较为表面化和片面化；而时频分析的常用分析方法在临床上应用常受到限制。大脑本身是一个复杂的巨大系统，脑电信号具有时变性、非平稳性和复杂非线性的特征。非线性分析方法的应用，可以更深层次地探索大脑功能活动变化的情况及神经网络信息，研究人体在不同精神状态下或病理状态下大脑的功能状态和人们的心理情绪变化。在临床研究中，将两种方法相结合，势必可以起到优势互补的作用，对疾病的认识和研究将达到更深的层次。

第2章 焦虑症的中医病因病机

中医古籍中对"焦虑症"之名无明确记载，多归属于情志病、心病的范畴。其中医的命名多以临床症状而定，与中医学"惊恐""卑慄""心悸""不寐""怔忡"等相关。多篇中医文献认为以上病名与"焦虑症"并无等同关系，但与焦虑症的主要特征相近似。而根据焦虑症的临床症状表现，其可能与惊、恐、忧郁、思等症状相关。

在中医七情理论中，"惊"有动之义。如《黄帝内经·直解》中"惊，惊骇之义"，而惊还具有惊恐、害怕之义。"惊"亦有"乱"之谓，《素问·举痛论》："惊则心无所倚，神无所归，虑无所定。"可见，"惊"不仅是七情之一的情绪反应，而且是机体的一种情绪状态，是精神紧张而恐惧的一种临床表现，是由于过分害怕而出现的一种"神乱貌"。与"惊"相似的还有"恐"，即害怕、恐惧，故惊与恐在中医学中多互称。《名医类案》中记载形容惊恐为："因受惊，遂患心不自安，终日惶惶，如人将捕之，夜卧不安，耳后常见火光炎上。"根据医案描述应属于焦虑症。由此观之，焦虑症与七情中的"惊""恐"具有较高的相关性。

"忧"具有忧愁、忧虑的意思。在中医学中，一方面，"忧"与"悲"相似而常合称为悲忧，属肺志。这主要是由于肺在四季应秋，而秋日万物萧条而肃杀，人体生机内敛，情绪从夏日的外张状态变得收敛，以减少精气消耗。故"忧"具有内向而趋于气机收敛的特点。从这种角度来看，忧（悲）主要与抑郁情绪和心境低落有关。另一方面，"忧"常与思、虑等结合而成忧思、忧虑，表达了对某种未知结果不愿意其发生的担心，以至于形成一种焦虑的情绪状态。从这种角度看，部分中医学情志理论中的"忧"与焦虑情绪有关。

此外，"思"一般指人认真思考问题时的精神状态，这种精神状态是其他情志表现于外的基础，缺乏特异性。如有思与虑、忧相结合而成忧思、思虑，这就可能与焦虑情绪有一定关系了。《觅玄子语录》言："所谓思虑者，乱想耳。只是将以往未来之事，终日牵念。故知事未尝累人心，乃人心累于事，不肯放耳。"这种思想内涵与美国《精神障碍诊断与统计手册》（第5版）（DSM-Ⅴ）广泛性焦虑症的诊断标准中"对于不少事件和活动（例如工作或学习），呈现过分的焦虑和担心"所表述的意思具有高度的一致性，属典型的焦虑情绪。

因此，综合中医古籍中的相关病症，按照中医病因病机分类原则，造成焦虑症的原因多为内因，即情志不调；病机涉及阴阳、气血、脏腑、六经等方面；病机分类因病症较多，更为庞杂，因此，本章按照脏腑及相关病理因素进行阐述。

第一节　病　因

正如《素问·阴阳应象大论》曰："人有五脏化五气，以生喜怒悲忧恐。"而"七情"活动的产生以五脏精气作为物质基础，它是各脏腑功能活动的一种表现。而房事过度，肾精亏损，"恐则精却，却则上焦闭，气不行，故气收矣"。焦虑症是一种典型的心身疾病，常可与器质性疾病并病，脏腑功能失调和经络功能异常既是焦虑症产生的原因，又是"过用"的结果。因此，结合传统中医论述和现代中医临床研究，将焦虑症的病因概括为外因、七情过用、脏腑功能失调、先天禀赋不足、房劳所伤和经络功能异常。

一、外因

中医学认为人受自然界的影响，天人合一。自然界的变化（如四时交替、昼夜轮值）均可对人产生影响。春季，五行属木，易生风，通肝气；风性多变，春季使人的情绪比其他季节更加不稳定，由于肝气生发太多，易造成焦虑情绪蔓延。夏季天气酷热难耐，气压降低，也是阳气最旺盛的季节，阳气升发，伏阴在内，气血运行亦相对旺盛，活跃于肌表，此时易出现躁狂、焦虑等症。秋季，五行属金，由阳转阴，有肃杀之气，秋应于肺，伤春悲秋，易精力不足、悲伤抑郁。冬季，五行属水，性寒收敛，体内新陈代谢和生理功能处于抑制状态，易导致意志消沉、少动懒言、兴致索然，易发抑郁情绪。

二、七情过用

远在《黄帝内经》中，人们就认识到环境因素、不良的精神刺激可导致精神、躯体疾病。认为情志与脏腑功能是有联系的。《内经》中有多处关于情志与脏腑功能方面的论述。首先古代医家认识到脏腑的功能变化与情绪变化之间的关系，如《素问·阴阳应象大论》中"人有五脏化五气，以生喜怒悲忧恐"。情志与五脏相应，"脾在志为思""肝在志为怒""心在志为喜""肺在志为忧""肾在志为恐"。《素问·宣明五气篇》称："五脏所藏，心藏神，肺藏魄，肝藏魂，脾藏意，肾藏志，是谓五脏所藏。"七情、五神、五志与五脏均有对应关系。

三、脏腑功能失调

喜、怒、忧、思、悲、恐、惊为人体对外界环境接触时表现出的正常情绪反应，脏腑功能的正常可以使人的精神活动保持良好的状态，对于外界的变化回应正常的心理活动，脏腑的气、血、津液是人的精神活动的物质基础，这是一种正常的生理状态。相应地，当人们受到外界的过度刺激，使人们长期处于不利环境和过度情志变化时，也可导致对应脏腑的功能紊乱，从而导致各种疾病的产生。广泛性焦虑患者出现精神焦虑与躯体不适两方面的症状，正所谓"形神俱病"。

忧思过度，情志不畅或外来刺激，伤及心、肝，暗耗阴血，心、肝阴血亏虚，则"魂无以藏，神无所附"。而《黄帝内经·素问·正神明论》中云："故养神者，必知形之肥瘦，荣卫血气之盛衰，血气者，人之神，不可不谨养。"也有人认为该病的根源在肾，肾虚则为该病的前提，源于"肾藏志，应惊恐"。《鬼谷子·卷下》提出："志不养则心气不固，心气不固则思虑不达……应对不猛则失志而心气虚，志失而心气虚则丧其神矣，恍惚而参会不一。"认为心气不足，则神志恍惚。张介宾在《景岳全书》中指出失眠以心脾两伤为主："劳倦思虑太过者，必致血液耗亡，神魂无主，所以不寐。"盖心主血，脾统血，忧思过度，劳伤心脾，心血暗耗，不得奉养其体，心神失养，故可见之。《素问·举痛论篇》云："惊则气乱""恐则气下"，又云："惊则心无所倚，神无所归，虑无所定，故气乱矣""恐则精却，却则上焦闭，气不行，故气收矣"故气机失调在本病中占有重要地位。颜红等认为该病的实证主要病机为情志不舒、忧思过度、肝失疏泄、气机郁滞、久而化热化火、易扰乱心神。忧愁气结阻滞，易可津停成痰，郁久化火，也可炼液成痰，蒙蔽心身。朱丹溪在《丹溪心法·惊悸怔忡》中进一步提出"责之虚与痰"理论，"惊则神出其舍，舍空则痰生"，故痰在情志致病中占有重要地位。另外肝气暴戾，肝阳上亢，或肝风内动，也可扰乱心神。陈玉状调查了514例焦虑障碍患者，认为本病病位在心，邪扰神明、形神不安是主要病机。《素问·灵兰秘典论》言："胆者，中正之官，决断出焉。"胆主决断，主要是对外界刺激起决断的作用，一旦脏腑衰弱或邪入少阳，胆腑失用，胆胃不和，气机逆乱，也可引发此病。

四、先天禀赋不足

外界环境的刺激只是情志疾病的始动因子，不同体质和性格的人对外界的反应是不一样的。同样的外界刺激，有的人可以保证良好的心态面对，有的人则生出情志疾病。因此，先天禀赋是情志疾病的内在因素。正如《理虚元鉴》指出"人之禀赋不同，而受病亦异"。

肾是先天之本，是一切生理活动的根源，阴精藏于肾，为脏腑和经脉提供精气的源泉，也是阳气升发温煦脏腑经络的根本。一方面，肾精来源于先天，自出生后，虽然一直仰靠后天之精的补充，但仍然伴随着衰老处于不断消耗的状态，并且还会因为各种原因被加剧消耗，例如房事不节、劳逸失度、经量过多消耗阴血、情志不畅气郁化火伤阴等；还有部分是因为先天阴精不足，七七和七八之期，剩余的肾精已经不足，天癸衰竭，也不能提供足够的精血充盈冲、任二脉及血海。另一方面，肾阴精减少，其化生的阳气也减少，阴阳平衡不稳定，也容易引起别的脏腑和经脉的阴阳失衡。心火失去肾水的制约而亢进，则失眠、烦热；肝木没有肾水的滋养则不能藏血，肝阴精不足，肝阳失于潜藏则肝阳上亢，头痛目赤，肝木失养则气机郁结，导致血络壅滞，情绪抑郁；脾是后天之本，木旺克土，或者脾阳失去肾阳的温煦都会使脾运化水谷精微和运化水湿的能力下降，五脏六腑特别是肾失去后天滋养，且水湿聚而成裹阻滞经络，加重了血脉瘀阻。

五、房劳所伤

房事是中国传统医学注重的内容之一。历代医家都竭力反对纵欲贪欢，提倡节欲保精、养精蓄锐，并提出了防止发生房劳的各种具体措施。《备急千金要方》言："男不可无女，女不可无男，无女则意动则神劳，神劳则损寿。"我国古代的医家在很早以前就清楚地认识到男女相需、男女依存，正常的性生活是人类的天性之需，是人类本性的一种自然体现，是生理和生活情趣上不可缺少的一部分。房劳过度可损伤脏腑、气血、阴阳，不仅出现阳事不举、遗精、早泄等生殖系统病症，也可使心脑失养出现健忘、眩晕、心悸、失眠诸症。房劳之伤均属难疗之症，缠绵不愈。而房劳中的过度手淫会导致患者产生羞愧情绪，导致其社交障碍，是青年男子产生焦虑的又一主要因素。

第二节 病 机

焦虑症属中医情志病范畴，与心、肝、胆、脾、肾等脏腑功能失调关系密切，其病机主要在心-肝-肾轴上，与痰湿、瘀血等病理因素密切相关。关于焦虑症的中医证候分型，可以基于个人临床经验的证候分型、基于专家经验性认识的各种中医证型诊断标准和基于临床流行病学调查的证机研究。

《中华人民共和国中医药行业标准·中医病证诊断疗效标准》中郁病诊断依据、证候分类标准如下。诊断依据：忧郁不畅，精神不振，胸闷胁胀，善太息，或不思饮食，失眠多梦，易怒善哭等症；有忧怒、多虑、悲哀、忧愁等情志所伤史；经各系统检查和实验室检查可排除器质性疾病；应与癫痫、狂病鉴别。证候分类：①肝气郁结证。精神抑郁，胸胁作胀，或脘痞，嗳气频作，善太息，月经不调。舌苔薄白，脉弦。②气郁化火证。急躁易怒，胸闷胁胀，头痛目赤，口苦，嘈杂泛酸，便结尿黄。舌红，苔黄，脉弦数。③忧郁伤神证。神志恍惚不安，心胸烦闷，多梦易醒，悲忧善哭。舌尖红，苔薄白，脉弦细。④心脾两虚证。善思多忧不解，胸闷心悸，失眠健忘，面色萎黄，头晕，神疲倦怠，易汗，纳谷不馨。舌淡，苔薄白，脉弦细或细数。⑤阴虚火旺证。病久虚烦少寐，烦躁易怒，头晕心悸，颧红，手足心热，口干咽燥，或见盗汗。舌红，苔薄，脉弦细或细数。

2008 年中华中医药学会发布的《中医内科常见病诊疗指南·中医病症部分》中郁病的诊断要点：以忧郁不畅，情绪不宁，胸胁胀满疼痛，或者易哭善怒，情绪多变，或者咽中如有物阻为主要临床症状。多有忧愁、焦虑、悲哀、恐惧、愤怒等情志内伤史，且病情的反复常与各种因素导致的情绪变化相关。各系统检查和理化检查正常，可以除外器质性疾病。辨证分型：①肝气郁结证。情绪不宁，郁闷烦躁，胸胁胀痛，脘闷嗳气，不思饮食，大便不调；或急躁易怒，口苦而干；或头痛，目赤，耳鸣；或嘈杂吞酸，大便秘结；舌质红，苔黄，脉弦或弦数。②血行瘀滞证。精神抑郁，性情急躁，头痛，失眠健忘，或胸胁疼痛，或身体某部位有发冷或发热感，舌质紫暗，或有瘀点，脉弦或涩。③肝郁脾虚证。精神抑郁，胸部闷塞，胸胁胀满，思虑过度，多疑善忧，善太息，食欲下降，消瘦，易疲劳，稍事活动便觉倦怠，脘痞嗳气，月经不调，大便时溏时干，或咽中不适如有异物梗阻，吞之不下，吐之不出；舌苔薄白，脉弦细，或弦滑。④肝胆湿热证。情绪抑郁或急躁易怒，郁闷不舒，失眠多梦，胁肋满闷，口苦纳呆，呕恶腹胀，大便不调，小便短赤，舌红苔黄腻，脉弦滑数。⑤忧郁伤神证。精神恍惚，心神不宁，多疑善虑，悲忧善哭，喜怒无常，时时欠伸，或手舞足蹈，骂詈喊叫；或伴有面部及肢体的痉挛、抽搐等多种症状；舌质淡，苔薄白，脉弦细。⑥肾虚肝郁证。情绪低落，郁闷烦躁，悲观失望，兴趣索然，疏懒退缩，意志减退，神思恍惚，反应迟钝，行为迟滞，脘闷嗳气，不思饮食，腰膝酸软。偏于阳虚者，面色㿠白，手足不温，少气乏力，甚至阳痿遗精，带下清稀，舌淡苔白，脉沉细；偏于阴虚者，失眠，心烦易惊，颧红盗汗，手足心热，口燥咽干，舌红少苔，脉弦细数。

2008 年中华中医药学会发布的《中医内科常见病诊疗指南·西医疾病部分》对焦虑症的辨证分型如下：①肝郁化火证。情绪不宁，郁闷烦躁，胸胁胀痛，脘闷嗳气，不思饮食，大便不调；或急躁易怒，口苦口干；或头痛，目赤，耳鸣；或嘈杂吞酸，大便秘结；舌质红，苔黄，脉弦或弦数。②瘀血内阻证。心悸怔忡，夜寐不安，或夜不能寐，多疑烦躁，胸闷不舒，时有头痛、胸痛如刺，舌暗红，边有瘀斑，或舌面有瘀点，唇紫暗或两目暗黑，脉涩或弦紧。③痰火扰心证。惊恐不安，心烦意乱，性急多言，夜寐易惊，头晕头痛，口苦口干，舌红，苔黄腻，脉滑数。④阴虚内热证。欲食不能食，欲卧不能卧，欲行不能行，口苦尿赤，多疑惊悸，少寐多梦，舌红，苔微黄，少津，脉细数。⑤心脾两虚证。心悸头晕，善恐多惧，失眠多梦，面色无华，身倦乏力，食欲不振，舌淡苔薄，脉细数。⑥心胆气虚证。心悸胆怯，善恐易惊，精神恍惚，情绪不宁，坐卧不宁，少寐多梦，多疑善虑，苔薄白或正常，脉沉或虚弦。⑦肾精亏虚证。心悸善恐，少寐健忘，精神萎靡，腰膝酸软，头晕耳鸣，遗精阳痿，闭经，舌质淡，苔薄白或无苔，脉沉弱。⑧心肾不交证。情绪低落，多愁善感，虚烦不寐，心悸不安，健忘，头晕耳鸣，腰膝酸软，手足心热，口干津少；或见盗汗，舌红苔薄，脉细或细数。

　　通过分析专家的经验对于焦虑症的中医病机认识，可以发现焦虑症主要责之于肝、胆、心、肾，病理因素在于气机失调、痰浊、瘀血，但各类辨证分型缺乏一致性。现代医家逐渐认识到经验分型的不足，则采用流行病学的方法对焦虑症进行分型调查，重点关注了辨病与辨证相结合的方式。李涛等对 74 例广泛性焦虑患者的表征进行聚类分析，结果将其临床证型概括为肝郁气滞夹痰、肝郁脾虚、阴阳失调、肝肾阴虚夹痰、心脾两虚 5 种证型，5 组分型中以心脾两虚型最多，而肝郁气滞夹痰型最少。郭蓉娟等将 78 例广泛性焦虑患者和 78 例非广泛性焦虑患者的证型进行多角度同步调研，用多因素 Logistic 回归分析，结果显示与广泛性焦虑症有非常显著性正相关的中医证型为气郁化火型。宁侠等对全国名老中医周绍华教授治疗广泛性焦虑的经验进行数据挖掘，通过分析统计，在 557 例病例中，心脾两虚证 99 例，心胆气虚证 95 例，心肾不交证 90 例，痰热内扰证 78 例，心肝血虚证 75 例，心阴不足证 60 例，痰凝气滞证 35 例，其他 25 例。林跃泉结合临床经验与文献分析将广泛性焦虑分为肝郁气滞型、痰热上扰型、心胆气虚型。陈玉壮分析 514 例焦虑障碍患者的临床资料，对年龄、性别、证候等因素进行统计学分析，结论是郁热、痰热、瘀热、阴虚为焦虑障碍常见证候，其病位在心，邪扰神明、形神不安是主要病机。但由于辨证的不统一性和个人理解，使得各医家的辨证分型并不相同，结果亦有一定差异。因此，可以认识到焦虑症的临床表现的繁杂对临床辨证、诊断和治疗均有一定的影响。而出于不同的辨证体系进行不同的诊断对辨证分型的结果也会产生影响。

　　而对于器质性疾病合并焦虑症，相关辨证分型亦具有一定的特点，这与器质性疾病的辨证分型具有一定相关性。刘果果等对 183 例冠心病经皮冠状动脉介入治疗术后焦虑症中医证候进行分析，冠心病经皮冠状动脉介入治疗术后焦虑症患者证候以肝气郁滞证、痰湿证、心气不足证为主，焦虑越严重，证候积分越高。而高血压合并焦虑患者的中医证型分为阴阳两虚证＞阴虚阳亢证＞瘀血阻络证＝肝火亢盛证＞痰湿壅盛证，其中阴阳两虚证最多，占29.03%，其次是阴虚阳亢证，占25.81%。而在胃食管反流合并焦虑症患者中，肝胃郁热型出现频次最高，占所有证型的41.5%，其次是气郁痰阻型（30.58%），中虚气逆型（22.3%）次之，瘀血阻络型（5.4%）最少，表明在各证型中肝胃郁热型最常见，气郁痰阻型也比较常见，而肝胃郁热型和气郁痰阻型皆与肝气失于疏泄有关。

中医最重要的特点在于辨证论治，基于上述3种分型方法，结合当前最常用的中医诊断方法，将焦虑症可能出现的病机进行的分类，将病机归于脏腑，下面就焦虑症常见的证机做如下分析。

一、肝证机

肝主疏泄，喜条达，恶抑郁，人的精神活动正常有赖于气血的正常运行。气有推动血液运行的功能，气机条畅，血液得以正常运行，输布到各个脏腑而产生各种正常的情绪反应。若肝的阴阳气血平衡状态被打破，肝的功能异常，肝失疏泄，则气血运行不畅，精神活动的物质基础不能布送到各个脏腑，从而引起情志疾病。且"肝在志为怒"，其病理机制如《内经》中所论述，《灵枢·本神》曰："肝藏血，血舍魂，肝气虚则恐，实则怒。"《素问·举痛论》曰："百病生于气也，怒则气上……恐则气下，惊则气乱……思则气结。"

肝气郁结是焦虑症的主要证型。《丹溪心法·六郁》曰："气血冲和，万病不生，一有怫郁，诸病生焉，故人身之病，多生于郁。因病而郁也……至若情所伤，导致肝失疏泄……此因郁而病也。"肝主疏泄，如多思、忧虑等情志变化可致肝气郁结，因此，肝气不和的患者容易出现焦虑症状。

根据五行的相克、相侮，肝气郁结容易横逆犯脾，出现肝郁脾虚的证候。《金匮要略》云："夫治未病者，见肝之病，知肝传脾，当先实脾，四季脾旺不受邪，即勿补之；中工不晓其传，见肝之病，不解实脾，惟治肝也。"患者情志不畅，是由肝失疏泄、横犯脾土或忧思伤脾，气结不畅所致，这与目前部分学者提出的脾和焦虑症发病关系密切的观点相吻合。而判断是否具有脾虚的证候，需要判断患者脾的运化功能的强弱。

肝气郁结，气郁化火，则发为肝火亢盛。肝为心之母，如《灵枢·经别》言："足少阳之正，绕髀，入毛际，合于厥阴；别者入季胁之间，循胸里属胆，散之肝，上贯心"，两者功能上更是相互依赖。《明医杂著》云："肝为心之母，肝气通则心气和。"肝主疏泄而调畅情志，肝失疏泄，情志失畅，气郁化火，上扰心神，则心神不宁、忧愁郁闷。

二、心证机

《素问·灵兰秘典论》曰："心者……神明出焉。"《灵枢·邪客》曰："心者……精神之所舍也。"因此可知，心主神明，主血脉。如果心主神明的功能出现异常，就会导致失眠多梦、神志不安、健忘等症状出现；心主血脉的功能出现异常，患者常出现面色淡白、心悸怔忡、胸闷气短等症状。

《万氏妇人科》曰："心主血，血去太多，心神恍惚，睡眠不安，言语失度，如见鬼神，俗医不知以为邪祟，误人多矣。"《景岳全书·脏象别论》中记载："血者水谷之精也，源源而来，而实生化于脾，总统于心，藏受于肝。"心主血脉，心主神明，精神压力过大，损伤心神，暗耗阴血阴精，使得心失所养，出现焦虑紧张、情绪不宁、心悸、失眠、健忘等症。从焦虑症的中医临床看，心血虚与心气虚均是其主要证机。

《杂病广要》云："心烦热之病，手少阴经有余所致也。其不足，则亦能令人虚烦。虚则热气内收，心神不宁。"《医方考》云："忧愁思虑，则火起于心，心伤则神不安，故苦惊。心主血，心伤则血不足，故喜忘。心愈伤，则忧愁思虑愈不能去，故夜不能寐。"心火亢盛，伤及阴血，火热炼液成痰，痰热扰心，故心悸、惊悸、夜不能寐，出现焦虑症状。

因此，心证机与中医经典中惊悸、怔忡、不寐等多数疾病具有一致性。而从临床看来，除了心气虚、心血虚和心火亢盛等单纯证机外，心肾不交、心胆气虚、心脾两虚等形式出现为多。

三、脾证机

脾为后天之本，运化水谷之精，滋养全身，为机体提供物质能源，意识源于物质，故精神活动也是以物质的充足供给为前提的，脾气郁结，患者可见脘腹胀闷、饮食不振。《素问·阴阳应象大论》指出"脾在志为思"。《素问·六节脏象论》称："五味入口，藏于肠胃，味有所藏，以养五气。"脾藏意，在志为思，思虑过度伤及心脾，更是会导致情志疾病的发生，患者则会出现烦闷、健忘、头目眩晕、手足无力等症状。

焦虑症中的脾证机往往以心脾两虚或肝郁脾虚形式出现，脾的损伤往往被当作焦虑的结果而不是原因。如《灵枢·本神》曰："思出于心而脾应之。"思虑太过，所思不遂，心血暗耗，脾气受损，气血生化不足，气虚血弱，血不养心，心神失养。《校注妇人良方》薛立斋按："人之所主者心，心之所主者血，心血一虚，神气不守，此惊悸所由作也。"《清代名医医案精华·不寐》中曰："忧思抑郁，最损心脾，心主藏神，脾思意志，二经俱病，五内俱违。心为君主之官，脾乃后天之本，精因神怯以内陷，神因精伤而无依。以故神忧意乱，竟夕不寐，故多患惊悸怔忡之病。"《太医院秘藏膏丹丸散方剂》记载:"忧思气怒,胸结不舒,损伤肝脾,以致呕吐嘈杂,胸膈胀满,不思饮食,郁结烦闷。"很多焦虑症患者多就诊于消化内科,以胃肠道疾病为主诉就诊,往往经过多次胃镜检查后,并无明显异常,而经过抗焦虑治疗后会有很快的好转。因此,考虑脾证机可能是自主神经失调或者躯体症状的主要中医证机。

四、肾证机

肾在志为恐,恐即指对未发生的事、物产生害怕、逃避,畏惧等情绪活动,广泛性焦虑症患者常出现无具体原因的恐惧、害怕,一方面从脏腑情志方面分析,肾脏的病变与焦虑症的恐惧、害怕等心理变化有直接关系。另一方面,如《灵枢·本神》中描述:"人始生,先成精,精成而脑髓生",肾精,精是人体的基本成分,是神的物质基础,所以肾脏是精神情感的发源地。《灵枢·本神》云:"并精而出入者谓之魄,肾精不足,魄无所附"。从中医学角度来看,魄的功能主要是参与人体精神、肢体运动功能,如果魄无所附,则会出现自主神经功能障碍,如心慌、胸闷、口干、尿频、尿急、震颤等躯体症状。

肾为先天之本,生命之源,脏腑阴阳之本。《素问·六节藏象论》有言:"肾者主蛰,封藏之本,精之处也。"肾藏先天之精,主生长发育与生殖,人体的生长壮老已都与肾中精气的盛衰密切相关;天癸源于先天,藏于肾,受后天水谷精微滋养,当人体发育到一定时期,先天肾气充盛,真阴充实,天癸渐成熟,以促进生长发育和生殖;"冲为血海,任主胞胎",冲任二脉对女子生长发育与生殖同样具有重要作用。女子"七七"之年,肾气渐亏,天癸渐竭,冲任虚衰,精血亏虚,肾中阴阳失衡,或肾阴虚,或肾阳虚,或阴阳两亏,日久累及他脏,使脏腑功能失调,机体阴阳失衡而发病。

《景岳全书》言:"凡治怔忡、惊恐者,虽有心、脾、肝、肾之分,然阳统乎阴,心本乎肾,所以上不宁者,未有不由乎下,心气虚者,未有不由乎精"。肾脏功能的异常除直接影响脑髓的补充外,肾藏元阳、元阴,元阳对人体各脏腑起着温煦和生化的作用,是各脏腑之气的根本;元阴对人体各脏腑起着濡润、滋养的作用,为阴气之根本。元气衰,则五脏之阳气皆弱;元阴虚则五脏阴液皆亏。阴阳互根,久之则见五脏阴阳俱损,则五脏气机逆乱,出现各脏腑不同的症状。而五脏皆为神志所藏之处,在外界强烈的刺激作用下,肾元亏虚、体质较弱之人易发生功能失调而出现焦虑症状。正如《杂病源流犀烛》言:"诸郁,脏气病也,其原本于思虑过深,更兼脏气弱。"《辨证录·怔忡门》更为明确的指出:"人有得怔忡之症……人以为心虚之极也,谁知是肾气之乏乎。"而肾阴虚主要表现为除焦虑症状外,兼见腰膝酸痛,头晕耳鸣,失眠多梦，五心烦热，潮热盗汗，遗精早泄，咽干颧红，舌红少津无苔，脉细数等。肾阳虚则兼见腰膝酸软而痛，男子阳痿早泄，女子宫寒不孕，畏寒肢冷，浮肿，腰以下及下肢为甚；面色白，头目眩晕；面色黧黑无泽、小便频数，清长，夜尿多；舌淡胖苔白，脉沉弱而迟。

从临床观察来看，首先，肾虚常见于更年期，是更年期焦虑症发病的主要证机，以肾阴虚更为多见。其次，青壮年男性也会出现肾虚证候，多由于多年的手淫习惯造成，手淫习惯在心理方面容易造成患者的羞愧心理，产生社交障碍，进而出现焦虑症状，同时肾精的过度耗损导致各脏腑元气受损，出现焦虑症状。而对于青壮年女性，特别是备孕阶段，由于常年不能顺利怀孕，而出现思虑过度，产生焦虑障碍。

五、胆证机

《素问·灵兰秘典论》曰："胆者，中正之官，决断出焉。"《素问·六节藏象论》曰："胆气受损……触事易惊，惕惕然，心下怵怵，如人将捕之。"从中可以看出患者胆气受损所表现出来的症状类似于焦虑症的惊恐发作。胆主决断，为六腑之一，又是奇恒之腑。胆与决断相关，如《素问·灵兰秘典论》中论述："胆者，中正之官，决断出焉。"依据脏腑的表里关系，肝与胆互为表里，故胆也有喜条达、升发之性，两者互相帮助以平衡机体的正常新陈代谢活动。若胆气不足，则可见诚惶诚恐，惴惴不安、易惊等表现，与广泛性焦虑患者遇事犹豫不决、易受惊吓的症状吻合。

陈无择的《三因极一病证方论·卷九》中记载："心胆虚怯，触事易惊，梦寐不祥，或异象感惑，遂致心惊胆摄，气郁生涎，涎与气搏，变生诸证。"《医学求是》云："诸脏腑之气化，五行之升降，升则赖脾气之左旋，降则赖胃气之右转也。"元代医家朱丹溪云："治痰者，不治痰而治气，气顺着，一身精液亦随之而去。"而造成犹豫不决、触事易惊的胆气受损，主要是由于气机受损和痰气郁结。气机逆乱，化生痰涎，痰气胶结，困阻于脾胃。由此而创立的温胆汤是治疗该病机的重要方剂。

而清代陈士铎认为胆的功能异常，可通过"心肾相交"的功能影响神志活动。《辨证录·不寐门》："夫胆属少阳，其经在半表半里之间，心肾相接之会也。心之气由少阳以交于肾，肾之气亦由少阳以交于心。胆气既虚，至不敢相延心肾二气而为之介绍，心肾乃怒其闭门不纳，两相攻击。""心肾因胆气之不通，亦各退守本官，而不敢交接，故欲闭睫而不可得也。夫胆属少阳，少阳者木之属也，木与风同象，故风最易入也。风乘胆木之虚，居之而不出，则胆畏风之威，胆愈怯矣。"

基于临床，焦虑症的中医胆证机往往以心胆气虚、肝胆气虚、痰热壅盛等形式出现为多。如《诸病源候论》言："风惊恐者，由体虚受风，入乘腑脏。其状如人将捕之。心虚则惊，肝虚则恐。足厥阴为肝之经，与胆合；足少阳为胆经，主决断众事。心肝虚而受风邪，胆气又弱，而为风所乘，恐如人捕之。"

六、痰湿证机

"百病皆由痰作祟"，焦虑症的发病与痰湿阻滞密切相关。脾主运化，将水谷精微及水液，转输布散全身。若脾气虚弱，运化功能失调，则水液积聚，停滞于体内，产生痰饮等病理产物。焦虑症患者思虑过度，伤及脾气，脾胃功能渐衰，脾气亏虚，易生痰液，蒙蔽神窍，可导致失眠、焦虑、烦躁等症状。另外，土虚贼乘，如与抑郁并病，更易导致肝失疏泄，胆胃不和，痰逆内扰，致使脏腑功能失调，诸病由生。

《黄帝内经》"诸躁狂越，皆属于火""火热，心病生焉"，说明火热之邪能够导致与心神相关的疾病。张介宾通过大量的基础理论研究，在总结前人和自己的经验基础上，对于其病因病机做出了较为全面地总结分析。《景岳全书》言："不寐证虽病有不一，然惟知邪正二字，则尽之矣。盖寐本乎阴，其主也，神安则寐，神不安则不寐。"在《外台秘要》中王焘首次提出"失眠"病名，"夫诊时行，始于项强就色，次于失眠发热，中于烦躁思水，终于生疮下痢，大齐于此耳。"《景岳全书·不寐》引徐东皋曰："痰火扰乱，心神不宁，思虑过伤，火炽痰郁而致不眠者多矣。"关于失眠痰火扰心证的论述出现于诸多医书当中，清·张璐《张氏医通·不得卧》论述："脉滑数有为不眠者，中有宿滞痰火，此为胃不和，则卧不安也！"赵献可《医贯》曰："七情内伤，郁而生痰。"《临证指南医案》道"肝胆火风，易于贯隔犯中，中上受木火之侮，阳明脉衰而变生痰火。""十病九痰"，痰为湿邪，盘踞迁延，经久不愈，具有无处不到、无形可见的特性，阻遏气血运行，阻碍气道调畅，干扰脏腑功能，使得机体功能失调，虚实寒热错杂，阴阳平衡失调，焦虑性失眠由此而发。

各脏腑功能失调皆可出现痰浊内阻的病机，但之所以单独提出，是因为当代社会生活条件的优越，人民生活水平的提高，肥甘厚味饮食的增多，脾胃的损伤加剧，痰湿体质的人群越来越多，应用化痰法的治则成为治疗各类疾病的重要治法。而焦虑症患者多思、抑郁的性格，思则气结，肝郁脾虚，脾乃生痰之源，运化水湿无力，进而内生痰湿；而肾乃先天之本，肾阳虚衰，后天之本生化乏源，亦可导致水湿内生；而心气不足，心阳亏损，君主之官不能下济肾水，心肾不能相交，温煦脏腑之能失司，故痰湿肆意。因此，在调节焦虑症各脏腑功能中，应用化痰的治则对焦虑症的治疗具有积极意义。

七、血瘀证机

情志不遂，气机失调，气血运行不畅，气滞血瘀，瘀血内停，扰动心神则心烦急躁，情绪不宁；气与血关系密切，气为血帅，血为气母，气郁则血行不畅，导致血瘀，胸胁憋闷，脘腹胀痛；血不养心则心悸失眠、健忘；瘀血阻络则冲任不调，月经不调；肾藏精而内育元阴元阳，肾阳不足，鼓动无力，气虚血瘀则致少腹胀痛，心烦。

焦虑障碍病在心，表现为神病，邪气内扰是其发病的重要因素。邪扰心神，气血逆乱，神形失和。诸邪之扰，常以情志因素损伤在先。七情致病，内损五脏，伤心扰神。神明既伤，身形不得安宁，脏腑失和。故《灵枢·口问》曰："悲哀愁忧则心动，心动则五脏六腑皆摇。"情志所伤，扰乱气机，因而影响一身气血之运行，出现气滞血瘀、气血失调的病机变化。气郁之后，痰、火、湿、食、血郁随之而生，脏腑气机失调，或痰气郁结化热化火，火盛伤阴等，使病机更为复杂和难治。诸邪内扰，形神失和。素体壮实火热偏盛者，嗜食肥甘厚味，易生痰生热，扰乱神明。素体阴亏者，心火易炽，炼液为痰，灼血成瘀，病久则痰瘀内结，扰乱心神。《素问·灵兰秘典论》曰："主不明则十二官危，使道闭塞而不通，形乃大伤。"神明失常，脏腑经络、四肢百骸、官窍、气血津液越发失调，气机逆乱，滋生他邪，形神失和，表现为躯体化症状，如心慌心悸、胃肠道不适、乏力、头痛头晕、感觉异常、颈肩肌肉紧张等。

与痰湿的病机具有相似的特点，各脏腑功能失调皆可出现瘀血内阻的病机，而单独提出，是因为焦虑症自身病程较长，久则入络成瘀。焦虑症患者思虑过多，思则气结，气郁则无力动血，久则成瘀，气郁化火，灼伤阴液，亦可成瘀。随着社会压力的增大，情绪急躁，肝气不疏，气血郁滞，经脉闭阻，经络不通则发为汗出、急躁、失眠等焦虑症状。

八、心肾不交证机

在《中医内科学》中，心肾不交出现在"不寐""郁证""心悸""癫狂""遗精"等病症中，揭示了心肾不交与神志病的密切关系。在《辨证录·健忘门》中提出："夫心肾交而智能生，心肾离而智能失，人之聪明非生于心肾，而生于心肾之交也。肾水资于心，则智能生生不息；心火资于肾，则智能亦生生无穷。苟心火亢，则肾畏火炎而不敢交于心；肾水竭，则心恶水干而不敢交于肾，两不相交，则势必至于两相忘矣。"《辨证录·不寐门》《辨证录·惊悸门》《辨证录·怔忡门》中分别论述"盖日不能寐者，乃肾不交于心；夜不能寐者，乃心不交于肾也。今日夜俱不寐，乃心肾两不相交耳。夫心肾之所以不交者，心过于热，而肾过于寒也。心原属火，过于热则火炎于上，而不能下交于肾；肾原属水，过于寒则水沉于下，而不能上交于心矣。""龙能定惊，虎能止悸，入之补心补肾之中，使心肾交通，而神魂自定也。""人有得怔忡之症，日间少轻，至夜则重，欲思一睡熟而不可得者，人以为心虚之极也，谁知是肾气之乏乎。凡人夜卧则心气必下降于肾宫，惟肾水大耗，一如家贫，客至无力相延，客见主人之窘迫，自然不可久留，徘徊歧路，实乃徨耳。"指出心肾不交是健忘、不寐、惊悸和怔忡等的主要病机。

《素问·举痛论》曰："惊则心无所倚，神无所归，虑无所定，故气乱矣。"又如《辨证录》所言："心欲交于肾，而肝通其气；肾欲交于心，而肝导其津，自然魂定而神安。"真阴已虚，邪火复炽，肾水亏于下，心火亢于上，水火不济，故心烦不寐。少阴在脏为心肾，心主火，火属阳，主动；肾主水，水属阴，主静，入夜之安静、睡眠皆由少阴肾水所主。精藏于肾居下而内守，神舍于心位居于上。上为阳，阳主明，故神以彰明为常；下为阴，阴主藏，故精以隐含不露为宜。因此，气机失调是惊恐发作的重要特征，心肾相交的功能也需要肝主疏泄功能的协调。如果气机不畅或是气机紊乱，则易造成肝郁气滞，甚至是肝郁化火，肝火下耗肾水，上助心火，导致心肾不交或是心火亢盛、肾水损耗，形成恶性循环。因此，心肾相交是神志正常活动的基础。

由此，心肾不交所造成的焦虑症在临床并不少见，这类患者典型的症状表现为上热下寒，心肾不交者"肾阴虚"与"心火亢"的病机并存，治疗上以六味地黄丸补肾虚，交泰丸泻心火、交通心肾。临床上需要注意鉴别。

九、心 – 肝 – 肾轴病机

岳广欣等提出，心 – 肝 – 肾轴是中医情志应激的主要反应系统，应以此为核心对情志病进行研究。冯祯钰等根据中医"五脏藏神"理论，认为焦虑症患者临床表现出的心神不宁、坐卧不安、紧张、害怕、急躁易怒等症状，恰恰反映了"心藏神""肝藏魄""肾藏志"的中医理论，所以提出焦虑症的发生发展与心、肝、肾三脏的功能失调关系密切。部分学者从心、肝、肾角度出发，而以肝郁化火、心肾不交为焦虑症核心证候。这些观点对于焦虑症证机研究，以及中医情志病理论体系的构建，有着深刻的意义。包祖晓等根据《辨证录》"心欲交于肾，而肝通其气；肾欲交于心，而肝导其津，自然魂定而神安"的理论，认为肝是交通心肾之枢；肝郁化火必然会上助心火、下耗肾水，导致心肾不交。从而提出了焦虑症心 – 肝 – 肾轴的理论，认为肝郁化火是焦虑症发作的病机关键，心肾不交是焦虑症的必然病理转归。

综上所述该病的病因见解各异，尚缺乏统一的认识，但也体现了中医学整体观念、辨证论治的特点，以证为核心的个体化治疗策略。焦虑症多从虚、实及虚实夹杂三个方面来阐述，多与心、肝、肾、胆密切相关，尤以肝为主。而病性多与气郁、火热、阴血亏虚为主。该病初期正气尚足，病轻易治，而病久耗损，正虚邪恋，病情加重。辨证需在准确定位脏腑的基础上，结合年龄、压力、家庭等影响因素，对痰湿、瘀血等病理因素进行处理，方能取得较好疗效。

第3章 辨证分型

中华中医药学会于 2008 年制定的《中医内科常见病诊疗指南·西医疾病部分·焦虑症》将本病分为 8 个证候类型：肝郁化火型、瘀血内阻型、阴虚内热型、痰火扰心型、心脾两虚型、肾精亏虚型、心胆气虚型、心肾不交型。国家中医药管理局于 1994 年颁布的《中医病证诊断疗效标准》将郁病分为 5 种证型：肝气郁结型、气郁化火型、忧郁伤神型、心脾两虚型、阴虚火旺型。第 5 版普通高等中医药规划教材《中医内科学》中将郁病分为 6 个证型：肝气郁结型、气滞痰郁型、忧郁伤神型、气郁化火型、心脾两虚型、阴虚火旺型。临床中许多中医师根据中医理论，结合自己的临床经验，在诊治过程中辨证分析每一位患者的情况，确定证型，再根据每位患者的不同证型给予对应的治疗，可显著提高疗效，充分体现了中医辨证论治的特点。

贝叶斯网络定性定量进行聚类分析，提取出新的焦虑障碍的证候类型。采用方证结合进行随机对照及平行对照试验，并结合专家经验指导，进行临床验证。对贝叶斯（Bayes）网络建模加大样本量后，通过临床实践和专家讨论，发现了肾虚、肝阴虚、肝火旺等内部关联，总结了新证型——肾虚肝旺证。肾虚肝旺证本身包括阴虚内热及肾精亏虚的表现。故调整证型为 7 种证型：肝郁化火型、肾虚肝旺型、肝胆湿热型、心脾两虚型、肝郁脾虚型、心肾不交型、心胆气虚型。

石向东根据患者临床症状给予辨证论治，将焦虑症分为 4 个证型：肝气郁结型，给予柴胡疏肝散疏肝解郁；心脾两虚型，用归脾汤以益气健脾，补血养心，达到心脾同治的目的；肝阳上亢型，用杞菊地黄丸，以达到滋肾养肝，平肝潜阳之作用；心肾亏虚型，给予六味地黄丸补益心肾。以上均取得了满意的临床疗效。

郭蓉娟等认为焦虑症的中医辨证分型当分为 7 种证型：气郁化火型、心脾两虚型、肝气郁结型、肝阴亏虚型、心胆气虚型、痰气郁结型、血行郁滞型。经临床观察，认为其中以气郁化火型最为常见，以疏肝泻火、养血安神法治疗本病取得了较好的临床效果。

　　魏静丽等将焦虑症分为肝气郁结型、痰热内扰型、阴虚火旺型、心虚胆怯型
4 种证型。肝气郁结型：临床可见情绪抑郁，坐立不宁，胁肋胀痛，痛无定处，
或咽中如有物梗阻等，治宜疏肝解郁，方用柴胡疏肝散加减，若郁而化火，方用
加味逍遥散加减。阴虚火旺型：临床可见心烦不寐，心悸，五心烦热，口干少津
等，治宜滋阴清热，养心安神，方用天王补心丹合黄连阿胶汤加减。痰热内扰
型：临床可见心烦易怒，惊惕不安，心悸，口苦口黏等，用栀子豉汤合温胆汤加
减，治宜清热化痰，除烦安神，和胃利胆。心虚胆怯型：症状可见心神不安，虚
烦不眠，终日惕惕，心悸气短，眠后易惊，遇事易惊，胆怯恐惧等，治宜清热镇
惊，养心安神，定志宁心，方用平补镇心丹化裁。

　　张学斌等则把本病分为 8 种证型。心神不宁型：治宜宁神定志，养心安神，
方用平补镇心丹加减。痰火扰心型：治宜清心宁神，化痰泻火，方用黄连温胆汤
加减。心火旺盛型：治宜清心泻火，方用导赤散加减。肝郁血虚型：治宜疏肝理
气、宁神养血，方用丹栀逍遥散加减。心胆气虚型：治宜镇惊益气，宁心安神，
方用四君子汤合温胆汤加减。肝胆不足型：治宜补益肝胆，方用补胆防风汤加
减；肾精亏虚型。治宜补肾填精，方用六味地黄丸加减。气血不足型：治宜健脾
养心，益气补血，方用远志丸加减。

　　居跃君等认为对于平素急躁易怒，肝气亢盛的患者较易发生焦虑症，并在
临床中根据经验将焦虑症总结为 5 种证型。肝郁瘀阻型：临床症见经常担心，害
怕，紧张，易受惊吓，色斑，舌有瘀点瘀斑，脉弦。肝郁化火型：临床症见焦急
不安，胆怯心虚，口舌生疮，舌红，苔黄，脉细微弦。肝郁犯心型：临床症见焦
急不安，胆怯心虚，心慌心烦，舌红，苔薄黄，脉细或结代。肝郁犯胃型：临床
症见焦急不安，胆怯心虚，胃脘胀闷，舌暗红，苔黄腻，脉细微弦。肝郁肾虚
型：临床症见焦急不安，胆怯心虚，头晕耳鸣，舌暗红，脉弦细。居氏认为此 5
种证型均以肝郁为主，在临床中通过辨证给予解郁方加减化裁，主要药物为柴
胡、郁金、石菖蒲、葛根、合欢皮等，在临床中取得较好疗效。

　　薛雷将焦虑症分为心血亏虚型、痰热内蕴型、阴虚火旺型。心血亏虚型：此
型患者可出现心慌、失眠多梦、心神不安等症状，治以养心安神，方用安神定志
丸或平补镇惊丹；痰热内蕴型：临床以坐立不安，心烦意乱，头重如裹等为主，
治以豁痰泻火，宁心除烦，方用礞石滚痰丸；阴虚火旺型：临床以心烦易怒，两
颧潮红，五心烦热，急躁，寐少、易醒等为主，给予朱砂安神丸或天王补心丹加
减治疗，取其清热安神、宁神定志之功效。

　　有学者为 766 名焦虑症患者做了调查，总结出焦虑症常见辨证分型频数分
布，按频数从高向低排列情况如表 3-1 所示。

表 3-1 焦虑症常见辨证分型频数分布

中医证候	频率百分比（%）	有效百分比（%）	累积百分比（%）
心脾两虚	274	35.8	35.8
阴虚火旺	108	14.1	14.1
肝气郁结	106	13.8	13.8
心神不宁	102	13.3	13.3
气郁化火	96	12.5	12.5
痰热上扰	47	6.1	6.1
虚火上扰	23	3.0	3.0
合计	756	100.0	100.0

郭蓉娟、耿东检索中医证候相关的文献 36 篇，在所纳入的文献中，将证候类型归纳为 54 种，总频次为 205 次。出现频次在 10 次以上的证候类型有 6 种，总频次为 103 次，总频率为 50.2%。其中肝气郁结型出现频次最多，为 23 次，频率为 11.2%；心胆气虚型和阴虚火旺型各出现 17 次，频率均为 8.3%；痰热内扰型和心脾两虚型各出现 16 次，频率均为 7.8%；气郁化火型出现 14 次，频率为 6.8%。出现频次在 5 ~ 10 次的证候类型有 5 种，总频次为 28 次，总频率为 13.8%，其中心火亢盛型、血行郁滞型、心神不宁型各出现 6 次，频率均为 3%。肝肾阴虚型、心肾不交型各出现 5 次，频率均为 2.4%。出现频次在 2 ~ 4 次的证候类型有 22 种，总频次为 53 次，总频率为 27.5%，其中气滞血瘀型、痰气互结型各出现 4 次，频率均为 2%；胆郁痰扰型、肝阳上亢型、肝郁脾虚型、肝郁痰火型、肾阳亏虚型各出现 3 次，频率均为 1.7%。肝郁血虚型、脾肾阳虚型、肾精亏虚型、心肝阴虚型等出现频次均为 2 次，频率均为 1%。其余 21 种证候类型如脾虚湿困型、气虚痰结型、心血瘀阻型等出现频次均为 1 次，频率均为 0.5%，总频率为 10.5%。见表 3-2。

表 3-2 中医证候类型分布

中医证候	频数（次）	频率（%）	中医证候	频数（次）	频率（%）
肝气郁结	23	11.2	肾精亏虚	2	1.00
心胆气虚	17	8.3	痰湿内阻	2	1.00
阴虚火旺	17	8.3	心肝火旺	2	1.00
痰热内扰	16	7.8	心肝阴虚	2	1.00
心脾两虚	16	7.8	心肾阴虚	2	1.00
气郁化火	14	6.8	心失所养	2	1.00
心火亢盛	6	3.00	肝火上炎	1	0.50

续表

中医证候	频数（次）	频率（%）	中医证候	频数（次）	频率（%）
血行郁滞	6	3.00	肝脾不调	1	0.50
心神不宁	6	3.00	肝郁胆虚	1	0.50
肝肾阴虚	5	2.4	肝郁肾虚	1	0.50
心肾不交	5	2.4	脾虚湿困	1	0.50
气滞血瘀	4	2.00	气虚痰结	1	0.50
痰气互结	4	2.00	气虚血瘀	1	0.50
胆郁痰扰	3	1.7	热扰心神	1	0.50
肝阳上亢	3	1.7	痰瘀互结	1	0.50
肝郁脾虚	3	1.7	心血瘀阻	1	0.50
肝郁痰火	3	1.7	阴虚动风	1	0.50
肾阳亏虚	3	1.7	阴虚内热	1	0.50
肝胃不和	2	1.00	阴虚阳亢	1	0.50
肝阴亏虚	2	1.00	肝胆不足	1	0.50
肝郁痰结	2	1.00	肝胃气逆	1	0.50
肝郁血虚	2	1.00	肝郁犯心	1	0.50
肝郁血瘀	2	1.00	肝郁气逆	1	0.50
脾肾阳虚	2	1.00	卫阳不固	1	0.50
脾虚食积	2	1.00	阴血亏虚	1	0.50
气血两虚	2	1.00	阴阳两虚	1	0.50
气阴两虚	2	1.00	阴阳失调	1	0.50

通过以上的各家言论，初步分析与本病相关的证候要素有：病位类证候要素为心、肝、肾、脾、胆、胃，病机、病性类证候要素为气滞、火热、气虚、阴虚、痰、血虚、血瘀等，本章从八纲辨证、脏腑辨证、六经辨证、其他辨证 4 个方面进行辨证分型。

第一节　八纲辨证

八纲辨证包括表里辨证、寒热辨证、虚实辨证、阴阳辨证。焦虑症的辨证分型在八纲辨证中可错杂相见。李涛、杨春霞在脉证相符的病例中，按中医症状大致分类，其中以寒证和寒热夹杂证为多见（表 3-3）。

表 3-3　中医症状属性分类情况（n=129）

	表寒证	热证	寒热夹杂	虚寒证	虚热证	虚证	实证	虚实夹杂
例数	40	20	33	52	33	37	7	20
百分比	31.0	15.5	5.6	40.3	25.6	28.7	5.4	15.5

一、表里辨证

焦虑症患者表证少见，临床症状中多以里证为主，例如肝气郁结、痰湿内阻、心脾两虚、心火亢盛、心肾不交、肝阳上亢等。这些辨证分型会在其他辨证中一一体现，在此不做过多介绍。

二、虚实辨证

焦虑症初期实证偏多，后期则虚实皆可见，实证由脏腑虚损、脏气不足所成，如心不足以动血脉，肝不足以疏气机，肺不足以御外邪，肾不足以运水液，脾不足以分清浊，而血瘀、气滞、水湿、痰浊、寒热则内生。故即使初起以实证表现者，但实含脏气不足之忧，随病情发展则虚证日现，又实邪亦可进一步损伤脏腑，故日久可发展为虚实夹杂之证。

孙庆、房纬认为焦虑症的辨证论治当以虚、实为首要，实证多从肝气郁滞、痰热郁结两方面来论治，虚证则多从心脾血虚、心肾阴虚、心神失养等方面来论治。

陈志兴等认为，焦虑症病程较短者，病程较轻，实证居多，不外气滞、血瘀、痰凝；虚者多因气血不足、心神失养或心脾两虚为主，主张分为气滞血瘀型、肝瘀痰火型、心胆虚怯型、心脾两虚型。

按上述观点分型如下。

（一）实证

1. 气滞血瘀　情志抑郁紧张，两胁肋胀痛，嗳气，口唇爪甲紫暗，皮肤青紫斑或粗糙，局部刺痛，女性痛经或有血块，舌紫暗或有斑点，舌下静脉有瘀血，脉涩。

2. 血行郁滞　性情急躁，头痛，失眠，健忘；或胸胁疼痛，或身体某部位有发冷或发热感；舌质紫暗，或有瘀点、瘀斑，脉弦或涩。

3. 肝郁气滞　焦虑不安，心烦易怒，胸腹不适，痞塞满闷，或咽中不适，如物梗阻，舌淡红，苔薄白，脉弦；若气郁化火，舌红苔黄，脉弦数。

4. 痰凝气滞　心烦多梦，急躁易怒，情绪低落，失眠头晕，胸闷恶心，倦怠乏力，肌肉紧张，多疑善虑，纳差。舌红苔薄白或苔黄，脉弦细数。

5. 痰火扰心　此证因素体痰盛，或暴怒伤肝，气郁化火，灼津成痰，痰火上扰，致心神不安，易惊易怒，惶惶不安。临床表现为惊恐不安、伴性急多言，甚则躁狂、头晕、头痛、口苦等，舌红苔黄厚腻，脉弦滑数。

6. 痰热内扰　急躁易怒，入睡困难，心烦易惊，情绪低落，乏力健忘，多疑善虑，便秘，纳差。舌红或舌边、舌尖红，或舌淡苔黄厚，脉细。

7. 痰火扰神　情绪不宁，善思多虑，头晕目眩，心烦易怒，失眠多梦，胸闷心悸，口干口苦，舌红苔黄腻，脉滑数。

（二）虚证

1. 心脾两虚　多思善疑，头晕神疲，心悸胆怯，失眠、健忘、纳差、便溏，面色不华，舌质淡、舌体胖大、边有齿痕，苔薄白或薄黄，脉细无力。

2. 心胆气虚　虚烦不寐，善惊易恐，坐卧不安，失眠多梦，多虑、多疑、易哭、乏力、易醒、健忘。舌质淡、舌体胖大、边有齿痕，舌淡红苔薄白，脉细。

3. 气血两虚　神疲懒言，气短声窃，心悸怔忡，健忘少寐，纳谷不香，面色㿠白或萎黄，唇甲无华，舌质淡嫩，边有齿痕，脉细弱。

三、寒热辨证

郭蓉娟等进行证候要素统计 200 例患者，证候要素分析情况如表 3-4。

表 3-4　200 例焦虑症患者证候要素分布情况

证候要素	N	比例
气滞	154	77
气虚	148	74
火热	122	61
血虚	117	58.55
阴虚	97	48.5
痰证	85	42.5
血瘀	42	21

由表 3-4 可看出，火热证候要素居于第三位，是临床表现中较为常见类型，以寒证为主的临床表现不多见，常见分型如下。

1. 气郁化火　急躁易怒，胸闷胁胀，头痛目赤，口苦，嘈杂泛酸，便结尿黄，舌红苔黄，脉弦数。

2. 阴虚火旺　心烦易怒，头晕目眩，多汗，面红潮热，夜寐多梦、易醒，舌红少苔，脉细数。

3. 痰火扰心　惊恐不安，伴性急多言，甚则躁狂、头晕、头痛、口苦等，舌红苔黄厚腻，脉弦滑数。

4. 痰热内扰　急躁易怒，入睡困难，心烦，恐惧不安，情绪低落，易惊醒，乏力，便秘，多虑，多疑，纳差，健忘。舌红或舌边、舌尖红，或舌淡，苔黄厚，脉细。

四、阴阳辨证

同样在表 3-4 中也可看出，阴虚排在第五位，也是在临床中较为常见类型，而阳虚则少见。

1. 阴虚火旺　心烦易怒，头晕目眩，多汗，面红潮热，夜寐多梦、易醒，舌红少苔，脉细数。

2. 气阴两虚　心烦不舒，面色苍白，食欲不振，口干咽燥，目涩无光，神疲乏力，手足心热，小便黄，大便干，舌红少苔，脉细数。

3. 阴阳两虚　心悸气短，少气无力，寡言少欲，纳呆，自汗，遗精，闭经。潮热盗汗，骨蒸痨热，消瘦面黄，脉细微或虚大无力。

第二节　脏腑辨证

中医学认为，焦虑症与肝、心、胆、脾、肾等脏腑的功能失调有关。《灵枢·平人绝谷》曰："五脏安定，血脉和利，精神乃居。"《素问·阴阳应象大论》曰："人有五脏化五气，以生喜怒忧恐悲。"指出五脏的功能正常与否与人的精神情绪密切相关，五脏的功能活动正常，则人的精神、情志正常，五脏功能失调则精神、情志也会出现异常。

《灵枢·本神》："肝藏血，血舍魂。""随神往来者谓之魂"张景岳曰："魂为之言，如梦寐恍惚，变幻游行之境皆是也。"说明肝藏血的功能正常，魂有所舍，则情志活动正常；肝血不足，魂不守舍，则出现梦游、幻觉等异常精神情志活动。《灵枢·本神》："肝，悲哀动中则伤魂，魂伤则狂妄不精，不精则不正。"认为情志因素若伤及肝所藏之魂，则会出现精神异常。《医碥·郁》言："郁而不舒，则皆肝木之病矣。"指出郁证责之在肝。叶天士言"气郁不舒，木不条达"指出精神刺激与肝主疏泄密切相关，并提出"郁者全在病者能够移情易性"的心理疗法。

胆主决断，既归于六腑，又是奇恒之腑。《素问·灵兰秘典论》中论述："胆者，中正之官，决断出焉。""中正"现常被形容法律法规，指办事公正，无所偏私。"决断"常指发号施令，言从计行。故王冰将其解释为：直而不疑，故决断出焉。依据脏腑的表里关系，胆与肝互为表里，故其也有喜条达、升发之性，两者互相帮助以平衡机体的正常新陈代谢活动。若胆气不足，则可见诚惶诚恐，惴惴不安、易惊等表现。正如《杂病源流犀烛》所言：心胆俱怯，触事易惊，梦多不详，虚烦不眠。

《内经·素问》曰："心者，生之本，神之变也。""心者，君主之官，神明出焉。"指出心藏神，主宰人体的生理及精神活动。《灵枢·口问》言："心者，五脏六腑之主也……故悲哀愁忧则心动，心动则五脏六腑皆摇。"《素问·举痛论》："惊则气乱。""惊则心无所倚，神无所归，虑无所定，故气乱矣。"说明心主神明的生理功能与人的精神情志活动相关，心所藏之神功能正常，则五脏六腑得以安定，神明内守；若心病神忧，神无所归，则会出现异常的精神情志活动。唐·孙思邈《备急千金要方》中说"心气虚则悲不已，实则笑不休。"《景岳全书》"凡五气之郁则诸病皆有，此因病而郁也，至若情志之郁，则总乎于心，此因郁而病也。"说明情志致病与心有关。

肾为封藏之本，肾所藏之精为精神情志活动的物质基础。《内经》中载有"肾者主蛰，封藏之本，精之处也。""人之精与志，皆藏于肾。""精气并于肾则恐。"说明肾中精气充足与否直接关系着情志活动正常与否，肾精不足，则见惊恐。《医方集解》有言："人之精与志，皆藏于肾，肾精不足则志气衰，不能上通于心，故迷惑善忘也。"先、后天之精皆藏于肾，若肾精不足，无法化髓充脑，则脑神失养，神志不宁，出现精神神经症状。唐容川《中西汇通医经精义》中有："事务之所以不忘，赖此记性，记在何处，则在肾精，益肾生精，化为髓而藏脑中。"说明肾中精气的充裕与否直接关系着大脑功能活动是否正常，而情志活动与大脑关系密切相关。

脾为后天之本，气血生化之源，人体各种精神情志活动均以脾胃所化生的水谷精微为物质基础。《内经》言："脾藏营，营舍意。"说明神志活动与脾相关。《脾胃论·脾胃盛衰论》中"百病皆由脾胃衰而生也"指出脾与人体病理变化关系密切。《素问·五运行大论》云："思则伤脾。"《类经·卷十五》有"脾忧愁不解而伤意者，脾主中气，中气受抑则生意不伸，故郁而为忧。"说明情志致病多影响脾的生理功能，而脾失健运又可影响气之运行，致气机不畅，发为情志病。张仲景《金匮要略》言："妇人脏躁，喜悲伤欲哭，象如神灵所作，数欠伸，甘麦大枣汤主之。"指出情志内伤，脏阴亏虚，发为各种神经症，以性甘入脾胃经之甘草、小麦、大枣养脾胃之阴而补他脏之阴。

故焦虑症在中医学中归属于情志病范畴，与肝、胆、心、肾、脾等脏腑功能失调密切相关。常见分型如下。

1.肝郁气滞型 焦虑不安，心烦易怒，胸腹不适，痞塞满闷，或咽中不适，如物梗阻；舌淡红，苔薄白，脉弦；若气郁化火，舌红，苔黄，脉弦数。

2. 心胆气虚型　虚烦不寐，善惊易恐，坐卧不安，失眠多梦，多虑、多疑、易哭、乏力、易醒、健忘；舌质淡、舌体胖大、边有齿痕，舌淡红、苔薄白，脉细。

3. 心脾两虚型　多思善疑，头晕神疲，心悸胆怯，失眠、健忘、纳差、便溏，面色不华；舌质淡、舌体胖大、边有齿痕，苔薄白或薄黄，脉细无力。

4. 心肾不交型　心烦不寐，入睡困难，心悸多梦，头晕耳鸣，腰膝酸软，潮热盗汗，五心烦热，咽干少津，男子遗精，女子月经不调；舌红、苔薄黄，脉细。

5. 心肝血虚型　心烦，急躁易怒，入睡困难，情绪低落，易哭、气短、心悸、头晕、健忘、胸闷、纳差、易醒；舌红、苔薄黄，脉细。

6. 心阴不足型　心烦，入睡困难，心悸，急躁易怒，乏力，头晕，五心烦热，健忘、口干、盗汗、疼痛、坐卧不安；舌红、苔薄黄，脉细或脉沉细。

7. 心血亏虚型　心悸、健忘、失眠、多梦、头晕，睡眠不实；舌淡红、苔薄白，脉沉细弱。

8. 心肾阴虚型　情绪不宁，心悸，健忘，失眠，多梦，五心烦热，盗汗，口咽干燥；舌红少津，脉细数。

9. 心神失养型　精神恍惚，心神不宁，多疑、易惊，悲忧善哭，喜怒无常，或时时欠伸，或手舞足蹈，骂詈喊叫；舌质淡，脉弦。

10. 肝阳上亢型　心烦易怒，夜寐不宁，头晕涨痛，口苦面红，或见胁痛，便秘溲赤，目涩、视物不明；舌红、苔黄，脉弦数。

11. 肝郁脾虚型　精神抑郁，情绪不宁，悲忧善哭，胸胁胀满，时欲太息，不思饮食，神疲乏力，大便不调；舌质淡，苔薄腻，脉弦缓。

12. 肾虚肝旺型　烦躁易怒，寝食不安，目赤肿痛，口苦咽干，头胀面热，舌红苔黄，脉数。

第三节　六经辨证

《通俗伤寒论》中指出"凡治伤寒以开郁为先"。提示伤寒六经病病机以郁为病机之共性，而焦虑症与中医的郁证又息息相关。

一、六经皆有郁证

六经输送气血，畅达阳气，宜流通而恶抑遏。畅达则生机勃发，抑遏则为病。太阳统营卫，其气布于表，营卫关乎精神，故太阳气机失和，营卫失于和调，在外则经脉不利，为头痛、寒热、精神不振。阳明多气多血，"胃肠流通，气机畅茂"（《本经疏证》），阳明气机郁滞，气血不畅；土壅木郁，肝失疏泄，为中满腹胀、嗳气食少、情绪悒悒不乐、大便不畅。少阳主枢机，阳气流行畅达，出表入里，皆赖少阳为之斡旋，枢机不利，则胸胁苦满、嘿嘿不欲饮食、心烦喜呕、大便不畅。太阴在脏为脾、肺，脾主升清，与胃同为气机升降之枢纽；肺主一身之气，"诸气膹郁，皆属于肺"。脾土郁滞，气机升降失和；肺气膹郁，诸气皆郁，证见胸脘胀满、叹息嗳气、疲乏懒言、情怀抑郁。少阴主水火，在上为心，主火藏神，在下为肾，主水藏精。少阴阳气不足，精神不振，甚则"但欲寐""心烦但欲寐""但欲卧"；少阴水亏火旺，水亏失养，火旺扰神，"心中烦，不得卧"。厥阴主血，足厥阴肝主疏泄，肝脉其支者"注胸中"；手厥阴心包经为"臣使之官，喜乐出焉"，代君行令，"血气者，人之神"。气血畅达，精神振奋。厥阴受邪，或厥阴本虚，气血不利，气机失和，神机不振，出现胸胁满闷、情绪抑郁、饮食少进、疲乏无力。

二、六经阴阳多少是郁证发病的基础

六经分于阴阳，气有多少，而六经郁证，又与六经阴阳之气的盛衰偏颇有着密切关系。总其大要而言，则是阳气偏盛，病生于三阳，且易于化热化火，久则伤阴耗气，实证居多，或虚实夹杂；阳气不足，病发于三阴，属于虚证。阳虚易生内寒，而津血易停易瘀，形成虚实夹杂证候。若阴液不足，则易受情志变化影响，病多发于三阴，而以足厥阴肝经受邪者最多。

三、从六经论治郁证

1. 太阳郁证　病机主要责之营卫失和，治疗宜调和营卫，畅利太阳经脉。情怀不适，伴头痛、颈项不适或周身酸楚，饮食、大小便无明显异常，是其主要特征。桂枝汤为代表方，颈项不适，用桂枝加葛根汤；失眠心悸，用桂枝加龙骨牡蛎汤；病久兼营卫不足，周身酸痛，劳累加重，休息后减轻，舌质淡，脉弱，用桂枝新加汤合黄芪桂枝五物汤。太阳与少阳合病，头痛、颈项痛，胸胁胀满，嗳气则舒，脉弦，用柴胡桂枝汤加川贝母、旋覆花。

2. 阳明郁证　以胃肠气机失和为主，治宜调和胃肠气机，降浊导滞。胃气失和，情绪不畅，胃脘胀满，嗳气嘈杂，饮食减少，大便不爽，舌苔腻，用橘枳姜汤合三物白散去巴豆霜，加半夏、旋覆花；胃失和降，食积不化，嗳气食臭，舌苔厚腻，脉滑，用半夏厚朴汤加焦三仙、槟榔；胃气郁滞，食积浊滞化热，湿热郁积，胃脘胀满或疼痛，舌苔黄腻，脉滑或弦滑，用半夏泻心汤合栀子厚朴汤，大便不畅，合小承气汤。阳明少阳气机郁滞，用大柴胡汤，阳明湿热壅滞，土壅

木郁，急躁易怒，口苦口干，大便不畅，舌苔黄腻，用茵陈蒿汤合小陷胸汤。

3. 少阳郁证　以枢机不利，阳气出入畅达失常为主，治宜和解少阳，畅利枢机。胸胁苦满、嘿嘿不欲饮食、心烦口苦，舌质红，脉弦细，用小柴胡汤加川贝母、生麦芽；恶心呕吐，大便不畅，苔黄腻，用大柴胡汤；口苦口渴不欲饮，大便溏薄，用柴胡桂枝干姜汤。

4. 太阴郁证　责之脾肺气机不利，治分虚实。脾虚气滞，情志不乐，悒悒不舒，腹胀食少，得食胀甚，大便不实或便溏，苔厚白腻，舌质淡，脉虚，用厚朴生姜半夏甘草人参汤加香附、葛根；肺气郁证，胸胁胀满，叹息嗳气，咽喉不利，如物梗塞，苔白腻，用半夏厚朴汤加川贝母、桔梗、木蝴蝶；脾肺气虚，痰湿郁结，情怀不乐，咽喉不利，舌质淡，脉弱，用厚朴生姜半夏甘草人参汤加茯苓、黄芪、陈皮；土虚木旺，肝气横逆，精神紧张，易怒易烦，腹胀腹痛，大便溏薄，或腹痛即便，舌质淡，用理中丸去干姜，加天麻、生牡蛎、炒白芍；肺阴亏虚，胸闷不适，睡眠异常，饮食无味，用麦门冬汤合百合知母汤加川贝母、桔梗。太阴脾主水液运化，肺主通调水道，太阴气机郁滞，水液运化输布失常，痰湿内生，痰气郁结，治宜利气化痰，用半夏厚朴汤合桔梗汤理气解郁、化痰散结，化热则小陷胸汤加川贝母、桔梗。

5. 少阴郁证　责之水火不足，治分壮水之主与益火之源两途。少阴阳气不足，精神抑郁，疲乏无力，欲寐不寐，似醒非醒，懒言懒动，舌质淡胖，脉沉无力，用四逆汤改炮附子；若肢体疼痛，或头痛、身痛，肢体沉重，舌质淡，用附子汤；若伴易惊善恐，失眠多梦，舌质淡，脉沉细，用二加龙牡汤。少阴水亏火旺，心烦不寐，口干舌赤，脉细数，用黄连阿胶汤合百合知母汤；心气不足，志乱神迷，悲忧伤神，精神恍惚，悲伤善哭，数欠伸，体倦乏力，舌质淡，脉虚细，用甘麦大枣汤合百合地黄汤，甘润益气补中，养心安神。

6. 厥阴郁证　责之肝经气机不畅，经脉不利，或心包郁滞，神机失和。肝气郁结，情志抑郁，闷闷不乐，胸胁胀满，嗳气叹息，诸证随情绪波动而变化，舌质淡红，苔薄白，脉弦。治宜疏肝理气，调畅气机，以四逆散合半夏厚朴汤为主方，随证加减；或用解肝煎，其理气解郁作用更强，用于治疗"暴怒伤肝，气逆胀满阻滞等证"。肝郁化热化火，合栀子豉汤，或白头翁汤，清肝泻热，宣郁疏肝；火盛伤阴，重用芍药、炙甘草，加当归；肝肾阴虚，气机不畅，情怀不乐，用六味地黄丸合酸枣仁汤加柴胡、川贝母。肝郁日久，气滞血瘀，合旋覆花汤、桂枝茯苓丸。痰瘀阻结，情志不畅，胸满胁痛，固着不移，舌质暗，苔白腻，脉滑或弦，治宜理气化痰，疏郁通络，用半夏厚朴汤合桂枝茯苓丸。肝郁乘脾，则宜用厚朴生姜半夏甘草人参汤合芍药甘草汤，重用炙甘草，加白术、茯苓、白扁豆。心包气郁，神机失和，精神紧张，胸闷不适，时或心胸隐痛，用桂枝加龙骨牡蛎汤加川贝母、茯苓、石菖蒲。

第四节　其他辨证

焦虑症病因中有情志所伤，或伤及肝，或伤及脾，或伤及心而发病，当情志表现超过了正常生理活动的范围时，则可成为精神疾病最重要的致病因素。

中医基础理论中，《灵枢·本神》曰："故生之来谓之精，两精相搏谓之神。随神往来者谓之魂，并精而出入者谓之魄。所以任物者谓之心，心有所忆谓之意，意之所存谓之志，因志而存变谓之思，因思而远慕谓之虑，因虑而处物谓之智，故智者之养生也，必顺四时而适寒暑，和喜怒而安居处，节阴阳而调刚柔，如是则僻邪不至，长生久视。"

精，先天之精，是生命的来源，以阴阳两气相交而产生生命的原始物质。阴阳两精相互结合产生神，产生生命，这是由阴阳两精相互结合而形成的生命活力。伴随神气往来存在的精神活动就是魂。魄，是神其中的一种，依附精气的出入流动而产生的神气功能，魄既附于精，亦附于形体。形体强健，魄就会充沛，两者相辅相成。张介宾指出，"盖精之为物，重池有质，形体因之而成也；魄之为用，能动能作，痛痒由之而觉也"。这是与生俱来而不是后天学习的，这些感知属于魄的一类。心的功能是使人主动地认识客观事物的主观意识，接受外界事物，观察到各种现象，感受各种现象，并自身体会，认识各种事物。心有所忆并形成欲念，叫作意，同时亦可以是回忆、追忆的忆，当意念一动、一生就是"意"。这种意，不是坚定不移，也可称意向。有欲念存在并决心贯彻就是志。为了实现志向而反复计度、衡量、考虑叫作思。因思考而预见后果叫作虑，问题想得比较远，比较深，考虑到将来出现的问题。深入仔细考虑并有所抉择，成熟及巧妙地处理事务的过程，谓之智。

所以明智之人对事物经过周密思考，在养生时，定必顺应四季时令，适应气候的寒暑变化。因四时之气有所不同，四季寒、热、温、凉有所变化，人应该适应变化，调养自己身体。喜怒不过，调和情绪，选择居处合适的地方，并良好地适应周围环境，调节阴阳，节制性欲，不使阴阳偏盛偏衰，并调和刚柔，使之相济。这样就能使病邪无从侵袭血脉营气，精神充沛调和，自然能抵抗邪气侵扰，亦能抵抗精神因素的刺激，以及抵抗引起疾病的外来因素。从而使人延长生命，不易衰老。

所以当人怵惧、惊惕、思考、焦虑太过时就会损伤神气。神气被伤会使人产生惊恐畏惧的情绪，使五脏精气流散。悲哀过度而伤及内脏，会使人神气衰竭消亡。喜乐过度，神气会消耗流散而不得藏蓄。愁忧过度会使上焦气机闭塞不畅。大怒令神气迷乱惶惑而不能正常运行。恐惧过度使神气流荡耗散而不能收敛。

1. 心藏神，当恐惧、惊慌、思考、焦虑太过时会伤神。神被伤，会使人恐慌畏惧而失去主宰自身能力，出现膝髌等处肌肉陷败，遍体肌肉消瘦等症状；及后会令毛发憔悴凋零，皮色枯槁无华，会在冬季水旺之时因受克而亡。

2. 脾藏意，忧愁太过而不解会伤意。意被伤，会使人心胸苦闷烦乱，出现手足举动无力；及后会令毛发憔悴凋零，皮色枯槁无华，会在春季木旺之时因受克而亡。

3. 肝藏魂，悲哀太过而影响内脏会伤魂。魂被伤，会使人癫狂迷忘，不能清楚认识周围环境，意识不清就会有表现异于常人的言行，更会使阴器萎缩，筋脉挛急，两胁肋活动不利等；及后会令毛发憔悴凋零，皮色枯槁无华，会在秋季金旺之时因受克而亡。

4. 肺藏魄，喜乐太过而没节制会伤魄。魄被伤，会使人神乱发狂，意识丧失，旁若无人，还会令皮肤枯焦；及后会令毛发憔悴凋零，皮色枯槁无华，会在夏季火旺之时因受克而亡。

5. 肾藏志，大怒太过而不自止会伤志。志被伤，会使人记忆力衰退，还会出现腰脊转动困难，不能随意俯仰屈伸；及后会令毛发憔悴凋零，皮色枯槁无华，会在季夏土旺之时因受克而亡。

6. 恐惧太过，长期不能解除会伤精。精被伤，会出现骨节酸痛、痿软无力、厥冷、精滑泄等症状。

五脏贮藏精气，而精气是生命活动的物质基础，属阴，所以不能损伤五脏的功能。倘若五脏的功能受损，会使五脏所藏的精气失于内守，流散耗伤而形成阴虚；阴是阳的物质基础，精失阴虚，缺少营养物质，不能化生阳气，便会令气化活动无法进行；阳气及气化作用消失，不能吸收和转输营养，生命亦因此逝去。

第4章 中医诊治

第一节 治疗目标

中医学没有焦虑症病名，但症状表现可见于"郁证""不寐""心悸""脏躁""百合病""惊恐""奔豚证""善忘""卑㤼"等病证中。焦虑症的焦虑症状是原发的，患者的焦虑情绪并非由于实际的威胁所致，其紧张、惊恐的程度与现实处境很不相称。

西医学焦虑症分为惊恐障碍和广泛性焦虑两种主要形式。惊恐障碍是以反复的惊恐发作为主要原发症状的神经症；广泛性焦虑是以缺乏明确对象和具体内容而表现为提心吊胆及紧张不安为主的焦虑症，并有显著的自主神经症状、肌肉紧张及运动性不安，患者因难以忍受又无法解脱而感到痛苦。广泛性焦虑诊断标准是指以持续的原发性焦虑症状为主，并符合下列2项：①经常或持续的无明确对象和固定内容的自觉难以控制的恐惧或提心吊胆；②自主神经功能紊乱或运动不安。排除标准排除躯体疾病继发性焦虑；排除药物戒断反应，其他精神疾病继发性焦虑。病程标准：符合上述症状标准至少6个月。惊恐障碍症状标准是：①发作无明显的诱因、无相关的特定环境，发作不可预测；②在发作期间，除害怕再发作外，无明显症状；③发作时表现强烈的恐惧、焦虑及明显的自主神经症状，并常有人格解体、现实解体、濒死恐惧，或失控感等痛苦体验；④发作突然开始，迅速达峰值，发作时意识清晰，事后能回忆。排除标准：排除其他精神障碍和躯体疾病继发的惊恐发作。特别要与心绞痛、心肌梗死相鉴别。病程标准：1个月内至少有过3次惊恐发作，或者首次发作后因害怕再次发作而产生的焦虑持续1个月。

中医治疗焦虑的目标包括短期目标和长期目标。短期目标：通过辨证施治缓解患者躯体刻下症状，降低焦虑的整体发作水平，发生频率和强度，以便保持正常的日常功能。长期目标：除药物治疗外，可配合心理治疗、针灸、推拿等综合治疗方法，解决引起焦虑的核心冲突，提高有效处理各种各样的生活焦虑的能力。帮助患者减少恐惧，减少不舒服的感觉，消除惊恐症状，并不再害怕症状复发。

第二节 治疗原则

西医治疗主要以苯二氮䓬类为主，但该类药物长期大量应用可引起药物依赖和突然撤药时出现的戒断症状等副作用。而中医中药在该病治疗上有独特疗效，副作用小，依从性好，有良好的应用前景。中药包括中药方剂和中成药治疗，无论是方剂还是中成药，其治疗原则如下。

1. 遵循中医学理论系统指导，辨证论治、心身兼治的整体性治疗原则。

2. 急则治其标，缓则治其本，标本兼顾的系统性原则。

3. 注重药物的有效性，同时，要兼顾药物的安全性，效益最大化。根据望、闻、问、切四诊，不同诊次时，酌情加减和辨证施治的变通性原则。做到合理配伍组方，仔细斟酌药物的用量，因人因地因时而异。

4. 坚持治疗也非常重要。焦虑症的治疗不是一蹴而就的，是需要时间的，甚至愈后还需巩固一段时间，做到三分治病七分养病。有很多患者自以为已经治愈，但也必须要遵医嘱达到彻底治愈以防止反复，每个人病情和体质不同，治疗所需要的时间也不同。

5. 勿盲目和过度治疗。有些患者心因性问题较多且严重，药物只能是缓解症状，不能彻底治愈，病情容易反复。医师应该早发现，尽早建议患者需要到精神专科辅以心理治疗。

第三节 辨证思路

中医认为焦虑症属于情志病、心病、脑病等范畴。过分的担忧，紧张甚至恐惧是本病最突出的表现。焦虑症的形成多有一个较长的病变过程，单一脏器病变为数不多。其病因多为脏腑虚弱或气机失常，病程复杂、迁延多脏。《景岳全书》说："凡治怔忡、惊恐者，虽有心、脾、肝、肾之分，然阳统乎阴，心本乎肾，所以上不宁者，未有不因乎下，心气虚者，未有不因乎精。"又肝肾有精血相生、同寄相火的关系，故治疗应重视肾、肝二脏，以滋肾疏肝清火为基本法则。包祖晓等提出辨脏腑主要在心、肝、肾，病机主要体现于肾－肝－心轴上。因此，治疗亦应从此轴出发，但有主次之分。

中华中医药学会中医内科常见病诊疗指南（2008 年）指出：本病因素体正

虚，复为七情所伤，五脏气血阴阳不和，心神失养，脑神不利所致。其病位在脑，涉及五脏，以心、肝、脾、肾为主。初起以实证或虚证多见，发病日久多为虚实夹杂之证。本病属本虚标实，虚实夹杂之证。本虚以肾精亏虚、心脾两虚、心胆气虚为主；标实以肝郁气滞、痰浊、血瘀为主，治疗当注意辨别阴阳虚实，注重虚实兼顾之大法。实证宜理气开郁，或兼活血、清热、化痰、祛湿；虚证则宜养心、健脾、滋肝、补肾。

第四节　分型施治

中华中医药学会制定的焦虑症中医证候诊断标准（2008 年）确立的辨证分型标准，包括肝郁化火、心脾两虚、心胆气虚、肾精亏虚、瘀血内阻、阴虚内热、痰火扰心、心肾不交 8 种证型。参照指南分述如下。

一、辨证论治

1. 肝郁化火证

〔证候〕情绪不宁，郁闷烦躁，胸胁胀痛，脘闷嗳气，不思饮食，大便不调；或急躁易怒，口苦口干；或头痛，目赤，耳鸣；或嘈杂吞酸，大便秘结；舌质红，苔黄，脉弦或弦数。

〔证候分析〕肝为风木之脏，内寄相火，肝郁气滞，郁久化热化火。

〔治法〕疏肝解郁，清泻肝火，理气和中。

〔方药〕丹栀逍遥散加减。

柴胡 12 克，当归 12 克，白芍 12 克，茯苓 20 克，白术 15 克，生甘草 6 克，薄荷 6 克（后下），牡丹皮 12 克，栀子 12 克，香附 10 克，陈皮 10 克，川芎 10 克。

〔加减〕热势较重，口苦，大便秘结，可酌加大黄 6 克（后下），龙胆 9 克，生地黄 20 克，以泄热通腑；肝火犯胃，胁肋疼痛，口苦，嘈杂泛酸，嗳气，呕吐加黄连 9 克，吴茱萸 3 克，以清肝和胃；肝火上炎，头痛、目赤、耳鸣可酌加百合 20 克，郁金 15 克，菊花 10 克，天麻 10 克，钩藤 10 克，以平肝清热。

〔中成药〕柴胡舒肝丸。

2. 瘀血内阻证

〔证候〕心悸怔忡，夜寐不安，或夜不能睡，多疑烦躁，胸闷不舒，时有头痛、胸痛如刺，舌暗红，边有瘀斑，或舌面有瘀点，唇紫暗或两目暗黑，脉涩或弦紧。

〔证候分析〕情志失调，气机不畅，气病及血，或气虚血瘀，或气滞血瘀，瘀血阻络。

〔治法〕活血化瘀，理气通络。

〔方药〕血府逐瘀汤加减。

桃仁 12 克，红花 9 克，当归 10 克，生地黄 15 克，川芎 5 克，赤芍 15 克，牛膝 10 克，桔梗 5 克，柴胡 3 克，枳壳 6 克，甘草 3 克，丹参 30 克，龙齿 30 克（先煎），琥珀粉 3 克（冲服）。

〔加减〕胀痛明显，加香附 12 克，青皮 9 克，郁金 12 克，以行气止痛。纳差脘胀，加焦三仙各 30 克，陈皮 10 克，以健脾和胃；如有寒象，加乌药 9 克，木香 12 克，以散寒理气；兼有热象，加牡丹皮 10 克，栀子 12 克，以凉血清热。

〔中成药〕血府逐瘀丸。

3. 痰火扰心证

〔证候〕心烦易怒，紧张不安，痰多呕恶，吞酸，恶食嗳气，少寐，多梦，头晕，头胀，头重目眩，痰多胸闷，口苦，舌红，苔黄腻，脉滑数。

〔证候分析〕体质多痰湿，脾胃受困，内蕴化火，痰火上扰于心神，故见焦虑不安，心悸不寐。病位在心脾。

〔治法〕清热涤痰，宁心安神。

〔方药〕黄连温胆汤加减。

黄连 10 克，法半夏 9 克，陈皮 6 克，茯苓 15 克，炙甘草 6 克，胆南星 6 克，枳实 10 克，竹茹 10 克，大枣 15 克，炒酸枣仁 15 克，珍珠母 30 克（先煎），远志 10 克，天竺黄 10 克，焦栀子 10 克，龙胆 3 克。

〔加减〕实火较盛，烦躁不安，加黄连至 15 克，以助泄火宁心之力。痰盛去大枣，炒酸枣仁；热久气阴两伤，加五味子 10 克，黄精 10 克，以益气滋阴。

〔中成药〕安神温胆丸，朱砂安神丸。

4. 心脾两虚型

〔证候〕多思善虑，焦虑不安，心悸胆怯，少寐健忘，头晕，面色无华，神疲乏力，纳呆，便溏，舌质淡嫩，苔薄，脉细弱。

〔证候分析〕患者素体脾胃虚弱，气血生化乏源，心神失养，心悸胆怯。病位在心脾。

〔治法〕健脾养心，益气补血，宁心解虑。

〔方药〕归脾汤加减。

黄芪 10 克，党参 15 克，白术 10 克，甘草 6 克，当归 12 克，龙眼肉 15 克，酸枣仁 15 克，茯神 15 克，远志 10 克，木香 9 克，生姜 6 克。

〔加减〕心悸失眠，舌红少苔，加百合 15 克，柏子仁 12 克，制何首乌 12 克，以养心安神；脾气亏虚，失于健运，纳呆食少，食后腹胀，少气懒言，上方重用党参 20 克，加砂仁 6 克（后下），以益气健脾。

〔中成药〕人参归脾丸。

5. 心胆气虚证

〔证候〕心悸不宁，善惊易恐，精神恍惚，情绪不宁，坐卧不安，失眠多梦，舌淡红，苔薄白，脉沉或虚弦。

〔证候分析〕患者心胆气虚，谋虑不决，触事易惊，神魂不安，故见焦虑、善惊易怒。病位在心胆。

〔治法〕镇惊定志，宁心安神。

〔方药〕安神定志丸加减。

人参 9 克（单煎），茯苓 12 克，茯神 12 克，石菖蒲 9 克，远志 10 克，龙齿 30 克（先煎），五味子 10 克，当归 12 克，白芍 12 克，白术 12 克。

〔加减〕躁扰失眠，加炒酸枣仁 20 克，磁石 30 克（先煎），以养心安神；心惊胆怯，加珍珠母 15 克（先煎），生龙骨，生牡蛎各 30 克（先煎），以镇静安神。

〔中成药〕安神温胆丸。

6. 阴虚内热证

〔证候〕欲食不能食，欲卧不能卧，欲行不能行，口苦，尿赤，多疑惊悸，少寐多梦，舌红，苔黄少津，脉细数。

〔证候分析〕多起于情志不遂，日久郁结化火消阴；或热病后期，余邪损津耗液；或肝肾不足，乙癸乏源，均可导致阴虚内热。

〔治法〕治宜养血滋阴，凉血清热，镇心安神。

〔方药〕百合地黄汤合知柏地黄汤加减。

百合 50 克，生地黄 30 克，知母 10 克，黄柏 10 克，山药 20 克，茯苓 15 克，炒酸枣仁 15 克，牡丹皮 10 克，赤芍 15 克，炙甘草 6 克，砂仁 6 克（后下）。

〔加减〕躁热较重，手足心热重，加银柴胡 10 克，白薇 10 克，以清虚热；心烦不寐，加生龙骨、生牡蛎各 15 克（先煎），以清心安神；便干，加当归 20 克，以养血润肠通便。

〔中成药〕知柏地黄丸。

7. 肾精亏虚证

〔证候〕心悸善恐，少寐健忘，精神萎靡，腰酸膝软，头晕耳鸣，遗精阳痿，闭经，舌质淡，苔薄白或无苔，脉沉弱。

〔证候分析〕肾属坎水，藏先天之阳相火，主髓，脑为髓之海，属"清窍"之官。肾精亏虚，肾阳不固，阴浊上腾或下趋，导致头晕、耳鸣、遗精、阳痿等。

〔治法〕补肾益髓，填精安神。

〔方药〕左归饮加减。

熟地黄 20 克，山药 15 克，山茱萸 15 克，茯苓 15 克，枸杞子 15 克，炒酸枣仁 15 克，炙甘草 10 克，桑寄生 12 克，生龙骨 15 克（先煎），生牡蛎 15 克（先煎）。

〔加减〕偏于阳虚，阳痿，畏寒肢冷，小便清长，加右归丸或加淫羊藿 9 克，肉桂 3 克，菖蒲 10 克，砂仁 6 克（后下）；如有早泄，遗精，尿失禁，加益智 15 克，桑螵蛸 10 克，覆盆子 15 克，以温肾固摄；气短乏力，加党参，太子参，苍术各 15 克，以益气。

〔中成药〕金匮肾气丸。

8. 心肾不交型

〔证候〕情绪低落，多愁善感，虚烦不寐，心悸不安，健忘，头晕耳鸣，腰酸膝软，手足心热，口干津少，或见盗汗，舌红，苔薄，脉细或细数。

〔证候分析〕心火不下交于肾，则浊火乱起神明。肾水不上交于心，则精气伏而不用。

〔治法〕治宜交通心肾，滋阴清心，养脑安神。

〔方药〕黄连阿胶汤合交泰丸加减。

黄连 9 克，阿胶（烊化）12 克，黄芩 10 克，白芍 18 克，鸡子黄 2 枚（冲服），肉桂 3 克，陈皮 6 克，白术 6 克，黄柏 10 克，砂仁 3 克（后下），炙甘草 3 克。

〔加减〕虚热较甚，低热，手足心热，加知母 10 克，龟甲 10 克，以清虚热；月经不调，加香附 9 克，泽兰 10 克，益母草 10 克，以活血调经。

〔中成药〕养心安神丸。

二、其他方剂治法

1. 合欢饮　合欢花、蒺藜、香附各 10～15 克，佛手、甘松、甘草各 3～6 克，水煎服。治疗肝气郁结证。

2. 甘麦大枣汤　浮小麦 15～30 克，大枣 15～30 克，甘草 6～10 克，水煎服。治疗脏躁。

3. 人参养荣汤　白芍 15 克，当归 12 克，人参 9 克（单煎），黄芪、熟地黄、五味子、茯苓、白术各 10 克，陈皮、远志、生姜、炙甘草各 6 克，肉桂 5 克，大枣 10 克。治心血不足之卑慄病。

综上所述，本章列举了中华中医药学会对焦虑症的中医辨证分型施治标准，可供读者参考。事实上，临床上见到焦虑症的各种证型，远远超过上述标准。焦虑症是西医病名，中医临床常散见于"郁证""不寐""心悸""脏躁""百合病""惊恐""奔豚证""善忘""卑慄"等病证中。临床辨证思维包括八纲辨证、脏腑辨证、经络辨证、六经辨证、病因辨证、一气周流辨证观等。王永炎院士概括中医辨证论治的诊疗模式为中医意象诊疗模式，表达模式为 P（IE）。I：image，象；E：emotion，情感，memory，记忆，will，愿望，只是其内涵中融入了中医学的成分。用文字展开即：意象（证候）= 意（医者之忆、志、心）+ 象（患者之病象）。中医 P（IE）意象诊疗模式是意象思维、意象理论与中医诊疗模式的有机融合，带有融合后的新特点，可以概括为唯象性、思辨性和动态性。辨证论治是中医临床的精髓和基本功，并不受西医病名的束缚，临床上体现的是整体观、系统观，和格物致知的理念，其对于焦虑症的中医辨证分型有着重要意义。

第5章 中医心理治疗

早在2000多年前，我国最早的医学名著《黄帝内经》中已有大量心理治疗的记载。《素问·宣明五气论》曰五脏所藏心藏神，肺藏魄，肝藏魂，脾藏意，肾藏志，是谓五脏所藏。五脏与五志的关系，即"心在志为喜，肝在志为怒，脾在志为思，肺在志为忧，肾在志为恐"。根据阴阳五行的相生相克的关系引申出："恐胜喜、悲胜怒、怒胜思、喜胜忧、思胜恐"。显而易见，《黄帝内经》认为人体心理和生理之间具有内在联系，心理作用对人体的疾病和健康具有一定影响，人们可以通过良好的心理活动影响其生理，达到心身健康的目的；反之，不良的心理对人体健康危害很大。

焦虑症或称焦虑性神经症，是目前较多发的疾病之一，病因仍不明确。有人认为其发病率升高可能与现代社会生活节奏加快，竞争激烈有关，试验资料提示可能与遗传有关，而且患者多有一定的情绪障碍、易患素质和人格基础。起病常与心理社会因素有关，即在遗传基础上因环境因素而诱发。因此心理治疗至关重要，有时可达到药物达不到的效果。中医文献中并无焦虑症病名的记载，但其有关情志疾病的病因病机及治疗方法等十分丰富。近年来，中医学界逐渐重视对中医心理治疗方法的整理和总结，作者集众家文献将焦虑症的中医心理治疗方法分为五情相胜法、说理开导法、暗示疗法、移情易性法、顺情从欲法、移情养神法、习见习闻法7种，分节叙述。

第一节 五情相胜法

一、情志相胜法

情志相胜法是指在中医阴阳五行学说、七情学说、情志相胜等理论指导下，医家有意识地运用一种或多种情志刺激，以制约或消除患者的病态情志，用以治疗由情志引起的某些心身疾病的一种心理疗法。《黄帝内经》最早提出情志相胜法，《素问·阴阳应象大论》指出"怒伤肝，悲胜怒……喜伤心，恐胜喜……思伤脾，怒胜思……忧伤肺，喜胜忧……恐伤肾，思胜恐"。为后世情志疗法奠定了理论基础。

张子和对怒、喜、悲、恐、惊、思之气归纳了病证，阐发了病机，充实、发展了《内经》之论，其曰："余以是推而广之。怒气所至，为呕血，为飧泄，为煎厥，为薄厥，为阳厥，为胸满胁痛，食则气逆而不下……喜气所至，为笑不休，为毛发焦，为内病，为阳气不收，甚则为狂……"张子和（张从正）对此理论做了进一步的深入探讨与发挥，并在《儒门事亲·九气感疾更相为治衍》中提出了更为详细而又实用的治疗方法："悲可以治怒，以怆恻苦楚之言感之。喜可以治悲，以谑浪亵狎之言娱之。恐可以治喜，以恐惧死亡之言怖之。怒可以治思，以污辱欺罔之言触之。思可以治恐，以虑彼志此之言夺之。凡此五者，必诡诈谲怪，无所不至，然后可以动人耳目，易人听视。若胸中无材器之人，亦不能用此五法也。"又如《儒门事亲·十形三疗》中记载有一则"戴人以谑疗心痛"的医案："息城司候，闻父死于贼，乃大悲哭之。罢，便觉心痛，日增不已，月余成块，状若复杯，大痛不任，药皆无功。议用燔针炷艾，病人恶之，乃求于戴人。戴人至，适巫者在其旁，乃学巫者，杂以狂言，以谑病者，至是大笑不忍，回面向壁。一、二日，心下结块皆散。"此例乃据《内经》"忧则气结，喜则百脉舒和"之病机，灵活运用"喜胜悲"的治疗方法，设法使患者感到欢快喜悦，从而有效地消除悲伤与忧郁的情绪。

朱丹溪结合自身的临证经验，对《内经》理论进行了总结发挥，指出："怒，以忧胜之，以恐解之；喜，以恐胜之，以怒解之；忧，以喜胜之，以思解之；思，以怒胜之，以喜解之；恐，以思胜之，以忧解之；惊，以忧胜之，以恐解之；悲，以恐胜之，以怒解之。"其所谓的"胜之"即是遵循了五行的"相克"原理，"解之"体现了五行的"相生"规律。如《丹溪心法·丹溪翁传》云："一女子，病不食，面北卧者且半载。医告术穷，翁诊之：肝脉弦出左口，曰：此思男子不得，气结于脾故耳。叩之，则许嫁，夫入广且五年。翁谓其父曰：是病惟怒或解。盖怒之气击而属木，故能冲其土之结，今第触之使怒耳。父以为不然。翁入而掌其面者三，责以不当有外思，女子号泣大怒，怒已进食。翁复潜谓其父曰：思气虽解，然必得喜，则庶不再结。乃诈以夫有书，且夕且归，后三月，夫果归，而病不作"。此案中患者思虑过度，导致气机郁结，损伤脾胃，不欲饮食，丹溪先以言触之，后掌其面者三使其怒，肝木能克脾土，令脾气得以升发，继以喜告慰，解其思虑原委，病即霍然。

二、气机相胜法

《素问·举痛论》曰："余知百病生于气也。怒则气上，喜则气缓，悲则气消，恐则气下，寒则气收，灵则气泄，惊则气乱，劳则气耗，思则气结。"不同的情志，可以引起人体气机的不同变化。在临床当中，医者不必拘泥于五志相胜的理论，也可灵活运用《黄帝内经》的气机理论来辨证论治。

1. 思则气结以喜缓之　思伤脾者，可以喜解之。万全《幼科发挥》就有一例，即"一儿半岁，日忽惨然不乐，昏睡不乳。予曰：'形色无病。将谓外感风寒，则无外感之症。此儿莫非有所思，思则伤脾，乃昏睡不乳也。'其父母悟云：'有一小厮相伴，吾使他往，今三日矣'。乳母亦云：'自小厮去后，便不欣喜，不吃乳。'父急命呼之归，儿见其童嘻笑"。中医讲"喜则气缓""思则气结"，该案例正是以喜的缓散之性来消解忧思气结的病症。

2. 怒则气上以喜缓之　《儒门事亲》中记载："项关令之妻，病怒不欲食，常好呼叫怒骂，欲杀左右，恶言不辍，众医处药，半载无效。"张子和诊视之后，认为"此难以药治"，于是就用娱乐活动和诱食美味的心理治疗方法来解除患者的情志郁结，"使二娟各涂丹粉，作伶人状，其妇大笑。次日，又令作角抵，又大笑。其旁，常以两个能食之妇，夸其食美，其妇亦索其食，而为一尝之。不数日，怒减食增，不药而瘥，后得一子。"

3. 喜则气缓以怒治之　《续名医类案》载："邱汝诚治女子恒笑不止，求诊，问平生所爱何衣，令着之，使母与之对饮，故滴酒沾其裙。女大怒，病遂瘥。""恒笑"则气缓不收，气机不升，通过"怒"来制约相反的情绪"喜"，则气机上达，其病自瘥。

4. 思则气结以恐治之　《邵氏闻见后录》记有一则医案："州监军病悲思，郝允告其子曰法当得悸既愈。时通守李宋卿御史，严甚，监军向所惮也。允与子请于宋卿。一造问，责其过失，监军惶怖汗出，疾乃已。"由此可知，对于"气结"的患者，也可酌情选用"怒"法治疗。

5. 悲则气消以怒激之　《理瀹骈文》载："一妇悲夫成病，其兄画其夫与所私照镜状示之，妇恚而诟，悲逐减，病旋愈。"长时间悲伤，会让人体的气机消沉，所谓"悲则气消"采用"怒"的方法可使气机上行，以偏纠偏，从而达到治疗的目的。

情志相胜疗法是基于中医情志理论的独特的心理治疗方法，有着鲜明特色，适合国人的心理特点，对治疗环境要求简单，影响疗效的因素相对少，治疗过程简单，效果明显，必要时可配合其他中医疗法。在现代心理疾病的临床治疗中具有广阔的前景和极高的应用价值。而其不足之处则在于尚未形成系统的治疗方案、缺乏治疗量化标准和科学的评价体系，有待进一步挖掘。张子和也指出"若胸中无材器之人，亦不能用此五法也"。心理治疗涉及伦理学问题，以"怒胜思"为例，使用不当也有引来杀身之祸之案。据《吕氏春秋·至忠》记载：战国时代的齐湣王因思虑过度而患病，请宋国名医文挚来诊治。文挚诊断后对太子说："齐王的病只有用激怒的方法才能治好，如果我激怒了齐王，他肯定要把我杀死。"太子听了恳求道："只要能治好父王的病，我和母后一定保证你的生命安全。"文挚推辞不过，只得应允。当即与齐湣王约好看病的时间，却连续三次失约。齐湣王见文挚恭请不到，非常恼怒，痛骂不止。过了几天文挚突然来了，连礼也不行，鞋也不脱，就爬到齐湣王的床铺上，并以粗话激怒齐湣王，齐湣王实在耐不住了，便起身大骂文挚，一怒一骂，思虑一泻，齐湣王的病也好了。齐湣王病好后，不能谅解文挚对自己的无礼，也不听太子和王后的百般解释，最终还是把文挚投入鼎中活活煮死。

总之，情志相胜疗法是治疗焦虑症的非常经济、简便、有效的疗法，其原理通过激发一种情绪克服另一种过及之情绪，令其情志平和。但是，需要医师审时度势、随机应变的睿智，能够适时、适度掌控患者的喜、怒、忧伤、悲、恐之情绪，最终目的是使患者心安意和。

第二节　说理开导法

说理开导法是针对患者的病情及其心理状态、情感障碍等，采取语言交谈方式进行疏导，以消除其致病心因，纠正其不良情绪和情感活动等的一种心理疗法，是中医治疗心身疾病的重要方法之一。《灵枢·师传》曰："人之情，莫不恶死而乐生，告之以其败，语之以其善，导之以其所便，开之以其所苦，虽有无道之人，恶有不听者乎？"这便是本法的主要内容和方式。帮助患者分析健康不良的原因，即"告之以其败"，引起患者对疾病的重视；"语之以其善"克服不良行为，让患者了解只要保持身心健康，注意情绪的调节，疾病是可以治愈的；"导之以其便"指导患者选择合适的方法进行治疗；"开之以其所苦"让患者释放出内心的苦恼，得到宣泄，缓解其消极的情绪，即通过祝祷诠释病因的一种精神治疗方法。主要针对心身疾病，通过改变患者对疾病的认知来改变患者的饮食生活习惯及情绪状况，以达到治疗疾病的目的，相当于现代心身疾病的健康教育。

如《续名医类案》载："吴桥治陈龙，年八十，而病溺浊不禁，则隐几而日夜坐，不复近衾。诊之，六脉沉沉垂绝矣。叟乃命孙扶起，曲跽告曰：老夫春秋高，子孙仅立门户，死其时也。吾从侄继鸾，年四十，病瘵且危，家极贫，举室五口，嗷嗷待哺，愿公救其死，即龙死贤于生。就而诊之，卧无完席，室中仅二缶作炊，然左脉平，右脉虚大而数，曰：此忧思伤脾也，扶脾土则有生理，治宜补脾抑肝。叟闻瘵者可生，则大喜过望，其病一再剂而愈。逾月瘵者无恙，则夫妇帅诸子罗拜谢之。"本案中老人尿浊不禁，"六脉沉沉垂绝"的根本原因是担忧

"从侄继鸾病瘵且危，举室五口，嗷嗷待哺"。医家诊其侄，告知瘵者可生，解除了陈某的思想包袱，大喜过望，接受治疗，2剂病除。

焦虑症患者恐病、担忧者较多，医者在对患者进行劝说开导时，应掌握语言的技巧，取得患者的信任，以便针对不同性格、不同病证之患者采取不同的疏导方法，争取获得治疗效果，使患者怡悦开怀，疑惑得释。《素问·移精变气论》说："闭户塞牖，系之病者，数问其情，以从其意。得神者昌，失神者亡。"在进行劝说开导时，医师必须取得患者的信任，因此要有极大的同情心，态度要严肃、诚恳、热情，环境要安静，语言要慎重，以鼓励、引导患者吐出真情，因为患者的倾诉不仅有助于判断病情，其本身也是一种宣泄，可以缓解紧张、焦虑的情绪。言语开导法类似于现代的认知疗法，比较适用于与错误认知有关的心理障碍，这样对患者进行说理开导，说得透彻明白时能使患者更加心悦诚服，这样言语开导的作用就会更加突出。

第三节 暗示疗法

暗示疗法是指利用语言或非语言的手段，引导求治者顺从、被动地接受医师的意见，从而达到某种治疗目的的一种心理治疗方法。中医心理暗示疗法的体现最早可以追溯到古代的祝由术，在《内经》中，就已经是一种独特的治疗方法而流行于当世。它是古代"毒药未兴，针石未起"时，对于某些心理性疾病求助于神灵的一种方法。虽然这种治疗方法明显地带有神秘的色彩，其实质是一种典型的暗示疗法治疗手段，即使从现代医学角度来分析判断，它仍然充满着科学的内涵。

中医学理论认为，人的"形""神""气"密不可分，既然三者紧密相关，所以通过"移精"的手段可以达到"变气"之目的。要"变气"治形，首先就得"移精"，即改变人的精神状态，而精神状态的改变手段则是采用"祝由"的暗示疗法，并且"告之以其败，语之以其善，导之以其所便，开之以其所苦"。《灵枢·师传》闻述病之原由，通过医者的语言、表情、态度和行为等，去影响患者的认识、情绪、态度和行为，唤起患者防治疾病的积极因素，借助医师的暗示，达到患者的自我暗示，由此而改变这种疾病类似"鬼神作祟"的精神紊乱状态，从而对患者的心理状态产生影响，以诱导患者于"无形之中"接受医师的治疗，或产生某种意念，或改变患者的情绪和行为，从而达到"变气"之目的，直至心身疾病的痊愈。这种暗示治疗疾病的内在实质，就是通过"祝由"的过程达到"移精变气"之目的，其实质是首先改变患者大脑中形成的特定的观念。

清代名医吴鞠通曰："祝,告也。由,病之所以出也……吾谓凡治内伤者,必先祝由,详告以病之所由来,使病人知之而不敢再犯……曲察劳人思妇之隐情,婉言以开导之,庄言以振惊之,威言以悚惧之,必使之心悦诚服,而后可以奏效如神。"《奇症汇·卷四》载:"朱丹溪治一少年,每夜有梦,朱连诊二日,观其动止,头不仰举,但俯视不正……叩之不言其状。询其仆,乃言至庙见侍女……不三日乃梦疾。朱令法师入庙,毁其像,小腹中泥土皆湿,其疾遂瘳。"可以说本案是利用移精变气祝由法治疗疾病的典型案例。少年在庙中见到侍女塑像而受惊吓发疾,朱丹溪则查寻病因,通过祝说少年病情之由来,并且又述说派人去毁庙中塑像,去除心理病因而使梦疾获愈。

应该指出的是,暗示既有正面暗示,也有负面暗示。暗示用之不当也会产生严重的负效应,故临床应用时须针对患者的心理活动特点谨慎、灵活施之,给予患者积极的、正面的暗示。运用此法的医师必须具备一定的权威性和影响力,具有较强的分析推理能力,掌握丰富的社会学和生理学知识,以便使暗示更趋正性、稳固、持久和巧妙。对文化程度偏低、易受暗示的焦虑症患者,运用此法疗效更佳。祝由术作为我国中医心理暗示的来源,为现代心理暗示治疗奠定了基础,并在现代临床治疗中仍有积极作用。因此,在现代应用过程中我们应当"取其精华、去其糟粕",即从"祝由"中学习其以患者固执己见的那部分心理内容为突破口,施加积极心理暗示的经验,顺其意、顺其情而导之,而对其中迷信的思想与方式则予以剔除。

第四节　移情易性法

移情易性法是通过分散患者的注意力,或通过精神转移,改变患者内心关注的指向性,使其注意焦点从病所转移到他处,从而派遣情思,改变心志,以治疗由情志因素所引起的疾病的一种心理疗法,也称移精变气法。"移精变气"这一词语,来源于《素问·移精变气论》,可以说其是当今世界上发现最早的精神疗法的理论和文献记载,文中指出:"黄帝问曰:余闻古之治病,唯其移精变气,可祝由而已。今世治病,毒药治其内,针石治其外,或愈或不愈,何也?岐伯对曰:往古人居禽兽之间,动作以避寒,阴居以避暑,内无眷慕之累,外无伸宦之形,此恬淡之世,邪能深入也。故毒药不能治其内,针石不能治其外,故可移精祝由而已。"从《内经》的这段内容中,我们可以理解为"祝由"的治疗理论依据就是"移精变气",因为其病发生于人的七情所造成的精神意识形态之中,故此《内经》中倡导通过"祝由"来达到"移精变气"的治疗目的。那么"移精变气"我们应该怎样来理解呢？王冰注释中说："移谓移易，变谓变改，皆使邪不伤正，精神复通强而内守也。"吴注解为："移易精神，变化脏气，导引营卫，归之平调而已。"移精变气的内涵就是指转移患者的精神，以改变紊乱的气机，最后使人之阴阳恢复平衡。

《素问·移精变气论》主张"闭户塞牖，系之病情，数问其情，以从其意"，就是强调医师在诊疗中，尊重患者的隐私，同情关心患者，了解其心理状态及其喜好，顺其所好，改变其心理状态，促进疾病痊愈。《续名医类案》也指出："失志不遂之病，非排遣性情不可，虑投其所好以移之，则病自愈。"清·吴师机《理瀹骈文》云："七情之病者，看书解闷，听曲消愁，有胜于服药者矣。"就是说平时注意修养，当心境不遂时听音乐、练书法、填词赋诗、绘画、雕塑等等都可以起到陶冶情志、寄托思想、调神去疾的心理治疗作用。《针灸大成》记载："同寅谢公，治妇人丧妹甚悲，而不饮食，令以亲家之女陪欢，仍用解郁之药，即能饮食。"案中妇人因丧妹而悲思不欲饮食，医家使亲家之女日夜与之陪欢，转移其思念故人之意，使不良情绪得到缓解，并佐以解郁之品，患者逐渐恢复如常。

移情易性法包括移情疗法和易性疗法两部分，移情疗法侧重改变外在的情绪状态，而易性疗法侧重于改变内在较为固定的性格因素。但两者有着密切的联系，往往采用移情疗法时，亦可达到易性的目的，反之亦然。易性的疗法还表现在对患者的训诲方面，医者根据患者病前的不良性格表现，通过说理、开导、改易心志等方法，逐渐使患者改变错误的生活方式、处世态度、不良性格，更易消极的情绪因素，而达到治疗疾病的目的。如元代名医朱丹溪对来诊的患者，"未尝不已保精毓神开其心，至于一语一默，一出一处，凡有关系伦理者，尤谆谆训诲，使人奋迅感慨激励之不暇。""遇有不顺轨则者，必诲其改，事有难处者，有导之以其方。"

移情易性法是通过各种方式，转移患者对病痛的注意力，调动患者的积极因素，以保持良好的精神状态，达到治疗疾病目的的情志疗法。如根据患者的性别、年龄、文化、性格、爱好，帮助患者选择参加相应的旅游、体育、阅读、书法、音乐或绘画等活动，以转移患者的注意力，丰富患者的精神生活，以达到缓解患者的忧愁焦虑情绪。凡心理障碍中一些导致或影响疾病的境遇或情感因素，常成为患者心身功能相对稳定的刺激灶，它反复地作用于心身功能，使之日趋紊乱，而这种紊乱又强化着这类刺激作用，以致形成恶性循环，使病证迁延难愈。对此，可借助移情易性转移注意疗法，有意识地转移患者的病理性注意中心，以消除或减弱其劣性刺激作用。如魏之琇所言"投其所好而移之，则病自愈"。焦虑障碍患者常过分关注自己的病痛，以致这一变态心理活动有碍于疾病的治疗和康复时，都可选用本法；若患者过分注意躯体的某些部位，从而成为强化了的病态条件反射，亦可试用。此外，本法还可用于纠正某些由于注意力过分集中而出现的病态行为。

第五节　顺情从欲法

顺情从欲法（消愁怡悦法）是指顺从患者的意念、情绪，满足患者的心身需求，以释却患者心理病因的一种心理治疗方法，主要适用于情志意愿不遂所引起的心身疾病。人的欲念无论恶劣与否，都有其存在的必然性，生理、心理的渴求与欲望是与生俱来、客观存在的，这种欲望的满足与否，将会直接影响人的情绪和行为。如果必要的欲望得不到满足，不仅影响人的正常生理活动，甚至导致精神情志的病变。对于此类神情病变，单凭劝说开导、移情易性是难以解除患者疾苦的，必须"以从其意"（《素问·移精变气论》），满足其基本欲望，其神志病变才有可能痊愈。

万全《幼科发挥》记载："一儿半岁，日忽惨然不乐，昏睡不乳。予曰：'形色无病。将谓外感风寒，则无外感之症。此儿莫非有所思，思则伤脾，乃昏睡不乳也。'其父母悟云：'有一小厮相伴，吾使他往，今三日矣。'乳母亦云：'自小厮去后，便不欣喜，不吃乳。'父急命呼之归，儿见其童嘻笑。"中医讲"喜则气缓""思则气结"，该案例正是以喜的缓散之性来消解忧思气结的病症。该案例也是顺情从欲法（消愁怡悦法）的生动案例。

顺情从欲法主要运用于由情志意愿不遂所引起的身心疾病，指顺从患者的意念、情欲，满足患者的心理需要，以释除患者心理病因的一种治疗方法。《荀子》曰："饥而欲食，寒而欲暖，劳而欲息，好利而勿害，是人之所生而有也。"顺情从欲法就是使得患者基本的生活欲望得到满足而神志病变得到痊愈。在当今物质生活丰富的时代也不乏患者，个别人恰恰因为拥有过于丰厚的物质条件，却终日无所事事，心浮气躁，从而引发了"精神空虚症"，用此法治疗可谓是恰到好处。

第六节　移情养神法

移情养神法是通过言语、行为、环境影响，将其注意力转移，负性情绪排遣，心志改移，使之从不良心态中解脱出来的一种治疗方法。《素问·上古天真论》云：；"恬淡虚无，真气从之。精神内守，病安从来。"并记述了"真人""至人""圣人""贤人"四种养生家的养生长寿之道。《灵枢·本神》云："必顺四时而适寒暑，和喜怒而安居处，节阴阳而调刚柔。如是则避邪不至，长生久视。"强调调养精神意志，保持良好的生活规律。

在竞争日益激烈的今天，人们常面临巨大的压力和复杂的利益分配纠纷，焦虑之情绪缠绕心际不可避免。如果人们在繁忙的工作之余，适当采用移情调志的手段，如养鸟种花，欣赏美术和音乐作品等文雅的方法，让自己处在一种"在于彼而忘于此"的环境中，对身心健康发展具有很大的启示意义。下面列举几种健康的移情养神方法。

（1）运动移情法：运动移情法是通过运动改变人的情志的方法。各种不同的运动方式，如打球、爬山、跑步、散步、太极拳、太极剑等，均能疏通气机，和畅气血，化解或发泄不良情绪，以保持心情愉快、精神饱满。

（2）娱乐怡情法：娱乐怡情法是患者通过参加各种娱乐和体育活动，达到疏畅气血，调和情志，怡悦心境，从而消除紧张悲忧的心理，促进疾病康复的一种情志疗法。《素问·汤液醪醴论》曰："喜则气和志达，营卫通利。"愉快而轻松的娱乐活动，如跳舞、唱歌、下棋或体育运动，既能悦心怡情，又能与人们广泛交流，有利于缓解紧张情绪，有利于食物的消化吸收，有助于胃肠疾病的治疗。

（3）养性自调法：养性自调法是通过患者科学的情志养生、饮食养生、起居养生和运动养生等方法达到调情悦神、修身养性、改善体质、促进康复的一种自我调节的情志疗法。如焦虑患者最易患胃肠功能性疾病，可指导患者平日进行正确的情志、饮食、起居、运动养生方法，促进其体质的改善，从而辅助症状的改善和防止复发。

（4）精神内守法：精神内守法即让患者保持心理平衡，如静坐、禅修等，积极适应环境，减少疾病或加快身体康复，达到"志闲而少欲，心安而不惧，形劳而不倦"的境界。

第七节　习见习闻法

习见习闻法亦称环境适应疗法，是指通过反复练习，使焦虑症患者习惯于接触某些刺激因素，提高其适应能力，使之不再对该刺激因素敏感而恢复常态的心理疗法。习见习闻法类似于现代行为治疗中的系统脱敏法。

《素问·至真要大论》中提到"惊者平之"，习以为常，必无惊。从"惊"变为"平"即是脱敏。张子和治疗受惊患者的案例就是系统脱敏法的典型例子。

《儒门事亲·内伤形》载:"卫德新之妻,旅中宿于楼上,夜值盗窃人烧舍,惊堕床下,自后,每闻有响,则惊倒不知人。家人辈蹑足而行,莫敢冒触有声,岁余不痊。"张氏"乃命二侍女执其两手,按高椅之上,当面前下置一小几。张曰:娘子当视此。一木猛击之,其妇大惊",而后"伺少定,击之,惊少缓","是夜使人击其门窗,自夕达曙",终于使其妻的恐惧症消除。张曰:"《内经》云,惊者平之。平者常也。平常见之,必无惊。夫惊者,神上越也。从下击几,使之下视,所以收神也。一、二日,虽闻雷亦不惊。"

综上所述,近年来中医学界逐渐重视对中医心理治疗方法的整理和总结,如邱鸿钟将其总结为顺志从欲法、精神内守法、认知引导法、情志相胜法、暗示疗法、音乐疗法、气功导引法、中药和针灸疗法 8 种。王雪涛等归纳为言语开导疗法、移情易性疗法、情志相胜疗法、顺意疗法、以欺制欺法、见习见闻法、气功疗法 7 种。余瑾等总结为顺志从欲法、精神内守法、认知导引疗法、情志相胜疗法、暗示疗法、中国传统健身术 6 种。翟秋莎等总结为说理开导,以情胜情、移情易性、暗示解惑、顺情从欲和澄心静志 6 种。薛清梓则总结为说理开导式、以情胜情式、以情顺情式、暗示、转移情志式的 5 类心理治疗。本章作者按五情相胜法、说理开导法、暗示疗法、移情易性法、顺情从欲法、移情养神法、习见习闻法 7 种分别进行了阐述。

中医学历来认为人与其生活的外在环境——自然和社会,是一个统一的整体。中医在望、闻、问、切四诊中历来重视心理因素在致病中的作用。《素问·疏五过论》曰:"凡欲诊病者,必问饮食居处,暴苦暴乐,始乐后苦,皆伤精气,精气竭绝,形体毁沮。"历代医家都重视心理治疗,重视药物治疗与心理治疗相结合。中医学认为治疗首先要消除致病的心理因素,故《素问·汤液醪醴论》云:"精神不进,志意不治,故病不可愈。"在医疗活动中,影响患者心理的因素甚多,而医护人员的影响尤其重要和突出。所以中医特别重视医德修养。孙思邈在《大医精诚》中强调:"凡大医治病,必当安神定志,无欲无求,先发大慈恻隐之心,誓愿普救含灵之苦。若有疾厄来求救者,不得问其贵贱贫富,长幼妍媸,怨亲善友,华夷愚智,普同一等,皆如至亲之想。"《小儿卫生总微论方》中云:"凡为医者,性存温雅,志必谦恭,动须礼节,举乃和柔,无亡尊,不可矫饰,方能取得病者之信耳。"医师必须富有同情心、责任心,满腔热情,一心赴救,从而给患者带来亲切感、安全感、信任感。良好的医德本身就具有心理治疗的作用。

焦虑症的确切病因尚未明确,但诸多临床研究证实生物因素、家庭背景、生活经历和特别紧张事件都可能是病因。中医理论在心理治疗上的应用很值得我们现在继续学习，但更要合理的运用，并结合现代心理学技术，开发出更先进的中医心理疗法。中医理论注重心身是个统一的整体，以及人与自然环境的相互联系。这种心身合一的观点，强调把患者当作一个整体来对待，是很合乎现代心身医学的观念，把这些独到的哲学思想见解应用在焦虑心理治疗上来将是很大的贡献。目前，尚缺乏针对焦虑症的中医心理治疗系列研究，有待进一步理论深化和实践推广。

第6章 针灸治疗

　　针灸治疗疾病是中医学治疗情志疾病的重要组成部分，是根据脏腑、经络学说，运用四诊、八纲理论，将临床上不同证候进行分析归纳，以明确疾病的病因病机、病位病性——疾病的部位是在脏在腑，在表在里；疾病的性质是属寒属热，属虚属实。然后，根据辨证，进行相应的配穴处方，按方施术——或针或灸，或针灸并用；或补或泻，或补泻兼施。以通其经脉，调其气血，阴阳归于相对平衡，从而达到防病治病的目的。

　　针刺治疗情志病在我国古医籍中早有记载，《素问》就有论及治疗情志病的经络，如"肝虚则目肮肮无所见，耳无所闻，善恐，如人将捕之，取其经厥阴与少阳"；如《灵枢·口问》"黄帝曰：人之太息者，何气使然？岐伯曰：忧思则心系急，心系急则气道约，约则不利，故太息以伸出之，补手少阴、心主、足少阳留之也"；《素问·刺法论》中"有病口苦者，取阳陵泉。口苦者病名为何？何以得之？岐伯曰：病名曰胆瘅。夫肝者，中之将也，取决于胆，咽为之使。此人者，数谋虑不决，故胆虚，气上溢，而口为之苦，治之以胆募俞"，皇甫谧的《针灸甲乙经》介绍了有关治疗情志病的穴位85个，如"心澹澹而善惊恐，内关主之""然谷阳陵泉，心中怵惕，恐如人将捕之状"等。孙思邈提出应用13鬼穴治疗各种情志病，如"少府，主数噫恐悸，气不足""曲泽、大陵主心下澹澹喜惊"等；《针灸资生经》曰："阴郡、间使、二间、厉兑治多惊""百会、神道、天井、液门、治惊悸，通谷、章门治善恐""神庭、治惊悸不得安寝""通里主心下悸，然谷、阳陵泉主心下惕恐，如人将捕之""善悲太息，商丘、日月"。综上所述，古代针灸治疗本病多取心经、心包经，认为"心藏神"，而对于"神失所藏"引起的情志不舒当取心经和心包经穴，《针灸大成》中提出治疗惊恐穴位共14个，如"咽中如梗，间使、三阴交"等；《备急千金要方》云："通里主卒痛烦心，心中懊侬，数欠频伸，心下俘，悲恐。"从这些古籍可以看出古代已非常重视运用针刺疗法治疗情志病，《铜人腧穴针灸图经》载：大陵主"喜悲泣，惊恐"。次取膀胱经、督脉穴，认为膀胱经背俞穴是脏腑之气输注之处，而督脉与膀胱经相连，故治疗本证当取相应背俞穴及督脉穴，以调整肝、心、心包、脾、胃、肾等脏腑之功能；又因为膀胱经与督脉入脑，而"脑为元神之府"，与精神活动相关，故本证治疗以膀胱经与督脉的穴位频次较高，常用穴位有心俞、络却、胆俞与百会、水沟等。也常用任脉和脾、胃经，认为任脉循行胸腹正中，与心、脾、肾皆相关，故治疗选用任脉穴；而忧虑过度，可致气机不畅，脾胃运化功能失司，故治疗也选用脾胃经穴，常用穴位为关元、中脘、上脘、巨阙、公孙、商丘、三阴交与足三里等，如《针灸甲乙经》曰："伤忧思气积，中脘主之"。中医学认为，本证与肝关系较大，因此古人也选用大敦、行间、太冲等穴。

目前治疗焦虑症主要为辨病与辨证相结合，辨病以头部穴位为主，多取百会、印堂等。百会穴能补益心脾，升提心清阳之气以养心安神；印堂能重镇安神。辨证多取自：①心包经、心经，因"心藏神"，故心包经、心经穴可治疗"神失所藏"引起的情志不舒。选穴方面多取内关、神门等。内关穴属手厥阴心包经的"络穴"，八脉交会穴之一，通于阴维脉，其主治功能较广，常有"胸胁内关谋"之说，其功用可宁心安神，理气止痛，对于胃、心、心包及情志失和、气机阻滞所致的脏腑、器官、肢体诸疾，均有较好的疗效。针神门穴可安神定志、调整睡眠。②取膀胱经、脏腑之气输注于膀胱经中相对应的背俞穴，可调整心、心包、肝、脾、胃、肾等脏腑之功能。③取脾经、肝经、胃经、肾经，起到健脾和胃，疏肝调肝，益肾，补虚培元，调和气血的作用，从而调整焦虑症患者的整体功能。选穴方面多取公孙、太冲、三阴交、足三里等。太冲为足厥阴肝经原穴，对气化功能及气血通行等方面均有促进作用。三阴交为足太阴、足少阴、足厥阴交会穴，可调脾胃，益肝肾。足三里为足阳明胃经的"合"穴，可调理脾胃，扶正培元，通经活络。

近年来，针灸在治疗焦虑障碍方面积累了丰富的临床经验，"从心论治""从脑论治"等论治思想对针刺治疗焦虑障碍具有重要指导作用。针灸疗法也从最初的传统体针针刺逐步发展到现在的薄氏腹针、电针、靳三针等针法，过去的单纯针刺治疗，现在临床上则更多将针刺与中药、灸法、耳穴压豆、放血拔罐、穴位注射、穴位埋线、音乐疗法、心理疗法等配合使用，以提高临床疗效。而针灸治疗焦虑症呈现"百家争鸣"的现象，各医家在治疗思路、理论、选穴、配穴、机制研究等方面均不同的特色，因此，集众家之所长、聚各家之特色，应用到焦虑症的治疗中，方能取得满意的临床疗效。同时，医者不应执着于单用针灸治疗焦虑症，中重度患者可以采取抗焦虑药物，适合心理疏导的患者辅以心理疏导；在针灸治疗过程中，可以通过辨证论治进行循经取穴或辨证取穴，亦可通过各医家的经验采用头针、腹针或体针治疗。

第一节 治疗原则

一、通督调神

《难经》云："督脉者，起于下极之俞，并于脊里，上至风府，入属于脑。"故督脉与脑联系密切。百会穴居巅顶，首出《黄帝明堂经》，既是督脉之俞穴，又是阳维脉之交会穴，可调诸经，治百病，有通经益气，宁心安神之效。百会穴为阳气大聚之处，三阳五会之所，可通阴阳，调气机。《针灸资生经》云；"百会，百病皆主。"《玉龙歌》云："中风不语最难医，发际顶门穴要知，再向百会调补泻，即时苏醒免灾危。"神庭穴位于脑海前庭，为督脉与足太阳经之交会穴，乃神志所在。有调理髓海、醒脑宁神之功。大椎穴首出于《针灸甲乙经》，乃督脉之经穴，为手三阳、足太阳、足少阳、督脉之交会穴。水沟穴首见于《针灸甲乙经》，属督脉，又名人中，是"孙真人十三鬼穴"之一，有通筋活络、升阳通气、宁心安神、醒脑开窍之功效。本穴居口鼻之间，与任督二脉如同天、地、人三部，若任督二脉相通，故可畅达神机。内关穴首见于《灵枢·经脉》，为心包经之络穴，通于任脉，联系三焦，交会阴维，既能镇静宁神定志，疏肝开郁除烦，又能醒神开窍解痉，养心安神怡情。神门穴首出于《素问·气交变大论》，乃心经之原穴，为心气出入之门户。《灵枢·九针十二原》曰："五脏有疾，当取十二原。"而心又主神明，即可理解为精神神志疾病均与心相关。神门穴作为心经原穴具有宁心安神，调理阴阳之功效。焦虑症主要累及脑、肝、心、肾、胆等脏器，可以通过督脉全身性的调节作用，使得各脏器恢复正常生理功能，则脑自宁、神自安。督脉诸穴配合治病不但对焦虑症颇有疗效，而且能大大改善患者躯体功能障碍及其他情志障碍。

二、疏肝解郁

肝藏血，主疏泄，肝藏魂，为"将军之官"。《内经》："肝藏血，血不足则恐。"《灵枢·本神》云："肝悲哀动中则伤魂，魂伤则狂忘不精。"七情太过，意欲不遂易致肝失疏泄、肝气郁结，气郁生痰，气病及血，气乱血瘀。或肝血不足，魂不随神往，出现狂乱、易怒、焦虑多疑等症状。另焦虑主要病机为心肾不交，而肝则为交通心肾的重要枢纽，如《辨证录》曰："心欲交于肾，而肝通其气；肾欲交于心，而肝导其津，自然魂定而神安。"气机、经络的运行，情志的调节及各脏腑的功能活动，均与肝的疏泄功能相关，若肝失疏泄，则会导致气机不畅，经络阻滞，脏腑功能失常，百病丛生。肝气郁结，气郁生痰，气病及血，气乱血瘀。

三、养心安神

心藏神，主血脉，心有统率全身脏腑、经络、形体、官窍的生理活动和司精神、意识、思维和情志等心理活动的功能。《素问·六节藏象论》云："心者，生之本，神之变也。"《黄帝内经》："心怵惕思虑则伤神，神伤则恐惧自失。"《类经》曰："心为脏腑之主，而总魂魄，并该意志，故忧动于心则肺应，思动于心则脾应，怒动于心则肝应，恐动于心则肾应，此所以五志唯心所使也。"通过这些古籍，均可看出早在古代已明确心为五脏之主，情志发乎心而应五脏，情志过极，必先伤心神，继而影响气血运行，累及他脏。焦虑症病机为心肝气郁，心火暗生，扰乱神明。

四、调节气机

脾、胃同居中焦，为后天之本，气血生化之源，传化水谷精微以灌溉四旁，脾以升为健，胃以降为和，两者常兼夹为患，相互影响。脾、胃为人体气机升降的枢纽，肺之宣发肃降、肝之疏泄、心火之下降、肾水之上升，无不关乎枢纽之运动如常。若脾胃升降失常，则致运化不利，气机郁滞，从而导致痰饮水湿等病理产物的形成，日久则易发为焦虑症。张介宾《景岳全书·论情志三郁证治》提出："思则气结，结于心而伤于脾也""盖悲则气消，忧则气沉，必伤脾肺"。《灵枢·本神》云："脾忧愁而不解则伤意。意伤则悗乱，四肢不举……"《金匮要略》："妇人脏躁，喜悲伤欲哭，象如神灵所作，数欠伸。"《景岳全书》："心脾血气本虚，而或为怔忡，或为惊恐。"故思虑伤脾，脾失运化，气机逆乱，久则扰乱心神，而生焦虑，常用方剂有甘麦大枣汤、归脾汤等。

第二节　配穴处方

每个穴位都有自己的主要功效，有时候仅仅刺激一个穴位，就能消病解痛，给身体带来福音。如果根据穴位固有的特性及所属经脉的阴阳属性，将2个穴位搭配使用，则可以达到"1+1 ＞ 2"的效果，让功效倍增。需要注意的是，穴位的选取搭配并不是随意的，无章法的，它在历史的流变和经验的积累过程中形成了一套严格的"方法论"，几千年来依然起着治病救人，养生保健的作用。

中医方剂在进行药材配伍时，往往会根据各种药材在方剂中所起的作用分为君、臣、佐、使四部分。穴位与此相对应，也有补、泻之分，其搭配也有主、辅之说，主穴针对主证起主治作用，辅穴则能辅助主穴加强疗效。如果掌握了正确的穴位搭配方法，配穴恰当，再加上准确的取穴方法，两穴并用的功效会大大提高。但如果配穴不当，很容易对人体产生副作用并贻误病机，或达不到养生保健的功效，正如医学著作《针灸精义》中说的"不知穴之配合，犹如巅马乱跑，不但不能治病，且有使病机变生他种危险之状态"。

一、选穴原则

选穴是针灸治病的基础。明·高武《针灸聚英·百症赋》曰："百症俞穴，再三用心。"就是强调临证选穴的重要性。选穴原则是临证选穴的基本法则，也是配穴的基础、前提和先决条件。

1. 局部选穴　局部选穴就是围绕受病肢体、脏腑、组织、器官的局部取穴。是根据每一个腧穴都能治疗局部病症这一作用而制订的一种基本选穴方法。体现了"腧穴所在，主治所及"的治疗规律。在焦虑症的治疗中，主要体现在改善躯体症状方面。例如头痛选百会或太阳，梅核气选天突，腹胀选天枢、关元，颈项痛选颈夹脊等。此法在多数情况下都可作为改善焦虑症躯体症状的主要的配穴依据，对于针感不明显的患者，从加强局部的刺激作用来看，更为适宜。而头穴亦可作为焦虑症的主要选穴方式，如针刺情感反射区可以改善焦虑症状，其疗效理想。

2. 邻近选穴　邻近选穴就是在局部病变部位比较接近的范围内选穴。例如视物昏花、耳鸣取风池；牙龈肿痛取太阳或上关；肛门坠胀取次髎或秩边。前后对应选穴法即身前有病在身后选穴，或身后有病在身前选穴，也属于邻近选穴。前者如视物昏花取风池、翳明；舌强不语取风府或哑门；胃脘疼痛取至阳或胃俞；前阴有疾取次髎或肾俞。后者如肩背疼痛取中府；脊柱强痛取人中。

3. 远端选穴　远端选穴即在局部病变部位较远的地方选穴。《黄帝内经》中称之为"远道刺"。这种选穴方法紧密结合经脉的循行，体现了"经脉所过，主治所及"的治疗规律。特别适用于在四肢肘、膝关节以下选穴，用于治疗头面、五官、躯干、内脏病症。例如《四总穴歌》之"肚腹三里留，腰背委中求，头项寻列缺，面口合谷收"就是远端选穴的典范。

4. 辨证选穴　焦虑症属于全身性病症，因无法辨位，不能应用上述按部选穴的方法。此时就必须根据病症的性质进行辨证分析，将病症归属于某一脏腑或经脉，然后按经选穴。例如失眠，若属于心肾不交者，归心、肾二经，在心、肾二经选穴；属心胆气虚者又归心、胆二经，则在心、胆二经选穴；若属心、脾两虚者则归心、脾二经，也就在心、脾二经选穴。

5. 随症选穴　对于个别突出的症状，也可随症选穴。例如痰多选丰隆或中脘；血瘀刺痛选血海或膈俞；恶心呕吐选中脘或内关等。由于这种随症选穴法都是长期临床经验的结晶，疗效较高，因此人们又将其称为"经验选穴"。

二、配穴方法

配穴是在选穴的基础上，选取 2 个或 2 个以上、主治相同或相近，具有协同作用的腧穴加以配伍应用的方法，其目的是加强腧穴的治病作用。配穴是否得当，直接影响治疗效果。常用的配穴方法主要包括按部配穴和按经配穴。配穴时应处理好主穴与配穴的关系，尽量少而精，突出主要腧穴的作用，适当配伍次要腧穴。

（一）按部配穴

1. 局部配穴　对于病变部位较为明确、比较局限的病症及某些器质性病变，可以采用局部配穴法，以疏调局部的经络之气。如头痛配印堂、太阳、百会、头维；面瘫配四白、地仓、颊车、下关；胃痛配中脘、梁门、不容、承满。

2. 上下配穴　上下配穴法是指将腰部以上或上肢腧穴与腰以下或下肢腧穴配合应用的方法。《灵枢·终始》所说"病在上者下取之，并在下者高取之，病在头者取之足，病在足者取之腘"，结合在一起综合运用，就成为上下配穴。上下配穴法在临床上应用广泛，如胃病取内关配足三里，牙痛取合谷配内庭，脱肛或子宫脱垂取百会配长强。此外，八脉交会穴配合，如内关配公孙，外关配临泣，后溪配申脉，列缺配照海等，也属于本法的具体应用。

3. 前后配穴　前后配穴法，前指胸腹，后指背腰，选取前后部位腧穴配合应用的方法称为前后配穴法，亦名"腹背阴阳配穴法"。《黄帝内经》中称之为"偶刺"。凡治脏腑疾患，均可采用此法。例如，胃痛前取中脘、梁门，后取胃俞、胃仓；哮喘前取天突、膻中，后取肺俞、定喘等。

4. 左右配穴　左右配穴法是指选取肢体左右两侧腧穴配合应用的方法。临床应用时，一般左右穴同时取用，如心病取双侧心俞、内关，胃痛取双侧胃俞、足三里等；另外，左右不同名腧穴也可同时并用，如左侧面瘫，取左侧颊车、地仓，配合右侧合谷等；左侧偏头痛，取左侧头维、曲鬓，配合右侧阳陵泉、侠溪等。

5. 三部配穴　三部配穴法，即在病变的局部、近部和远部同时选穴，配伍成方（古称"天、地、人三才"配穴法）。临床应用极广。《扁鹊神应针灸玉龙经·标幽赋》："天地人三才也，涌泉同璇玑、百会；上中下三部也，大包与天枢、地机。"百会在顶，应天，主乎气；涌泉在足底，应地，主乎精；璇玑在胸，应人，主乎神。此法是更适用于焦虑症的一种取穴方法，焦虑症的临床表现不一且繁多，从头到足均可能出现症状，也是周身脏腑气机失调的主要表现，使用三部配穴能起到满意的疗效。

（二）按经配穴

按经配穴即按经脉的理论和经脉之间的关系配穴。常见的有本经配穴、表里经配穴、同名经配穴、子母经配穴和交会经配穴。

1. 本经配穴　本经配穴法是指选择同一经脉上的 2 个或 2 个以上穴位互相配合，协调本经经气的一种配穴方法。穴位的主治作用规律是"经脉所通，主治所及"，凡本经上的穴位主治大多具有某些共同性。当本经上的 2 个穴位接受刺激后，必然同时作用于这条经脉，或相成，或相反，所产生的作用自然比单一穴位刺激产生的作用要大。同此可见本经配穴法对本经疾病的治疗具有较强的针对性和专一性。而这种配穴法方法多样、手法各异、或补或泻、良莠不齐，需要采取更科学、更明确的手段来阐明它的规律性，使之更好地为临床服务。

2. 表里经配穴　表里经配穴法是以脏腑、经脉的阴阳表里配合关系为依据，即当某一脏腑经脉有病时，取其表里经腧穴组成处方进行施治的一种配穴方法，是根据《素问·阴阳应象大论》"从阴引阳，从阳引阴"的理论制订的。如心慌心悸以手厥阴心包经内关配手少阳三焦经外关（可采取透穴的形式）；肝气不舒可选足厥阴经的太冲配与其相表里的足少阳胆经的阳陵泉。《灵枢·五邪》所记"邪在肾则病骨痛……取之涌泉、昆仑"，是病邪在肾而以足少阴经和足太阳经腧穴配伍应用的实例。

3. 同名经配穴　同名经配穴法是以同名经"同气相通"的理论为依据，以手足同名经腧穴相配的方法。如《针灸聚英·百症赋》"热病汗不出，大都更接于经渠"是手、足太阴经相配；"倦言嗜卧，往通里、大钟而明"为手、足少阴经同用。如牙痛可取手阳明经的合谷配足阳明经的内庭；头痛取手太阳经的后溪配足太阳经的昆仑等。隋·杨上善《黄帝内经太素》所谓："手太阴、阳明之上有病，宜疗足太阴、阳明……足太阴、阳明之下有病，宜疗手太阴、阳明。"这不但是同名经配穴法的早期应用，而且还是把同名经选穴与上下颠倒选穴有机结合的范例。

4. 子母经配穴　子母经配穴法为配合子母补泻法而采用的补母或泻子的取穴方法来治疗疾病的方法。子母补泻法为针刺补泻法之一。《难经·六十九难》："虚者补其母，实者泻其子。"其法将井、荥、输、经、合五输穴按五行相生次序，分属木、火、土、金、水，又依生我者为母、我生者为子，据病情的虚实，用补母或泻子的取穴方法来治疗。如肺经虚证，可补本经（金）母穴太渊（土），或母经（脾经）的穴位，称为虚则补其母（土生金）；又如肺经实证，可泻本经（金）子穴尺泽（水），或子经（肾经）的穴位，称实则泻其子（金生水）。

5. 交会经配穴 交会经配穴法是按经脉的交叉、交会的情况来配穴的一种方法。某一病变部位有数条经脉交会或某一病症与数条交会经脉有关，都可按此法配穴。如前额和偏头部位有足阳明胃经与足少阳胆经交会，那么偏正头痛可取分属二经的头维、阳白、率谷、内庭、足临泣。而泌尿生殖系疾病、妇科病多由任脉、足三阴经病理变化导致，故常取任脉的关元、中极配足三阴经交会穴三阴交治之。

配穴方法是指导腧穴配伍应用的方法，其目的在于提高临床疗效。虽然配穴方法是以使腧穴间产生协同作用提高疗效为目的，但尚未有科学研究明确这一内容，功能相近的腧穴配伍产生拮抗作用也曾有报道。因此，科学评价配穴方法指导下的配穴方案效应是十分必要的。此外，配穴方案的拟定与多种因素有关，包括审病辨证、配穴方法的指导、对腧穴功效的认识及医者的临床经验等，各配穴方案并不是上述的配穴方法可一概而尽的，不应强将某一配穴方案归属到某一配穴方法中，而应该根据临床需要而选择配穴方案。根据焦虑症症状特点，选择适合的配穴方法，特别是在选穴的基础上配合治疗相关躯体症状，可以达到提高疗效的目的。

三、特定腧穴在焦虑症治疗中的应用

（一）特定穴

十四经穴中，有一部分腧穴被称之为"特定穴"，它们除具有经穴的共同主治特点外，还有其特殊的性能和治疗作用。特定穴为古代医家临床实践经验的总结，是临床中具有较好疗效的腧穴。

1. 五输穴 五输穴是指十二经脉的井、荥、输、经、合5组穴位。五输穴除治疗局部病症外，对经脉循行的远端部位（头面、躯干、内脏）乃至全身性疾病均具有较好的治疗作用。关于五输穴的主病，《黄帝内经》中总结了一定的经验。如"治脏者治其输，治腑者治其合""荥输治外经，合治内腑""病在阴之阴者，刺阴之荥输"。总结最为全面的是《灵枢·顺气一时分为四时》，即"病在脏者取之井，病变于色者取之荥，病变于音者取之经，经满而血者，病在胃及以饮食不节得病者，取之于合"。《难经·六十八难》根据《黄帝内经》的经旨，又结合经脉的生理、病理特点，进一步总结出"井主心下满，荥主身热，输主体重节痛，经主喘咳寒热，合主逆气而泄"的主病范围。

五输穴这种可以调节全身的治疗方式体现了中医辨证的治疗特点。焦虑症患者躯体症状涉及全身，通过中医辨证，通过五输穴理论进行选穴，可以达到同时调节患者焦虑状态和躯体症状的目的。且五输穴均位于四肢肘膝关节以下，取穴方便快捷，易于患者接受。

　　子母补泻是根据疾病的虚实性质，结合脏腑、经脉和五输穴的五行属性，虚则补其母穴，实则泻其子穴。临床应用分本经取穴和异经取穴两种方式。本经取穴法是病在某经，根据其虚实性质在本经选取母子穴；异经取穴法系按十二经脉之间的五行生克关系，根据"实则泻其子，虚则补其母"的治疗原则，分别在病变经脉的母经或子经选穴。在运用五输穴进行子母补泻时，若遇到井穴补泻，可采用"泻井当泻荥，补井当补合"的变通之法。

　　2. 原穴和络穴　　原穴是脏腑的原气经过和留止的部位。十二经脉在腕、踝关节附近各有一个原穴，合为十二原穴。阴经的原穴即本经五输穴的输穴，阳经则于输穴之外另有原穴。原气通过三焦输布于全身脏腑、十二经脉，其在四肢部驻留的部位就是原穴，由此可见原穴对人体的重要性。原穴在临床上，可以治疗各自所属脏、腑病变，也可以根据原穴的反应变化，推测脏腑功能的盛衰。原气来源于脐下肾间，是人体生命的本源，是维持生命活动最基本的动力。原穴在焦虑症的治疗中具有重要的临床意义，焦虑症的病机总在脏腑虚弱，气机失调，通过选取原穴的治疗达到直接调补脏腑、调节气机的目的。《难经·六十六难》阐述原穴的意义说："脐下肾间动气者，人之生命也，十二经之根本也，故名曰原。三焦者，原气之别使也，主通行三气，经历于五脏六腑；原者，三焦之尊号也，故所止辄为原，五脏六腑之有病者皆取其原也。"这是指原穴关系到原气，原气来自"脐下肾间"，通过三焦散布于四肢，其驻留的部位就称原穴。《灵枢·九针十二原》："五脏有疾也，应出十二原。十一原各有所出，明知其原，睹其应，而知五脏之在矣。"

　　十五络脉从经脉分出处各有一个腧穴，称之为络穴，又称"十五络穴"。"络"有联络、散布之意。络穴各主治其络脉虚实的病证。如手少阴心经别络，实则胸中支满，虚则不能言语，皆可取其络穴通里治疗。络穴可沟通表里两经，故有"一络通两经"之说，不仅能治本经病，也能治相表里的经脉的病证。络穴在临床应用时既可单独使用，也可与其相表里经的原穴配合，增强调补脏腑的力量，称之为原络配穴法。相关临床研究通过原络配穴的方法治疗焦虑症可以取得不错的疗效。

　　3. 俞穴和募穴　　俞穴和募穴均为脏腑、经脉之气输注、聚集的部位。两者脉气相通，故元·滑伯仁《难经本义·六十七难》曰："阴阳经络，气相交贯，脏腑腹背，气相通应。"背俞穴全部分布于背部足太阳经第一侧线上，即督脉旁开 1.5 寸处。背俞穴与相应脏腑位置的高低基本一致，是五脏六腑之气输注于腰背部的腧穴。《素问·长刺节论》说："迫藏刺背，背俞也。"《难经·六十七难》说："阴病行阳……俞在阳。"《素问·阴阳应象大论》指出"阴病治阳"等，均说明背俞穴可治疗五脏病证。背俞穴也是脏腑病证的直接反应点，脏腑有病时其相应背俞穴往往出现异常反应，如敏感、压痛等；而刺灸这些穴位，又能治疗其相应脏腑的病变。在焦虑症的治疗中，对脏腑的调节格外重要，因此选择背俞穴进行治疗被临床医家广泛应用，而且取得了较好的临床疗效。

脏腑在胸腹部各有一特定穴，称为募穴，意指其位置与内脏相近，并不限于在其本经。胸腹为阴，故《难经·六十七难》说"五脏募皆在阴"。《类经图翼·经络》说："募，音幕。《素问·举痛论》作膜，盖以肉间膜系为藏气结聚之所，故曰募。"募穴常用于脏腑病证的诊察和治疗，如《素问·奇病论》说："胆虚，气上溢而口为之苦，治之以胆募、俞。"募穴的治疗特点是驱邪泻实，有通调脏腑、行气止痛之功，偏于治疗脏腑的急性病证。因此，将背俞穴和募穴配合使用，寓"阳病行阴，阴病行阳"之义，称为俞募配穴法，为前后配穴法的代表。两者一前一后，一阴一阳，相互协调，相辅相成，对治疗焦虑症焦虑状态和躯体症状疗效颇著。

以上腧穴为特定穴中的代表，多为各脏腑在体表、四肢输注的部位，多为脏腑之气经过和留止的部位，均具有直接调节脏腑功能、补虚泻实之功，也体现了中医整体观、脏腑观在焦虑症治疗中的应用。临床治疗过程中要时刻考虑焦虑症的脏腑归属进行辨证选穴，其中特定穴是较好的选择。而未被列举的，如交会穴的代表三阴交亦为临床常用的代表性腧穴，是足三阴经的交会穴，在焦虑症中具有足三阴经证候时也应该被选用，是临床医家在治疗焦虑症时的常用腧穴。

（二）靳三针

靳三针疗法由广州中医药大学首席教授，针灸推拿学科学术带头人，博士生导师，著名针灸专家靳瑞教授创制，属岭南针灸新学派。靳三针，实际上就是广州中医药大学著名的临床针灸学家靳瑞教授及其弟子在临床上常用的一些临床针灸配方。如"鼻三针""耳三针""胃三针"等。靳教授年轻时就名闻遐迩，临床上十分忙碌，每天均要接待许多患者，最多每天达300多人。而靳教授临床上又十分严谨、负责，在书写病历时，必须记录每次针的具体穴位，为了简明扼要，他便把临床上最常用，配穴较为固定，而且临床上确实是行之有效的几个穴位，给予一个固定的处方名，如位于手上的曲池、合谷、外关，他就将之称为"手三针"；位于足上的足三里、三阴交、太冲，便成了"足三针"。久而久之，处方慢慢多了，便形成了独具特色的的"靳三针"配方。

焦虑症的针灸治疗中最具特色的当属头针治疗，体现了中西医结合"脑神"理论的治疗思路，而靳三针中的"智三针""头三针""颞三针"在头部诸疾中具有较好的治疗效果。因此，其在针灸治疗选穴中具有一定的参考价值与意义。

1. 手智针

（1）穴位：内关、神门、劳宫。

（2）针法：针尖向下沿皮下平刺 0.5 ～ 0.8 寸。

2. 智三针

（1）穴位：神庭穴为第一针，左右本神穴为第二、三针。

（2）针法：针尖向下或向上沿皮下平刺 0.8 ～ 1 寸。

3. 颞三针

（1）位置：耳尖直上发际上二寸为第一针，在第一针水平向前、后各旁开一寸为第二、第三针。

（2）针法：针尖向下沿皮下平刺 1.2 ～ 1.5 寸。

4. 脑三针

（1）穴位：脑户穴和左右脑空穴共三穴。

（2）针法：针尖向下沿皮刺 0.8 ～ 1 寸。

5. 四神针

（1）位置：百会穴前、后、左、右各旁开 1.5 寸。

（2）针法：针尖向外方斜刺 0.8 ～ 1 寸。

以上穴位的选择是靳瑞教授在临床治疗脑部疾病的常用选穴，具有极高的临床价值。目前对于"靳三针"疗法治疗焦虑症的临床研究较少，而应用该疗法的可能机制在于调节中枢神经系统单胺类神经递质水平，进而达到改善患者焦虑状态和躯体症状的目的。分析以上选穴方式，加之脑地形图在焦虑症诊断中的意义，我们认为智三针和四神针可能是焦虑症治疗更好的选择，因为焦虑症患者额叶和顶叶的单胺类神经递质的分泌情况紊乱是导致焦虑症最主要脑区，但需要更深入的研究进行佐证。

（三）老十针

老十针是针灸大师王乐亭先生根据多年临床经验提出的成熟针灸处方，体现了其"治其本，以胃为先"的学术观点。在 20 世纪 60 年代，中国出现大范围的饥荒，健脾调胃的治疗方法也应运而生。王先生根据《脾胃论》中补中益气汤益气升阳、健脾调中的方义，把老十针定型。其穴位组成又有：上脘、中脘、下脘、气海、天枢、内关、足三里。而老十针之所以取该名，一是认为该穴组临床主要治疗脾胃方面的疾病，而在自然界中多是成熟的果子有"实脾养胃"的作用，故取类比象而采用"老"字，同时也表明这十个穴位用在调理脾胃方面，临床已非常成熟之意；二是因为老十针共由十个腧穴构成，故名"老十针"。

临床上老十针多用于治疗脾胃肠道等消化系统的疾病，而本着中医"异病同治"的治疗原则，老十针在治疗胃肠道疾病的同时，也具有调理患者情志的功效。消化道功能性疾病的临床表现与焦虑、抑郁相关，老十针不仅能改善消化系统的运动、分泌功能和内分泌系统，还能调节和改善睡眠，治疗焦虑症也有确切疗效。老十针用于焦虑症的治疗上，可振奋中土之气，补益脾胃、疏肝解郁。脾胃健运气血渐旺，能补虚奉养神志；中焦脾胃气机条畅，痰浊生化无源，还可以升清降浊消除体内的痰浊、瘀血、湿热等浊邪，达到醒脑宁神，安神定志的功效。黄坤载曾言："肝气宜升，胆气宜降，然非脾气之上行，则肝气不升；非胃气之下行，则胆火不降。"在治疗上利胆即是疏肝，降胃即是升脾。

老十针治疗焦虑症可能的机制是：针刺作为一种外源性刺激，通过患者的感知，引起一定程度的心理活动，在局部引起生物物理和生物化学的变化，进而转变为内源性刺激，经由各种传输系统，传输到高级中枢大脑皮质，通过整合后发出指令，继发整体反应，进一步对疾病加以治疗。在这一继发的调治过程中，可能会调理到紊乱的下丘脑－垂体－肾上腺轴、下丘脑－垂体－性腺轴等神经内分泌状态，影响神经生化的变化，协调 NE 与 5-HT 之间的关系，增强 NE 和 5-HT 在中枢的代谢，激活 DA 能系统的活性，增加海马脑源神经营养因子的表达，保护海马神经元，调整神经内分泌网络系统，达到平衡焦虑情绪的作用。又因老十针着重调理脾胃，使脾气散精，水谷精微得以正常输布，即调理血脂在体内的分布、代谢异常，降低血三酰甘油、低密度脂蛋白胆固醇、高密度脂蛋白胆固醇浓度，进而改善患者焦虑情绪。同时，在针刺治疗过程中，也包含抚慰支持、镇静催眠、暗示作用、反馈调节的心理治疗作用，患者通过针刺治疗，在心理活动（例如情绪变化）、疼痛耐受性等方面也会相应的发生变化。由此可见，用老十针治疗焦虑症，是一个多靶点的整体调节，用来平衡患者的焦虑情绪并改善患者的情绪认知功能。同时，应用老十针治疗焦虑症也体现了焦虑症患者代谢方面的变化，从脾胃论治焦虑症是治疗焦虑症的一个新的出发点，是中医理论异病同治的重要体现。

第三节 治疗方法

一、传统体针

1. 治则　理气解郁、养心安神、醒脑开窍。肝气郁结、气郁化火者，只针不灸，用泻法；阴虚火旺者，只针不灸，用平补平泻法；心脾两虚者，针灸并用，用补法。

2. 处方　以足太阳经腧穴为主，如心俞、胆俞、脾俞、神门、内关、大陵、期门、合谷、太冲。

3. 方义　本病总为五志过极，脏腑失养，故取各脏腑输注于后背的背俞穴，以扶正补虚、调节脏腑功能。取心俞补益心气而安神，取胆俞而止惊恐，取脾俞以补益后天。从调节心神的角度出发，取心经原穴神门、心包经原穴大陵以宁心安神；取心包经络穴内关以宽胸解郁；以肝之募穴期门、原穴太冲疏肝理气以解郁；合谷配太冲为"开四关"之法，有醒神开窍的作用。

4. 配穴　肝气郁结加行间、肝俞以疏肝理气解郁；气郁化火加行间、内庭、支沟以清泻肝火、解郁和胃；忧郁伤神加百会、通里、日月以疏肝解郁、醒神开窍；心脾两虚加三阴交、足三里、中脘以健脾益气、养心安神；阴虚火旺加三阴交、太溪、肾俞以滋阴降火、养心安神；梅核气加天突、列缺、照海以清利咽喉；肢体震颤加阳陵泉、四神聪、百会以息风定惊；记忆力减退加百会、四神聪、太溪、悬钟、足三里以醒脑开窍、补益肝肾、健脑益智；失眠加百会、安眠以安神定志；心慌心悸加厥阴俞、巨阙、膻中以宁心定悸、安神通络；血压偏高加百会、曲池、三阴交以清肝泻火、滋阴潜阳；肢体痛取阿是穴或循经取穴；胃痛、呃逆加中脘、足三里、公孙以通调腑气、和胃止痛；肠易激加天枢、神阙、大肠俞、上巨虚、三阴交以通调腑气；胁肋胀痛加支沟、阳陵泉、足三里以疏肝利胆、行气止痛；尿频加中极、关元、秩边以健脾补肾、泌别清浊。

5. 操作　期门穴针刺宜平刺或斜刺，不可直刺过深，以防止导致气胸或伤及肝脏；背俞穴刺时注意针刺的方向、角度和深度，以防伤及内脏；其他腧穴常规针刺。

焦虑症是针灸治疗情志疾病的优势病种，针灸具有整体调节的特点，对焦虑情绪和躯体症状均有较好的调节效果；焦虑症的针灸治疗不应一味追求调节焦虑状态，应该精神状态和躯体症状同时治疗，单一躯体症状的改善都可能为焦虑症患者带来康复的转机；治疗前应明确患者焦虑的病因、程度及用药情况，在针对焦虑状态进行治疗过程中，围绕患者最突出症状做出选穴及配穴；不拘泥于单一疗法，综合体针、耳针、穴位注射、药物等方式，尽快安全、有效地改善焦虑患者焦虑障碍情绪。

二、电针治疗

电针疗法，即针刺得气后，加脉冲电流治疗的方法，可强化持续针感，促进血液循环，其具有刺激时间长，可人为控制刺激量大小等优点。焦虑症患者常有交感神经活动增强，或副交感神经功能亢进的表现。而现代的理论探索认为，针刺的作用为激活网状结构与大脑皮质的功能，调整两者之间的关系，既促进大脑皮质的醒觉，又可降低皮质的过度激活。而弱电流的刺激，可改善过度活动的兴奋。相关研究表明，电针治疗与抗焦虑药在治疗焦虑症方面均具有满意疗效，但电针治疗不会像抗焦虑药物那样形成依赖且无副作用，并可减轻患者对服药的心理负担，但治疗前必须取得患者的信任和合作。因此，近年来在焦虑症的治疗中得到了广泛应用。

电针治疗是在体针、头针等选穴治疗基础之上，对于重要穴位加脉冲电流以增强针感，以加强治疗效果的一种治疗手段。在选穴等中医原理上与其他治疗方法无异，但对于刺激量、电极选择等方面需多加注意。首先，刺激量应以患者感知为度，不应执着应用于高强度、高频率的电流刺激以增强针感；其次，电流不应横穿心脏，以免影响心电，产生心律失常等医源性不良反应；最后，头针可以适当选择从头部两侧设置电极，以期通过改善脑电而改变焦虑状态。

三、腹针治疗

1. 腹针的特点　腹针疗法是薄智云教授经过 20 多年的潜心研究创新发明的一种针灸新技术。腹针疗法以中医理论为基础，以神阙调控系统为中心。腹针理论认为：人之先天，从无形的精气到胚胎的形成，完全依赖于神阙系统，因此，神阙系统可能是形成于胚胎的人体调控系统，是人体最早的系统，是经络系统的母系统，对人体具有宏观调控的作用。该疗法根据筋脉是多层次的空间立体结构的理论，结合疾病的变化规律，经过长达 20 多年探索针刺深浅对疾病的影响，总结出了针刺深浅与各种疾病的相关规律，摆脱了临床疗效对传统"得七"的依赖，提出了"刺至病所"的针灸新观念。只要根据腹针的特殊要求去操作，在病人无知无觉的情况下同样可以取得立竿见影的效果，使腹针变成小至几岁幼儿，老至 90 岁老翁都能愉快接受的无痛针灸疗法。腹针疗法通过调节内脏的平衡来使机体逐渐地处于稳定来治疗全身疾病，体现了中医"治病必求其本"的辨证施治原则。

2. 治疗原理　焦虑症病程长久、易反复，难于治愈，故具有"久病及里"的病理特点；而其以情志所伤为主，或伤及肝，或伤及脾，或伤及心而发病，此乃其外因，其内因为脏气抑郁。人体的脏腑系统集中在腹部，因此，刺激腹部的穴位途径最短、适应证最广、效果最好。腹部不仅有十二经和奇经八脉中的六条经脉，而且还有"阴中之阴"之任脉和足阳明胃经和足少阳胆经两条阳经，因此，在腹部既可调阴又可调阳。因经络"内属脏腑，外络肢节"，故十二经脉的经别亦从腹部经过，与脏腑相接。腹部的各条经脉通过头面、四肢的末端与表里经相接，通过脏腑或经别等经络使全身形成一个统一的有机体，使腹部经穴治疗范畴近可调脏腑，上可达头面，远可及四肢末端，腹部还可以通过腹部的经脉治疗其相表里经脉的病变。腹部有非常丰富的经络系统，也为我们从脏腑入手对人体进行整体的调理，通过影响多靶点和疾病过程的多个环节，从而激发机体自身内在的潜能来达到治疗的目的，提供了极大的便利。

3. 处方　中脘、下脘、气海、关元。

4. 方义　气机紊乱、脏腑阴阳气血失调是焦虑症的主要病因病机，腹针的引气归元四穴具有理中焦、调升降及固本培元的作用。"引气归元"方中中脘为胃之募穴，合下脘可理中焦、调升降，气海、关元培肾固本，四穴合用以后天养先天之意。针刺此四穴能充分调动人体自然生理功能，回归机体的自然生命状态，气机自然畅通，脏腑阴阳自然平和。气穴为足少阴肾经经穴，根据经脉循行，气旁也应该属于肾经穴位，肾为"先天之本"，主骨生髓，在志为恐，同情志有关，针刺气穴、气旁具有补益脑髓，益精填髓的作用。诸穴合用，则脏腑和调，气血生化调节有度，上奉于心则心得所养；受藏于肝则肝体柔和；统摄于脾则生化不息，化而为精；内藏于肾，肾精上承于心，心气下交于肾，则神志安宁，焦虑症得愈。

5. 操作　腹部进针时首先应避开毛孔、血管，施术要轻缓，根据疾病发生的部位来决定针刺的深浅。采用只捻转不提插或轻捻转慢提插手法，要求"刺至病所"即可。浅刺：病程较短或邪在表的疾病，针刺天部。中刺：病程虽长，但未及脏腑或邪在腠里，针刺人部。深刺：病程较长，累及脏腑或邪在里的疾病，针刺地部。以上操作需根据焦虑症患病时间、焦虑程度选择适合的手法和针刺深浅。

腹针治疗焦虑症疗效肯定，腹针疗法作为一种新的针灸方法，主要是通过调节内脏的平衡来使机体逐渐地处于稳定以治疗全身疾病，治疗时微痛或无痛，安全可靠，有着较高的有效率，而且治疗周期短，见效快；临床不应拘泥于腹针治疗焦虑症的使用，应配合体针、头针的治疗，亦或根据躯体症状加减穴位。

四、头针治疗

头穴治病可溯及远古，《史记·扁鹊传》记载针刺百会穴令虢国太子起死回生；唯头针作为一种特殊疗法则兴起于 20 世纪 50 年代后期。早期如陕西方云鹏、20 世纪 60 年代上海汤颂延等，20 世纪 70 年代山西焦顺发等，20 世纪 80 年代北京朱明清等，均各自提出见解，形成不同的学派风格，丰富了头针的研究与发展，甚至影响了日本的山元敏胜，提出新头针疗法。国际上世界卫生组织于 1991 年颁布《头针穴名国际标准化方案》，加速了头针疗法的国际推广。20 世纪 90 年代则有中国中医科学院望京医院的王端义教授提出头针运动疗法，王端义教授在长期头针治疗经验的基础上，吸取古今针灸医家经验，在"头皮针穴名标准化方案"的基础上，增加了部分条带，尤其强调在头针行针的同时患者进行主动运动或被动运动，使经气迅速传到患部，从而提高了即刻疗效及长期疗效。

《素问·脉要精微论》指出"头者精明之府"，张介宾注："皆上升于头"说明头部与人体内的各脏腑器官的功能有着密切的关系。头为诸阳之会，手足六阳经皆上循于头面。手足阳明经分布于前额及面部，足阳明胃经"起于鼻、交颈中，旁约太阳之脉，下循鼻外……上耳前，过客主人，循发际、至额颅……"手足少阳经分布于头侧部。手少阳三焦经"……其支者，从耳后入耳中，出走耳前，过客主人前，交颊，至目锐眦。"足少阳胆经"起于目锐眦，上抵头角，下耳后，循颈行手少阳之前……其支者，从耳后入耳中，出走耳前，至目锐眦后……"手足太阳经分布于头颊、头颈部。足太阳膀胱经"起于目内眦，上额、交巅；其支者，从巅至耳上角；其直者，从巅入络脑，还出别下项……"督脉"上至风府，入于脑，上巅，循额、至鼻柱。"六阴经中则有手少阴与足厥阴经直接循行头面部，尤其是足厥阴肝经在"循喉咙之后，上入颃颡，连目系，上出额，与督脉会于巅；其支者，从目系下颊里，环唇内……"除手少阴与足厥阴经脉直接上行头面之外，所有阴经的经别合入相表里的阳经之后均到达头面部。因此，人体的经气通过经脉、经别等联系集中于头面部。在气街学说中"头之气街"列为首位，其原因也在于此，并因此而有"气出于脑"的阐述。这些都说明头面部是经气汇集的重要部位，针灸治疗非常重视头部腧穴的重要作用。

头针治疗在焦虑症的应用中尚处于起步阶段，但随着"由心主之"向着"由脑主之"理论的推进，"脑神"理论对焦虑症的治疗有着独特的临床意义，是中西医结合治疗焦虑症的重要理论结合点。而头针是一种最直接调节脑神经的方法。《通玄指要赋》云："欲治病，莫如用针，巧运神机之妙，工开圣理之深。"

1. 处方　额中线、顶中线。

2. 方义　额中线、顶中线属督脉，督脉总督一身之阳经，具有益气生阳，宁神定惊之效。额叶和顶叶是人情感调节的主要区域。焦虑症属于一种情感障碍，故选择额中线、顶中线调节情绪，起到镇静安神、调畅气机的作用。

3. 加减　心慌心悸、胸闷气短加额旁1线；脾胃不和、胃肠胀气加额旁2线；尿频尿急、妇科诸疾加额旁3线；头痛、耳鸣加顶旁1线、顶旁2线；肢体运动不利加顶颞前斜线或顶颞后斜线；除此之外仍可采用体针选穴原则取头部各穴。

4. 操作方法　取卧位；局部常规消毒；一般选用28～30号1.5～2寸长的不锈钢毫针；针与头皮呈30°左右夹角快速将针刺入头皮下，当针达到帽状腱膜下层时，指下感到阻力减小，然后使针与头皮平行继续捻转进针，根据不同穴区可刺入 0.5 ～ 1 寸；头针之运针只捻转不提插，为使针的深度固定不变及捻针方便起见，一般以拇指掌侧面与示指桡侧面夹持针柄，以示指的掌指关节快速连续屈伸，使针身左右旋转，捻转速度每分钟可达 200 次左右，进针后持续捻转 2 ～ 3 分钟，留针 5 ～ 10 分钟，反复操作 2 ～ 3 次即可起针。起针时，如针下无沉紧感，可快速抽拔出针，也可缓缓出针，起针后用消毒干棉球按压针孔片刻，以防止出血。

由于焦虑症患者随时可能有焦虑急性发作的可能，因此最好可以使患者取卧位，以免发生意外；由于头针刺激量较大，需在治疗前询问患者是否过饥，以免晕针；虽然头针治疗要求刺激量大，但由于焦虑症患者心性谨小慎微、思虑过度，刺激量应以患者感觉适宜为度，不应违背患者意愿而追求疗效加大刺激量；头皮血管丰富，容易出血，起针时要用干棉球按压针孔片刻，如有出血及皮下血肿出现，可轻轻揉按，促使其消散；不应拘泥于头针的单独治疗，应随患者意愿采取综合治疗的方案。

五、耳穴治疗

耳针疗法是中医学的一个重要组成部分，而耳针的理论可上溯至汉代。马王堆汉墓出土的《足臂十一脉灸经》及《阴阳十一脉灸经》对"耳脉"的记载是已知的耳部经脉的最早认识。《黄帝内经》对耳的记载和论述多达 30 多处，详细论述了耳与全身各部及各脏腑之间的关系，如《灵枢·口问》言"耳者，宗脉之所聚也"，《灵枢·五阅五使》言"耳者，肾之官也"，《素问·金匮真言论》言"南方赤色，入通于心，开窍于耳"等。隋·巢元方在《诸病源候论》中进一步对肾与耳的关系进行阐发，认为"肾为足少阴之经而藏精气通于耳"。后世历代对耳针理论皆有表述，《针灸甲乙经》对耳部穴位的记载有耳门、听宫、听会、角孙等；《类经》对耳聋治疗认为应当"刺其通脉出耳前者，手阳明脉，正当足少阳听会之分也"；《备急千金要方》对耳门、听宫、听会的穴位主治进行了界定，界定耳门"主耳痛鸣聋"、听会、听宫主治"主聋，嘈嘈若蝉鸣"；《奇经八脉考》记述阳维脉经耳循行，"在耳前起骨上廉，开口有空，乃手足少阳、阳明之会"。

现代中医学对耳穴的论述与古典中医学有所差异。1956 年法国医生 P. Nogier 提出了基于全息理论的耳穴分布图（图 6–1），并由中国学者萧月麟介绍到国内，引起了广泛重视，产生了诸多背景下的新耳穴图谱，如上海市耳针研究小组穴位图、南京部队耳针研究小组耳穴电刺激耳甲区治疗轻中度抑郁症的随机对照试验图、中国医科大学耳穴图、台湾何权峰耳穴图等不同特色的耳穴标准。国内的研究结合中医耳穴理论和 P.Nogier 的全息耳穴图，推陈出新，并于 1993 年颁布了国家标准。

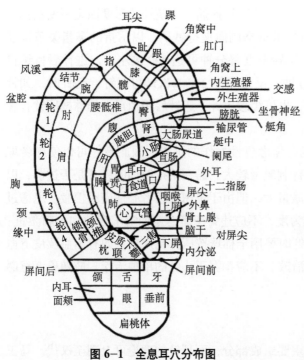

图6-1 全息耳穴分布图

耳针疗法是中医学的一个重要组成部分,十二经脉皆上通于耳,人体内在脏腑,外在肢节的生理病理变化,都可以在耳部的特定区域上得到反映,当人体内脏或躯体有病时,往往会在耳郭的一定部位出现局部反应,如压痛、结节、变色、导电性能等。所以脏腑组织器官的病变不仅可以通过耳穴得到诊断,还可以通过对相应耳穴的机械刺激得到治疗。试验研究表明,耳穴刺激通过神经末梢传到大脑相应区域,可以减弱或抑制原有的病理

兴奋灶。焦虑症的病理基础是由于大脑的抑制-兴奋功能失调引起的,刺激耳穴,不仅可以增强局部血液循环、改善脑部供血供氧,而且还可以改善大脑皮质的兴奋和抑制失调,使之恢复平衡,达到改善焦虑症状的目的。刺激耳穴的主要方法有:针刺、埋针、放血、耳穴贴压、磁疗、按摩等。并且耳部相对于躯体部位穴位集中,部位暴露,在此部位治疗更为方便。相对而言,耳针疗法所使用的针具小,且只在皮上或浅入皮下,无酸麻重胀等传统意义上的针感,无晕针,无副作用,又因其操作简单、治疗时间短、无痛苦,所以焦虑症患者容易接受。

1. 处方 神门、交感、心、胆、肝、三焦、枕、皮质下。

2. 方义 焦虑症主要表现为心神不宁、情绪不安,交感神经过度活跃的自主神经失调。神门具有安神定志的功效,可以有效改善焦虑症患者心神不宁、情绪不稳的症状。交感可以直接调节交感神经过度活跃的状态。焦虑症中医证机多在心、肝、胆,通过心、肝、胆区的调节有助于整体调节焦虑症患者焦虑状态和躯体症状。

3. 加减 肢体不利可加肘、膝等;伴有过敏症状加风溪;消化不良、脾胃虚弱加脾、胃、胰腺等;胸闷不舒加胸、肺等;呼吸不畅加气管等;强迫症状加口等;腹胀、腹痛加十二指肠等;相关部位的疾病均可选用直接加减的处理方式。

4. 操作

(1)毫针法:以直径0.32毫米、长13毫米毫针,直刺(也可根据耳穴部位

的特点和病情需要进行斜刺或横刺）相应耳穴，深度以 4 ～ 8 毫米有感觉即可。进针前须先行常规消毒，术者右手拇、示、中指持针，左手拇、示二指固定耳郭，取穴进针。进针后，小幅度捻转或提插，并留针，留针时间根据需要决定一般为 15 ～ 30 分钟，疼痛性病例可延长至 1 ～ 2 小时。最后出针，并压迫片刻，以免出血。

（2）皮内针法：先将耳穴部皮肤常规消毒，然后将撳针埋于耳穴处，再在埋针处贴一小块胶布，可根据病情决定留针时间，一般为 3 ～ 5 天，最长可达 1 周。

（3）敷贴法：一般用中药王不留行子敷贴，也可用白芥子、急性子、绿豆等。也有用磁珠（磁铁粉制成的圆珠）的。先行常规消毒，左手托住耳郭，右手用止血钳将粘有上述圆形颗粒的胶布对准所选穴贴压，并用手指轻压耳穴 1 ～ 2 分钟。一般留压 3 天，每天上、下午由患者自行轻压敷贴部位各 1 次，每次 1 分钟左右。

耳针治疗对焦虑症患者具有较好的临床疗效，特别是敷贴的治疗方式可以免除患者对于治疗不良反应的顾虑；耳穴治疗刺激量较小，疗效的个体差异性较大，可以作为治疗方案的辅助治疗方式，应向患者强调需每日按压及相关刺激量的问题；耳针治疗需防止皮肤胶布过敏的问题，若发生过敏应立即取下，且完全好转前不能进行耳针治疗。

六、穴位注射

穴位注射疗法是以中医基本理论为指导，激发经络、穴位的治疗作用，结合现代医学的药物药理作用和注射方法，所形成的一种独特疗法。该疗法始创于 20 世纪 50 年代，是中医学现代化的产物。穴位注射结合针刺治疗和药物治疗的优势，缩短了药物治疗通过胃肠道吸收和肝脏代谢的起效时间，同时延长了针刺留针的刺激量，将中药四气五味及归经理论和针灸经络理论相结合。一方面，针刺和药物直接刺激经络上的穴位，产生一定的疗效；另一方面，穴位注射后，药物在穴位处存留的时间较长，可增强与延长穴位的治疗效能，并使之沿经络循行以疏通经气，直达相应的病灶，充分发挥穴位和药物的共同治疗作用。药物对穴位的作用亦可通过神经系统和神经体液系统作用于机体，激发人体的抗病能力，发挥出更大效应。

操作时患者取正坐位，每次取 2 ～ 4 穴，皮肤常规消毒，取 5 毫升注射器抽取注射液 2 毫升左右，在穴位上斜刺 10 ～ 15 毫米，缓慢提插至有针感，抽吸针筒无回血后，注入药液，每周 1 次，6 ～ 10 次为 1 个疗程。

穴位注射的用药剂量差异较大，依注射部位及药物的性质及浓度而定。一般耳穴每穴注射 0.1 毫升，面部每穴注射 0.3 ～ 0.5 毫升，四肢部位每穴注射 1 ～ 2 毫升，胸背部每穴注射 0.5 ～ 1 毫升，腰臀部每穴注射 2 ～ 15 毫升。刺激性较小的药物，如葡萄糖溶液、生理盐水等用量较大，每次可注射 10～20 毫升，而刺激性较大的药物（如乙醇）和作用较强的药物（如抗生素、激素、阿托品等）一般用量较小，每次用量多为常规肌内注射量的 1/10～1/3。中药注射液的常规用量为 1～2 毫升。

穴位注射是一种较为安全的适合焦虑症患者的中西医结合治疗方式，起效时间长，患者痛苦较小；在焦虑症治疗的药物选择上，推荐选择生理盐水、葡萄糖溶液等刺激性较小的药物，以免激起患者的焦虑情绪；可以与其他治疗方法交替使用，不应极力追求疗效而不断使用。

七、灸法治疗

灸法起源于古人对火的利用，并在其应用实践中发现艾是灸疗最好的材料。在古代文献中，灸法最早见于《内经》，之后不断发展，出现了许多医学专著。如晋·皇甫谧的《针灸甲乙经》、唐·孙思邈的《备急千金要方》都大力提倡针灸并用，唐·王焘的《外台秘要》则弃针而言灸。从宋·王执中的《针灸资生经》、明·高武的《针灸聚英》、杨继洲的《针灸大成》，到清·廖润鸿的《针灸集成》无不注重灸法。历代灸法的专著还有很多，如公元 3 世纪就有《曹氏灸方》，唐代有《骨蒸病灸方》，宋代有《黄帝明堂灸经》《灸膏肓俞穴法》《备急灸法》，元代有《痈疽神秘灸经》，清代有《太乙神针》《神灸经纶》等。经整理发现，古人运用灸法治疗疾病范围广泛，涉及内科、外科、妇产科、儿科、精神科、骨伤科等各科各种疾病包括急症，而且非常推崇保健灸，在老年人中尤其突出。艾灸治疗方法多样，采用直接灸，取穴少而精，一般施灸壮数多，刺激量大，须根据体质，灵活决定施灸次数和间隔时间；采用温和灸及隔物灸，刺激量小，操作简单而无痛苦，易为患者接受，具体应用可 7～10 次为 1 个疗程，每日灸 1 次。此外亦可采用温灸器灸、药物灸、电疗灸等其他灸法。此外，古人还提到灸后调摄等问题，强调艾灸的同时，应保持情绪乐观，加强锻炼，劳逸结合。

古人治疗焦虑症也很注重灸法的使用，如《千金翼方》载："复连病，令人极无情地常愁不乐健忘，嗔喜，有如此候，即宜灸之，当灸悬钟穴。"《扁鹊心书》曰："一人年十五，因大忧大恼，却转脾虚，遂致饮食不进，胸中作闷，余令灸命关二百壮，饮食渐进，灸关元五百壮。"《圣惠方》云："忧噎，灸心俞。"《医说》言："五噎诸气，妇人多有此疾……此病缘忧思患怒，动气伤神，气积于内，气动则诸证悉见……灼艾膏肓与四花穴。"现代单纯应用灸法治疗焦虑症临床报道虽少，但李国臣等以单灸鬼哭穴来治疗焦虑症，亦取得了较好的疗效。此法具有取穴方便，艾灸施术时间短，易操作的特点，对于不愿接受针刺治疗者尤为适宜。

1. 处方　大椎、百会、心俞。

2. 方义　大椎为阳中之阳，为督脉诸穴之在横膈以上者，调益阳气之总纲，又为督脉与手太阳、手阳明、手少阳四经之会，灸之以提升阳气，调节气机，安神定志。《道藏》云："天脑者，一身之宗，百神之会也。"百会为治疗头部诸疾之总穴，灸之醒脑开窍，总督阳气。焦虑症总归于心，心阳亏虚散乱无以聚神，灸之提升阳气，是治疗焦虑症之要穴。

3. 加减　腹胀腹痛加灸关元、中脘、足三里；头痛加灸风池；尿频加灸中极、关元、秩边以健脾补肾、泌别清浊；肠易激加天枢、神阙、大肠俞、上巨虚、三阴交以通调腑气；心慌心悸加厥阴俞、巨阙、膻中以宁心定悸、安神通络；失眠以加百会、安眠安神定志；同时可配合针刺治疗。

4. 操作　灸百会穴可采用仰卧位或俯卧位，操作者用手或纱布将头发压平，避免艾火燃烧头发；灸大椎穴可采取坐位或俯卧位。点燃艾条，吹艾条至红火状态开始施灸；将艾条垂直悬于穴位上方 1.5～2 厘米处灸治；每燃烧 2 分钟，掸去艾灰 1 次，以保持艾条红火状态。若患者灼痛难忍时，可稍抬高艾条，不做旋转等动作。每穴灸治 15 分钟，每日 1 次，每周治疗 5 次，治疗 6 周为 1 个疗程。

灸法治疗焦虑症特别是虚性的体质更为适宜；灸法治疗时需集中注意力，避免烫伤；由于青少年或老年人对热度的感知不敏感，应注意刺激强度；每次的治疗过程中围绕主诉和相关症状采取辨证选穴和随证选穴，同时不拘泥于灸法治疗，应采取综合治疗的方法。

第7章 推拿按摩治疗

推拿按摩是中医学治疗疾病的重要方式之一，属于物理疗法范畴，其治病手法和治疗模式独特，是在中医理论指导下的外治方法。推拿按摩具有疏通经络、活血化瘀、平衡阴阳等作用，尚有心理治疗作用。正如《素问·血气形志篇》所说："形数惊恐，经络不通。病生于不仁，治之以按摩醪药。"

按摩推拿属于中医学外治法中的一种，主要通过手法治疗和功法训练来防治疾病，医者用手或借用一定的器具以达到手的功能的延伸，或适当运用医者的肢体的某些部位，结合中医辨证治则，在患者体表的特定部位上进行规范性的动作操作。归纳其作用如下。

第一，疏通经络，宣通散结。正如《黄帝内经》里说："经络不通，病生于不仁，治之以按摩醪药。"说明按摩有疏通经络的作用，如按揉足三里，推脾经可增加消化液的分泌功能等。从现代医学角度来看，按摩主要是通过刺激末梢神经，促进血液、淋巴循环及组织间的代谢过程，以协调各组织、器官间的功能，使功能的新陈代谢水平有所提高。明代养生家罗洪在《万寿仙书》里说："按摩法能疏通毛窍，能运旋荣卫。"这里的运旋荣卫，就是调和气血之意。因为按摩就是以柔软、轻和之力，循经络、按穴位，施术于人体，通过经络的传导来调节全身，借以调和营卫气血，增强机体健康。

第二，行气活血，散寒止痛，松解粘连。如对于外伤性和寒湿性的关节周围软组织慢性粘连性疾病，可通过擦法、摩法、揉法、按法等打通机体的气血，疏通痹阻的经络，发散滞留的寒邪，松解粘连筋膜，达到经通筋柔骨正的效果。

第三，理筋整复，滑利关节。《灵枢·本藏》中说："是故血和则经络流利，营复阴阳，筋骨劲强，关节清利也。"在《医宗金鉴·正骨心法要旨》中也指出："因跌仆闪失，以致骨缝开错，气血郁滞，为肿为痛，宜用按摩法。按其经络，以通郁闭之气，摩其壅聚，以散瘀结之肿，其患可愈。"说明推拿具有理筋整复、滑利关节的作用。这表现在三个方面：一是手法作用于损伤局部，可以促进气血运行，消肿祛瘀，理气止痛；二是推拿的整复手法，如扳法、拨法等，可以通过力学的直接作用来纠正筋出槽、骨错缝，达到理筋整复的目的；三是适当的被动运动手法可以起到松解粘连、滑利关节的作用。

第四，调整脏腑功能，增强抗病能力。疾病的发生、发展及其转归的全过程，是正气和邪气相互斗争、盛衰消长的结果。"正气存内，邪不可干"，只要机体有充分的抗病能力，致病因素就不起作用。"邪之所凑，其气必虚"，说明疾病之所以发生和发展，是因为机体的抗病能力处于相对劣势，邪气乘虚而入。因此，通过推拿手法，尤其是按揉足三里、百会、气海、关元等保健穴位，可调整五脏六腑的功能，增强机体的抗病能力，起到防病治病的作用。

目前在焦虑症的治疗中，药物治疗占其中相当大一部分比例，但是化学药物大多具有损伤肝脏、神经系统、心血管系统等副作用，使得许多患者无法坚持而被迫停止治疗。同时对于焦虑症中的轻型，也有报道许多临床上的广泛应用的药物其实是无效的，等同于安慰剂的作用。因此找到一种简单、方便、安全的方式为患者特别是其中的轻症患者提供药物治疗之外的选择就显得尤为必要了。心理治疗作为近几十年来发展迅速，被认为安全无毒副作用的治疗方式，但其有效性一直备受质疑，在学术界也是争论分歧较大的问题之一，尤其是经过专业训练合格的能够承担起心理治疗的人员并不多。而研究表明，有经验的心理治疗者所取得的疗效明显高于一般性支持或咨询者的效果，但培养一位合格的心理治疗者并不容易，所以在临床中的应用受到了某种程度的限制。而推拿按摩作为传统中医药的一部分，遵循中国传统医学理论，以中医外治方法调治内在疾病，在临床上广泛应用于内、妇、儿科，并显示出确切的有效性与安全性，同时推拿按摩由于有其明显的技术性，培养相关人才的过程也相对容易，其千百年来广泛的运用在患者中形成了良好的认知和接受度，用来调理本病有其必要性和优越性。

目前推拿按摩治疗焦虑症尚处于起步阶段。推拿按摩除具有疏通经络、理筋整复之功效外，还具有心理作用的基础，可分为两个方面：一是加于体表的手法作为一种外源性刺激，可以首先通过患者的感知，引起一定程度的心理活动，这种活动直接关系到下一步的治疗效果；二是手法的进一步刺激，可在局部引起生物物理和生物化学的变化，这种变化既能改善局部病理状态，又可全面调治，因而可作为内源性刺激，经由各种传输系统，传输到高级中枢——大脑皮质，通过整合后发出指令，继发整体反应，进一步对疾病加以治疗，在这一继发的调治过程中，必然伴发心理活动，例如情绪变化、认识能力变化、疼痛耐受性变化等。局部治疗、整体调节加上心理作用，可促使病理状态转化，恢复到正常的心理生理状态。并且认为推拿按摩治疗过程包含抚慰支持、镇静催眠、暗示作用及反馈调节的心理治疗作用。因此，推拿按摩治疗焦虑症具有较好的效果。

第一节　基本手法操作

一、点法

1. 操作　指端着力，持续按压人体的穴位，即为点法，也称点穴。在点穴时也可瞬间用力点按人体的穴位。点穴时可单用拇指点，也可示指或示、中指一起点按穴位。在做点法时还可用点穴枪点按治疗部位，如足底。

2. 动作要领　无论用拇指点还是用示、中指点，手指都应用力保持一定姿势，避免在点的过程中出现手指过伸或过屈，造成损伤。

3. 作用　本法有通经活络、通行脏腑、调理气机的作用，多用于止痛、急救、调理脏腑。具体应用时应根据具体情况，辨证选穴并配穴。

4. 作用层次　作用层次深。在点穴时，患者局部应有酸、麻、胀、重等感觉。

二、揉法

1. 操作　①指揉法：用指端着力于治疗部位，做轻柔缓和的环旋活动。②掌揉法：用掌着力于治疗部位，做轻柔缓和的环旋活动。③鱼际揉法：用大鱼际或小鱼际着力于治疗部位，做轻柔缓和的环旋活动。④掌根揉法：用掌根着力于治疗部位，做轻柔缓和的环旋活动；亦可双掌重叠，以掌根着力于治疗部位，左右方向地用力按揉。⑤前臂揉法：用前臂的尺侧着力于治疗部位，用力做环旋揉动或左右揉动。⑥肘揉法：用尺骨鹰嘴着力于治疗部位，用力做环旋揉动或左右揉动。

2. 动作要领　①应以肢体的近端带动远端做小幅度的环旋揉动，如用前臂带动腕、掌做掌揉法；②着力部位要吸定于治疗部位，并带动深层组织；③压力要均匀，动作要协调且有节律；④揉动的幅度要适中，不宜过大或过小。

3. 作用　揉法是缓解肌肉痉挛、消除疲劳的重要手法，也可以缓解损伤部位的疼痛，作用于腹部有调理胃肠功能的作用。指揉法主要用于穴位；掌揉法主要用于腰背、腹部；鱼际揉法多用于头面部；二掌根揉法、前臂揉法、肘揉法主要用于腰背部。

4. 作用层次　揉法作用于腰背、四肢等处时应使力量达到肌肉层；作用于腹部时力量应达胃肠；作用于穴位时应有酸、麻、胀、痛等感觉；作用于头面部，用于美容时力量仅达皮肤或皮下即可。

三、推法

1. 操作 ①掌推法：用掌着力于治疗部位上进行单方向的直线推动。推动时应轻而不浮，重而不滞。本法多用于背部、胸腹部、季肋部、下肢部。②指推法：用指着力于治疗部位上，进行单方向的直线推动。本法用于肌腱及腱鞘部位。③肘推法：用肘着力于治疗部位上，进行单方向的直线推动。本法用于脊柱两侧。④拇指分推法：以两手拇指的挠侧置于前额部位，自前额正中线向两旁分推，本法也可用于上胸部。⑤十指分推法：十指微屈，自胸部正中线沿肋间隙向两侧分推，亦称开胸顺气。⑥鱼际分推法：以两手拇指挠侧及大鱼际着力于腹部，自腹部正中线沿肋弓向两侧分推。⑦合推法：以两手拇指或掌从施治部位的两边向中间推动，称为合推法。

2. 动作要领 ①着力部位要紧贴皮肤，压力适中，做到轻而不浮，重而不滞；②推时应手指在前，掌根在后；③应参考经络走行方向及血液运行方向推动；④速度要均匀；⑤非两手同时在身体两侧做推法时，应单手推。

3. 作用 推法可通经活络，治疗经络闭阻引起的症状，如恶心、呕吐、咳嗽、腹胀；还可促进静脉血液回流，治疗静脉曲张；化瘀消肿，治疗损伤引起的瘀血肿痛。应用推法时，推动的方向应遵循气血流动的方向。如胃气上逆引起的呕吐或肝气郁结引起的腹胀，应从上向下推。治疗下肢静脉曲张应从肢体远端向近端推，以促进静脉血液回流。治疗肢体肿痛亦应从远端推向近端。

4. 作用层次 推法作用的层次可深可浅，应用时应根据具体情况，选择推法的力量，达到相应的层次。

四、一指禅推法

1. 操作 ①指端一指禅推法：以拇指远端着力于治疗部位，通过指间关节的屈伸和腕关节的摆动，使产生的力持续地作用在治疗部位上。在操作时应注意沉肩、垂肘、悬腕、掌虚、指实、紧推、慢移。②偏锋一指禅推法：以拇指的偏锋着力于治疗部位，通过指间关节的屈伸和腕关节的摆动，使产生的力持续地作用在治疗部位上。在操作时应注意沉肩、垂肘、悬腕、掌虚、指实、紧推、慢移。③螺纹面一指禅推法：以拇指的螺纹面着力于治疗部位，通过指间关节的屈伸和腕关节的摆动，使产生的力持续地作用在治疗部位上。在操作时应注意沉肩、垂肘、悬腕、掌虚、指实、紧推、慢移。本法亦可以用拇指的螺纹面着力于治疗部位，其余四指附着在肢体的另一侧，通过指间关节的屈伸和腕关节的摆动，使产生的力持续地作用在治疗部位上。④跪推法：以拇指指间关节的背侧着力于治疗部位，通过指间关节的屈伸和腕关节的摆动，使产生的力持续地作用在治疗部位上。⑤蝶推法：双手同时在患者前额部做偏锋一指禅推法。

2. 动作要领　①沉肩：即肩关节放松，不要耸起，不要外展。②垂肘：肘部自然下垂。③悬腕：腕关节自然屈曲。④掌虚：半握拳，拇指指间关节的掌侧与示指远节的桡侧轻轻接触。⑤指实：着力部位要吸定在治疗部位上。⑥紧推慢移：紧推是指摆动的频率要快，一般每分钟 140 次左右；慢移是指从一个治疗点到另一个治疗点应缓慢移动。⑦蓄力于掌，处力于指，着力于螺纹面：即本法产生的力应从手掌而发，通过手指传至螺纹面并作用于患者的体表，如此使力含而不露。

3. 作用　本法可缓解肌肉痉挛、消除疲劳，是放松肌肉的有效方法。本法可用于全身各部位。在颈、肩、四肢多用螺纹面或指端—指禅推法；在颜面多用偏锋—指禅推法或蝶推法；在腹部常采用跪推法。

4. 作用层次　本法产生的力应作用于肌肉层。

五、摩法

1. 操作　①掌摩法：以掌置于腹部，做环形而有节律的抚摩，亦称摩腹。在摩腹时，常按如下顺序进行摩腹：胃脘部—上腹—脐—小腹—右下腹—右上腹—左上腹—左下腹。②指摩法：以示指、中指、环指、小指指腹附着在治疗部位上，做环形而有节律抚摩。本法用于面部、胸部或某些穴位。

2. 动作要领　①上肢及腕掌放松，轻放于治疗部位；②前臂带动腕及着力部位做环旋活动；③动作要缓和协调；④用力宜轻不宜重，速度宜缓不宜急。

3. 作用　掌摩法主要用于腹部，能调理胃肠功能，预防术后肠粘连。若顺时针作用于腹部有通腹作用；若逆时针作用于腹部有涩肠作用。指摩法主要用于颜面、眼周及穴位，可用于治疗眼部疾病，也可用于美容、保健。指摩法作用于穴位时，根据不同的穴位有不同的治疗作用，如摩膻中，可宽胸理气，治疗胸闷、气喘、心悸等症。

4. 作用层次　掌摩法作用层次在胃肠；指摩法作用层次在皮肤和皮下。

六、振法

1. 操作　①掌振法：以掌置于治疗部位，做连续、快速、上下颤动。掌振法作用于腹部称为振腹；作用于腰部称为颤腰。②指振法：以示、中指指端置于穴位，做连续、快速、上下颤动。本法主要用于百会、膻中、中脘、关元等穴。

2. 动作要领　①施用振法时，着力部位应紧贴皮肤；②频率要快，每分钟施振 200～300 次。

3. 作用　本法主要用于腹部、腰部和穴位。作用于腹部时，有通行腹气，调理胃肠道功能的作用，多用于治疗脾胃虚弱引起的消化不良、肠梗阻，还可用于预防术后肠粘连，颤腰用于治疗腰椎间盘突出症。振法作用于穴位时，采用指振法，有调理气机的作用，如作用于胸腔中，可宽胸理气，调整上焦之气机。指振法还常用于以下穴位：百会、中脘、梁门、天枢、气海等穴。临床用振法时应使振动由浅层至深层。

4. 作用层次　振腹作用层次在胃肠；颤腰作用层次在腰椎；指振法作用层次应在穴位的深处。

七、捏法

1. 操作　①三指捏法：两手腕关节略屈伸，拇指横抵于皮肤，屈曲示、中两指置于拇指前方的皮肤处，以三指捏拿肌肤，两手边捏边交替前进；②二指捏法：两手腕关节略尺偏，示指中节桡侧横抵于皮肤，拇指置于示指前方的皮肤处，以拇指、示指捏拿皮肤，边捏边交替前进。

2. 动作要领　①应沿直线捏，不要歪斜；②捏拿肌肤松紧要适宜。

3. 作用　本法能很好地调节脏腑的生理功能，特别是对胃肠功能有很好的调节作用。捏法作用于背部督脉则称为捏脊或捏积。捏脊不仅可用于儿童，而且也可用于成人，有很好的调理胃肠功能，促进消化吸收，提高人体抵抗力的作用，并对失眠有一定效果。捏脊方向为自下而上，从臀裂至颈部大椎穴。一般捏 3～5 次，以皮肤微微发红为度。在捏最后一次时，常捏三下，向上提一次，称为"捏三提一"，目的在于加大刺激量。除捏督脉以外，还可捏两侧足太阳膀胱经。

4. 作用层次　作用层次在皮下。

八、㨰法

1. 操作　①侧㨰法：用手背近小指侧着力于治疗部位，肘关节微屈并放松，靠前臂的旋转及腕关节的屈伸，使产生的力持续地作用在治疗部位上；②立㨰法：用小指、环指、中指背侧及其掌指关节着力于治疗部位，以小指掌指关节背侧为支点，肘关节伸直，靠前臂的旋转及腕关节的屈伸，使产生的力持续地作用在治疗部位上。

2. 动作要领　①侧㨰法上肢放松，肘关节微屈；立㨰法肘关节伸直。②着力部位应似球形或瓶状。③着力部位应吸附于治疗部位上，避免往返拖动。④手的滚动幅度应在 120° 左右，即腕关节屈曲时，向外滚动 80°；腕关节伸直时向内滚动 40°。⑤前臂的旋转及腕关节的屈伸要协调一致。

3. 作用　㨰法的作用是缓解肌肉痉挛，消除疲劳。㨰法主要用于颈、肩、腰、背及四肢肌肉较丰厚处。

4. 作用层次　揉法所产生的力应作用于肌肉层。

九、扫散法

1. 操作　医师手指屈曲置于患者头部两侧，做前后方向往返的快速滑动。

2. 动作要领　力量宜轻不宜重。

3. 作用　本法可调理少阳之气，用于治疗偏头痛。本法用于头的两侧。

4. 作用层次　本法作用层次在皮下。

十、抹法

1. 操作　用双手拇指的螺纹面着力于治疗部位，以拇指的近端带动远端，做上下或左右的单方向移动。作用于印堂至神庭穴时，又称开天目或开天门，常用拇指自下而上，交替进行。作用于前额部时，又称分推前额、合推前额，统称推前额。推前额常用拇指自中间向两旁太阳穴处分推，然后再回至中间，如此反复进行。

2. 动作要领　①用力宜轻不宜重，宜缓不宜急；②用拇指近端带动远端进行操作；③两手用力及两手的速度要对称。

3. 作用　本法有镇静安神、提神醒脑的作用，作用于颜面又有保健、美容的作用。本法多用于治疗头痛、失眠、眩晕、眼周疾病。本法多在手法开始时应用。

4. 作用层次　本法刺激温和而浅，仅达皮肤和皮下，不带动皮下深层组织。

十一、擦法

1. 操作　①掌擦法：用掌着力于施治部位，做往返直线快速擦动。本法接触面积大，产热低且慢，主要用于腰骶、四肢、肩部。②侧擦法：用手的尺侧着力于施治部位，做往返直线快速擦动。本法接触面积小，产热高且快，主要用于腰骶、肩背及四肢。③鱼际擦法：用大鱼际着力于施治部位，做往返直线快速擦动。本法接触面积小，产热较快，主要用于上肢及颈肩部。

2. 动作要领　①无论上下擦，还是左右擦，都应沿直线往返操作，不可歪斜；②着力部位要紧贴皮肤，压力要适中；③动作要连续，速度要均匀且快，往返距离尽量拉长。

3. 作用　本法可温通经络，治疗寒性疾病。

4. 作用层次　本法作用层次为由浅至深，作用效果是热从浅层至深层，我们将此称为"透热"。

十二、拿法

1. 操作　拇指与其余四指对合呈钳形，施以夹力，以掌指关节的屈伸运动所产生的力，捏拿治疗部位，即捏、提、松的交替运动。

2. 动作要领　①前臂放松，手掌空虚；②捏拿的方向要与肌腹垂直；③动作要有连贯性；④用力由轻到重，不可突然用力；⑤应以掌指关节运动为主捏拿肌腹，指间关节不动。

3. 作用　本法可缓解肌肉痉挛，提高肌肉的兴奋性，消除疲劳。本法多用于颈、肩、四肢等部位，是保健时常用的手法。

4. 作用层次　本法产生的力应作用于肌肉层。

十三、掐法

1. 操作　①双手掐法：以两手的拇、示指相对用力，挤压治疗部位；②单手掐法：以单手拇指指端掐按人体的穴位，如掐水沟（人中）。

2. 动作要领　用力要稳、准、刺激量要大。

3. 作用　可疏通经络，用于急救、止痛、肢体麻木、腱鞘囊肿。

4. 作用层次　作用于皮下和肌肉层。

十四、按法

1. 操作　①普通按法：以掌着力于治疗部位，垂直向下按压。本法多与其他手法结合应用，如与揉法结合应用称为按揉，与摩法结合应用称为按摩。②背部按法：以两掌重叠置于背部正中，先嘱患者用力吸气，再嘱患者用力呼气，医师双手也随之向下按压，至呼气末，瞬间用力，听到弹响即表明复位。③交叉分压法：以棘突向右偏为例。患者取俯卧位，医师站于患者的右侧，右手掌根置于脊柱的右侧（靠近脊柱），左手掌根置于脊柱的左侧（略远离脊柱），两手交叉。待患者呼气末，分别向外下方瞬间用力（左手之力大于右手），听到弹响即表明复位。④按动脉法：以拇指、掌、足按于人体大动脉干上并持续一段时间，至肢体远端有凉感，或麻木感，或蚁走感，或有邪气下行感时，将拇指、掌、足轻轻抬起，使热气传至肢体远端。

2. 动作要领　①普通按法在按压时，应逐渐用力。②作用于背部时，医师应随患者的呼气向下按压；用力的时机为呼气末，力量持续的时间为瞬间用力。③作用于动脉处时，首先应感觉到动脉搏动，按压 30 秒或更长，然后再将拇指、掌、足抬起。

3. 作用　本法常与其他手法配合应用，如按揉、按摩。作用于背部时，可调整胸椎椎间关节及肋椎关节，用于治疗胸胁屏伤。作用于动脉处则可以调节气血。促进气血流动，改善肢端温度。

第二节　治 疗 原 则

一、疏肝解郁

情志活动虽然与五脏功能密切相关，但是尤其强调肝与情志的关系，认为"肝主疏泄，调畅情志"，情志不遂易引起肝气郁结，肝气不舒会导致情志失调。焦虑症的基本病机就在于情志不畅，肝气郁结。而肝气郁结可以导致木郁克伐脾土，脾虚运化失司，生化乏源，引起气虚；脾虚运化失职，水谷为滞，生痰生湿，痰湿内蕴，郁而化热，导致湿热；肝气郁结，气机不利，气不行血，导致气滞血瘀；肝气郁结化火，火热耗气伤阴，又会出现焦虑症症状加重或并发其他疾病。《素问·六元正纪大论》有言："帝曰：五运六气，亦复多乎？岐伯曰：郁极乃发，得时而也。帝曰：郁之其名，论之奈何？岐伯曰：木郁达之……"明·孙一奎在《医旨绪余》中论五郁说：《内经》曰：木郁达之，木郁者，肝郁也。"此处是第一次将五郁中的木郁与肝郁等同。《景岳全书》中有言："凡五气之郁，则诸病皆有，此因病而郁也；至若情志之郁，则总由乎也，此因郁而病也……兹予辨其三证，庶可无误，盖一曰怒郁、二曰思郁、三曰忧郁。如怒郁者，方其大怒气逆之时，则实邪在肝，多见气满腹胀，所当平也，及其怒后而逆气已去，惟中气受伤矣，既无胀满疼痛等证，而或为倦怠，或为不食，此以木邪克土，损在脾矣，是可不知培养而仍在消伐，则所伐者其谁乎？此怒郁之有先后，亦有虚实，所当辨治者如此。"赵献可在《医贯》中五行之理将其分为五种，五郁之中尤重木郁，曰："盖东方先生木……木郁则火亦郁于木中矣。不特此也，火郁则土自郁，土郁则金亦郁，金郁则水亦郁。"赵氏认为五郁皆可由木郁发展而来，治疗五郁以"一法代五法"，即"木郁达之"，木不郁则五般郁皆去。肝气郁结病证繁杂，变证多端，为百病之始，六郁之首；肝气郁结证是肝系诸病的龙头，它在肝病的各个发展阶段都可能存在，肝病的许多证候也都是在肝气郁结证的基础上发展而来的。

焦虑症的主要治则是疏肝解郁，症见焦虑不安，心烦易怒，精神抑郁，善太息，胁肋胀满，或咽中不适，如物梗阻，舌淡红，苔薄白，脉弦。兼顾肝郁化火，症见头晕不适，咽中如梗，胸闷嗳气，胃脘痞满，口干而不欲多饮，手心灼热，小便黄赤，纳谷不馨，夜寐多梦，有时两胁胀痛，女子乳房胀痛，经量或多或少，经色紫暗，夹有血块；脉弦，舌红，苔薄白或薄黄。

而肝气不舒亦可导致心肾不交、火热伤阴等证候，临证不应拘泥。应用推拿按摩治疗，按摩胁肋以解肝郁，辅以清利头目以醒脑开窍，佐以辨证点按穴位或按揉膀胱经。

二、调任通督醒神

《医学衷中参西录》云："通督脉可治愈身后诸病，通任脉可治愈身前诸病，督任皆通，元气流行，精神健旺，至此可以长生矣。"阳气主动，携阴精上承，阴精主沉，引阳气下潜，升降相因阴阳和合，循环灌注经络，意即水火相济阴阳平衡。《黄帝内经·上古天真论》中写到："恬淡虚无，真气从之，精神内守，病安从来"。意思为内心恬淡，清净自如，虚怀内守，人体内的真气从之，精神内守外邪无入侵，则百病不生，自是保全健康之道。这是中医传统养生观的集中体现。在奇经八脉中，唯独任、督二脉与十二经脉联系，具有无可比拟的作用，他们参与了全身的气血循行，而其他六经不具备该生理功能，因此它们无论是对人体的健康，还是相对于对疾病的治愈效果，都胜于其他各脏腑经脉。任、督二脉起于子宫盆腔，分布于人体的前后正中线，督脉从后正中线上行至上下口唇，于龈交交汇，统领一身阳气，督脉的穴位均具有醒脑开窍、宁心安神的作用；任脉从前正中线上行，任脉穴具有濡养气血、补肝脾肾等作用，任脉统领一身阴经，精血阴津皆灌注于内，上通于脑，与督脉交于承泣穴。焦虑症的发病机制主要为阴阳不和，气机郁滞，从任督脉论治可以达到取坎离交媾、水火既济、心肾相交、阴阳平衡之功。调任通督醒神治疗焦虑症的现代医学机制可能是对头、躯干等部位进行一系列刺激，可通过各种反射扩张毛细血管，改善脑血流量，促使大脑皮质兴奋性与抑制性相互制约从而达到平衡，同时可间接刺激脑松梨体和桥顶盖，激发其脑电作用，最终达到改善焦虑状态的目的。推拿能够很好调整气血的失常，纠正脏腑的病变，以达到调和气血、濡养五脏、使髓海充盈的目的，从而健脾养心，改善睡眠质量。掌揉脊柱两侧膀胱经可放松背部肌肉，缓解患者的紧张状态，便于进行后续手法操作；指按法施术面积小，压强大，又有"指针法"之称，具有舒筋通络之效；刺激各腧穴，能调节脏腑功能，达到宁心安神的目的。

焦虑症的主要证机是阴阳失衡，通过调任通督醒神达到阴阳气血调和的目的。而肝气郁结导致气机不畅，肾水和心火失去枢纽之动机，肾阴亏损，阴精不能上承，因而心火偏亢，失于下降，故心肾不交是其主要证候，症见焦躁不安、心烦失寐、心悸不安、眩晕、耳鸣、健忘、五心烦热、咽干口燥、腰膝酸软、遗精带下、舌红，脉细数等。应用按摩推拿治疗，应以疏解督脉及膀胱经为主，辅以灸艾的方式温暖下焦腧穴，佐以疏肝解郁，调理中焦枢纽气机，使水火既济，调畅心神。

三、调理脾胃

"饮食劳倦则伤脾";"饮食失节,寒温不适,脾胃乃伤";"饮食自倍,肠胃乃伤";"因劳犯寒,寒伤脾胃,尤酷尤甚";饮食失宜、寒热不调、不洁、偏嗜生冷、油浊等损伤脾胃而吐泻胀痛,酒湿伤脾胃,胸膈痞闷,痰逆呕吐,酒热伤阴可发热动血。伤于寒,饮食多有停滞,故失饥伤饱,常损伤脾胃。《景岳全书》云:"脾胃之伤于外者,唯劳倦最能伤脾,脾伤则表里相通,而胃受其困者为甚。脾胃之伤于内者,唯思忧忿怒最为伤心,心伤则母子相关,而化源隔绝者为甚。此脾胃之伤于劳倦情志者,较之饮食寒暑为更多也。"故精神刺激、情志不遂、心理障碍是脾胃病重要致病因素。《脾胃论》指出,"怒、忿、悲、思、恐、惧皆损元气";"心生凝滞,七情不安";"不能颐养于神",故应"安养心神,调治脾胃"。胃为五脏六腑之海,腐熟水谷,脾是后天之本,运化转输精微。在五脏之功,脾胃是五神脏气机之枢纽,升降出入有条不紊,气化枢纽运转灵活,调节情志自然正常。脾主思,过思则伤脾,脾胃本身病变就能引起情志异常,而情志疾病大多起于脏腑本身,亦或脏腑间气机不畅,升降异常且失序而引发,是故气机升降调达实为治疗者重中之重,因此由注重脾胃治疗情志疾病是治疗的重要方式之一。且脾升清阳,上输于肺而使五脏营养,五脏得养故情志得调;胃降浊阴,下传六腑而维护五脏,故使神志安宁,且调节水液代谢亦可影响情志。是故气机转输是脾胃主情志的关键。

消化系统症状是焦虑症躯体症状的主要临床表现,且多就诊于消化科,经上消化镜等现代医学检查均未见异常。脾胃坐镇中焦,是气机、水液、精微等物质转输的重要枢纽,受制于其他各脏腑。因此,脾胃虚弱是常见病机,兼见脾胃不和、肝郁克脾、脾肾阳虚等证,症见病程较长,焦虑不安,少气懒言,泄泻时轻时重、或时发时止,大便稀溏,色淡无臭味,夹有不消化食物残渣,食后易泻,吃多后见腹胀、大便多,平素食欲不振,面色萎黄,神疲倦怠,形体瘦弱,舌质淡,边有齿痕,苔少或剥脱,苔薄白,脉虚无力。应用推拿按摩治疗应以按揉腹部为主,辅以点揉脾胃经腧穴,或艾灸关元、中脘和足三里等腧穴,佐以按摩头部以宁心安神。

第三节　分型施治

一、肝郁气滞型

1. 治疗原则　以擦胁肋、扫散头两侧足少阳经脉和腹部按摩推拿为主,辅以头部按摩。每日一次，每次 30 分钟。

2. 治疗方案

（1）擦胁肋、点按足厥阴经和足少阳经腧穴：擦揉两侧胁肋；扫散头两侧足少阳经脉；点按足厥阴经原穴太冲以疏肝解郁、清肝养血、行气降逆；点按足厥阴经俞穴、募穴肝俞、期门，俞募相配，一阴一阳，补肝肾、益精血、养血柔肝、疏肝理气；点按膻中穴以理气开郁；百会位于巅顶，有三阳五会之称，故点按百会可安神定志，益脑宁神、开窍通络。点按以上五穴共奏行气开郁，疏肝宁神之效，为方中之君。

（2）揉腹、运腹、推腹：顺时针揉腹、运腹、推腹，胃气以降为和；掌振胃脘部及下腹部以镇静安神、温中理气，既可调理脾胃，又可平肝疏肝；点揉中脘、足三里、三阴交，取"土能生万物旺盛生机之意"，有和胃健脾，通腑化痰，升降气机，兼调肝肾的作用；以上手法相伍，宽胸理气、疏肝解郁、健脾养血，共为方中之臣。

（3）头部推拿：施开天门法、推坎宫法、按揉风池穴、拿揉颈项部以开窍醒脑、清利头目、镇静安神、止痛除烦，心经原穴神门穴、心包经之络穴内关相配，有扶正祛邪，宁心安神的作用，二穴与肝经原穴太冲相配，以理气柔肝、养心安神；气海穴所在为元气生发之所，有总调下焦气机的作用，点按气海穴，配合膻中、中脘同调周身三焦之气，总调一身阴阳之气；擦揉脊柱两侧膀胱经一线畅达一身之气血、旺盛一体之生机，点按胆俞、脾俞、胃俞穴等背俞穴，与肝俞穴相配，柔肝养血、调理诸脏腑气血。

【按语】

1. 焦虑症以肝郁为基本病机，采用疏肝解郁的手法治疗取得较好的临床疗效，在于在足厥阴经、足少阳经施以各类推拿手法，以行气开郁、和解少阳。

2. "见肝之病，知肝传脾，当先实脾"，肝郁气滞型焦虑症应在疏肝解郁基础上，应施以健脾胃之法，使中焦脾胃健运，以调畅气机。

3. 焦虑症患者由于思虑过多，应使患者尽快看到疗效，治疗应在安全的基础上施以药物或针灸治疗，迅速缓解患者症状，达到事半功倍的效果。

4. 在应用推拿按摩治疗焦虑症的过程中，医师应主动与患者进行交流，在患者放松的状态下进行适当心理疏导，进行心身并治。

二、心肾不交型

1. 治疗原则　采用头部推拿、点按督脉、按揉膀胱经穴，辅以摩擦胁肋、按揉腹部。每日一次，每次 30 分钟。

2. 基本操作

（1）背部推拿：在背部足太阳经两条侧线应用㨰法以放松骶棘肌，以按法、拨法、揉法放松颈项、背部肌肉，先轻后重、逐步增加力度。

（2）点按穴位：点按督脉、背俞穴、肩井等背部腧穴，每穴 30 秒，以通督醒神；按揉巨阙、气海、关元、心俞、厥阴俞、肾俞、命门，横擦腰骶部，竖擦督脉、膀胱经，以透热为度。

（3）头部推拿：①中指轻揉印堂 30 秒，然后双手拇指交替点按督脉至百会穴，力度略大。②双手示指分别点揉攒竹 15 秒，沿鱼腰、丝竹空至太阳穴推揉 15 次，按 30 秒。从睛明沿鼻两侧至迎香经颧骨下达耳门，示指推 5～6 次。③双拇指点揉鱼腰向头顶四神聪穴 5～6 次。④五指揉两侧颞部，并用扫散法扫散从前发际至头顶，用五指拿五经 5～6 次。⑤侧指击颞部，指端抓打头顶及颞部。⑥双掌根对按两侧太阳穴由轻至重 1 分钟。以上手法和穴位合用，起到宁心安神、醒脑定志的作用。

（4）腹部推拿：顺时针揉腹、运腹、推腹，胃气以降为和；掌振胃脘部及下腹部以镇静安神、温中理气，既可调理脾胃，又可平肝舒肝；点揉中脘、足三里、三阴交，取"土能生万物旺盛生机之意"，有和胃健脾，通腑化痰，升降气机，兼调肝肾的作用；以上手法相伍，宽胸理气、疏肝解郁、健脾养血。

（5）擦胸胁：双手自患者胁肋部插入，施以擦法疏肝理气。

【按语】

心肾不交型焦虑症患者治疗时应以头部按摩为主，辅以温暖下焦之法，且肝主疏泄，是调节心肾气机的重要枢纽，治疗时调节气机亦十分重要。

三、脾胃不和型

1. 治疗原则　以采用腹部推拿和点按足阳明经、足太阴经为主，辅以头部推拿。每日一次，每次 30 分钟。

2. 基本操作

（1）腹部推拿：顺时针揉腹、运腹、推腹，胃气以降为和；掌振胃脘部及下腹部以镇静安神、温中理气，既可调理脾胃，又可平肝疏肝。

（2）点按穴位：点揉三阴交、足三里、气海、中脘、关元等足阳明经合足太阴经腧穴；心脾两虚者按揉心俞、脾俞、膈俞、足三里、气海、关元，摩腹；阴虚火旺者按揉肾俞、太溪，点按气海、关元；心血瘀阻者分推胸部，着重点按膻中、内关、心俞；肝气郁结者按揉膻中、期门、章门，每穴 1.5～3 分钟为宜，双手拇指叠推两胁。

（3）捏脊法：沿华佗夹脊穴捏脊 3～4 遍，重点作用在肝俞、胆俞、膈俞、以患者能耐受为度，捏脊法能起到健脾胃的作用。

（4）头部推拿：重点按揉百会、四神聪等穴，然后用五指拿法从头顶拿至风府，重点按揉双侧风府，风池、天柱等穴。治疗时间约 6 分钟。

【按语】

脾胃不和型焦虑症多由情志不调、肝郁克脾导致，具体可再分为肝郁克脾、脾胃虚寒等证，脾胃是中焦气机枢纽，治疗时应加强对患者的心理疏导，强调心身并治。

第8章 拔罐疗法

拔罐法，古称角法，以罐为工具，利用燃火、抽气等方法排除罐内空气，造成负压，使之吸附于腧穴或应拔部位的体表，使局部皮肤充血、瘀血，以达到防治疾病的目的。拔罐疗法是中医学的重要组成部分，拔罐疗法有着悠久的历史，最早在《五十二病方》中就有古人用"兽角"做成罐具治疗疾病的记载。晋代《肘后备急方》中记载了用牛角治疗痈肿。在唐代，出现了竹筒水煮吸拔的方法，日渐发展成当今的水罐、药罐。到了宋金元时期，拔罐方法由单纯水煮的拔筒法发展为药筒法，即先将竹罐在按一定处方配制的药物中煮过备用，需要时，再将此罐置于沸水中煮后，乘热拔在穴位上，以发挥吸拔和药物外治的双重作用。在明代，当时一些主要外科著作几乎都列有此法，主要用于吸拔脓血，治疗痈肿。至清代出现了陶罐，并正式提出了沿用至今的"火罐"一词。清代在拔罐方法上也有很大进步，拔罐部位上一改以往以病灶区作为拔罐部位，而是采用吸拔穴位来提高治疗效果。同时拔罐疗法的治疗范围也从单一的外科发展到内科的多种病症的治疗。拔罐在中国经历了数千年的发展与积淀，已经具有鲜明的特色和确切的疗效，具有操作简便，安全有效、经济实用等特点。

现代研究表明，拔罐负压的刺激，能使局部血管扩张，促进局部血液循环，改善充血状态，加强新陈代谢，改变局部组织营养状态，增强血管壁通透性及白细胞吞噬能力，增强机体体能及人体免疫能力。同时，拔罐又可以改善皮肤的呼吸和营养，这有利于汗腺和皮脂腺的分泌；可增加肌肉的血流量，增强肌肉的工作能力和耐力，防止肌肉萎缩；并可加深呼吸，增强胃肠蠕动，兴奋支配腹内器官的神经，增进胃肠等脏器的分泌功能；可加速静脉血管中血液回流，调整肌肉与内脏血液流量及贮备的分布情况。这种疗法具有开泄腠理、扶正祛邪、散寒祛湿、疏通经络、活血祛瘀、行气止痛等作用，从而调整人体的阴阳平衡、解除疲劳、增强体质，进而达到扶正祛邪、治愈疾病的目的。作为传统的中医外治法，拔罐讲究辨证论治，选择一些与经络相关或经气聚集的部位进行拔罐，以达到最佳效果。

第一节　拔罐常识

一、罐具种类

拔罐工具根据所用材料而命名，包括兽角罐、竹罐、陶瓷罐、玻璃罐、橡胶罐、塑料罐、抽气罐、金属罐八种，目前竹罐、陶瓷罐、玻璃罐，使用较为普遍。

1. 兽角罐是指用牛、羊等兽角制成，多在边远少数民族地区使用。

2. 竹罐随排气方法不同，选材、制作有所区别。竹制火罐因用火力排气，须选取坚实成熟的老竹子来制作。竹制水罐，因要用水或药液煮罐，要选择尚未成熟（但也不青嫩的）质地坚实的竹子制作。竹罐的优点是取材方便，制作简单，轻便耐用，便于携带，经济实惠，不易打破。缺点是容易干裂漏气，不透明，无法观察罐内皮肤的变化。

3. 陶瓷罐用陶土烧制而成，口底平正，里外光滑，厚薄适宜，此罐适用于火力排气法。

4. 玻璃罐用耐热玻璃制成，腔大口小，罐口边缘略突向外。按罐口直径及腔大小可分为大、中、小三种型号，多用于火力排气法，特别适用于走罐法及针刺后拔罐法。其优点是造型美观、清晰透明，便于拔罐时在罐外观察皮肤的变化，从而掌握拔罐时间，是目前临床应用最广泛的罐具。缺点是导热快，易烫伤，容易破损。

5. 橡胶罐用具由良好伸缩性能的橡胶制成，口径小至可用于耳穴，大到可以覆盖整个人体，其形状因临床需要各异。用于抽气排气法。优点是消毒便利，不易破损，适用于耳、鼻、眼、头皮、腕踝部和稍凹凸不平等特殊部位拔罐；缺点是价格高，无法观察罐内皮肤的变化。

6. 塑料罐用耐热塑料压制而成，其规格型号与玻璃罐相似。优点是不易破损，轻便携带；缺点是不能观察罐内变化，并易老化变形。

7. 抽气罐用有机玻璃或透明的工程塑料制成，采用罐顶活塞来控制抽气与排气。抽气罐的优点是不用点火，不会烫伤，安全可靠，抽气量和吸拔力可控制；自动放气起罐不疼痛；罐体透明，便于观察吸拔部位皮肤的充血情况，便于掌握拔罐时间。抽气罐是对传统罐具改进的一大突破，是目前临床医师广泛使用的罐具。

8. 金属罐用铜或铁、铝、不锈钢等金属材料制成，规格与型号要求一般与陶瓷罐、玻璃罐相似。用于火力排气法。其优点消毒便利，不会破损；缺点是制造价格高，传热快，容易烫伤皮肤，无法观察拔罐部位皮肤的变化。

如在没有专用罐具或在突发的紧急情况下，可用随手可得的代用罐进行拔罐治疗，如茶杯、酒杯、空药瓶、罐头瓶、碗等，只要口部平整光滑，能耐热，能产生一定吸拔力的器具皆可用来拔罐。

二、常用的吸拔方法

1. 火罐法　最常用，是利用燃烧时消耗罐中部分氧气，并借火焰的热力使罐内的气体膨胀而排除罐内部分空气，使罐内气压低于大气压，借以将罐吸着于施术部位的皮肤上。火罐法其吸拔力的大小与罐具的大小和深度、罐内燃火的温度和方式、扣罐的时机与速度及空气在扣罐时进入罐内的多少等因素有关。如罐具深而且大，在火力旺时扣罐，罐内热度高、扣罐动作快，下扣时空气再进入罐内少，则罐的吸拔力大；反之则小，可根据临床治疗需要灵活掌握。

（1）闪火法：用镊子或止血钳等夹住乙醇棉球，或用纸卷成筒条状，点燃后在火罐内壁中段绕 1～2 圈，或稍作短暂停留后，迅速退出并及时将罐扣在施术部位上，即可吸住。此法比较安全，不受体位限制，是较常用的拔罐方法，操作时需注意不要烧罐口，以免灼伤皮肤。

（2）投火法：用易燃纸片或棉花，点燃后，投入罐内，迅速将罐扣在应拔部位，即可吸附于皮肤之上。此法适合用于侧面拔罐。

（3）滴酒法：用 95% 乙醇或白酒，滴入罐内 1～3 滴（切勿过多，以免拔罐时流出，烧伤皮肤），沿罐内壁摇匀，用火点燃后，迅速将罐扣在应拔部位。

（4）贴棉法：用大小适宜乙醇棉一块，贴在罐内壁下 1/3 处，用火将乙醇棉点燃后，迅速将罐扣在应拔部位。

（5）架火法：即用不易燃烧、传热的物体，如瓶盖、小酒盅等（其直径要小于罐口），置于应拔部位，然后将 95% 乙醇数滴或乙醇棉置于瓶盖或酒盅内，用火将乙醇点燃后，将罐迅速扣下。

（6）走罐法：又名推罐法、飞罐法，一般用于面积较大，肌肉丰厚的部位，如腰背部，大腿等处。须选口径较大的罐，罐口要求平滑较厚实，最好选用玻璃罐，先在罐口涂一些润滑油脂或在走罐所经皮肤上涂以润滑油脂，将罐吸拔好后，以手握住罐底，稍倾斜，即推动方向的后边着力，前边提起，慢慢向前推动，这样吸拔在皮肤表面上进行上下或左右或循经的来回推拉移动，至皮肤潮红为度。

（7）闪罐法：即将罐拔住后，立即起下，如此反复多次拔住起下，直至皮肤潮红、充血，或瘀血为度。

（8）刺血拔罐：即在应拔部位皮肤消毒后，用三棱针点刺出血或用皮肤针叩打后，再行拔罐，加强刺血治疗作用。

（9）留针拔罐：简称针罐，即在针刺留针时，将罐拔在以针为中心的部位上，5～10分钟，直至皮肤潮红、充血，或瘀血时，将罐起下，然后将针起出，此法能起到针罐配合的作用。

2. 水罐法　一般选用竹罐在锅内加水煮沸，使用时用卵圆钳倒夹竹罐的底端，甩去罐内沸水，并用湿毛巾紧扣罐口，乘热在施术部位上吸住。此法适用于任何部位拔罐，其吸拔力小，操作需快捷。

3. 抽气法　先将备好的抽气罐紧扣在需拔罐的部位上，用抽气筒将罐内的空气抽出，使之产生所需负压，即能吸住，此法适用于任何部位拔罐。

4. 起罐法　起罐亦称脱罐。用一手拿住火罐，另一手将火罐口边缘的皮肤轻轻按下，或将火罐特制的进气阀拉起，待空气缓缓进入罐内后，罐即落下。切不可硬拔，以免损伤皮肤。若起罐太快，易造成空气快速进入罐内，则负压骤减，易使患者产生疼痛。

三、拔罐注意事项

1. 首先应该检查罐口是否光滑和有无残角破口，以免伤及皮肤。

2. 拔罐时因要暴露体表皮肤，故须注意保暖，防止受凉。

3. 初次拔罐及体弱、宜紧张、年老等易发生意外反应的患者，宜选小罐具，且拔的罐数要少，宜用卧位。随时注意观察患者的面色、表情，以便及时发现和处理意外情况。若患者有晕罐征兆，如头晕、恶心、面色苍白、四肢厥冷、呼吸急促、脉细数等症状时，应及时取下罐具，使患者平卧，取头低足高体位。轻者喝些开水，静卧片刻即可恢复。重者可针刺百会、水沟（人中）等穴位以醒脑开窍。

4. 拔罐以肌肉丰满、皮下组织丰富及毛发较少的部位为宜。皮薄肉浅、五官七窍等不宜拔罐。前一次拔罐部位的罐斑未消退之前，不宜在原处拔罐。

5. 拔罐动作要稳、准、快，可根据病情轻重及患者体质的不同情况决定吸拔力的大小。一般来说，罐内温度高时扣罐、扣罐速度快、罐具深而大，吸力则大；反之则小。若吸力不足则重新拔，吸力过大可按照起罐法稍微放进一些空气。

6. 拔罐的部位肌肉厚，如臀部、大腿部，拔罐时间可略长；拔罐部位肌肉薄，如头部、胸部，拔罐时间宜短。气候寒冷拔罐时间可适当延长；天热可相应缩短。一般在夏季炎热时，留罐时间应不超过10分钟为宜。

7. 拔罐时，患者不要移动部位，以免罐具脱落，拔罐数目多时，罐具之间的距离不宜太近，以免罐具牵拉皮肤产生疼痛或因罐具间互相挤压而脱落。

8. 走罐时应注意在欲走罐的部位或罐口涂抹一些润滑剂，如甘油、液状石蜡等，以防止走罐时拉伤皮肤。起罐时手法要轻缓，用一手拿住火罐，另一手将火罐口边缘的皮肤轻轻按下，或将火罐特制的进气阀拉起，待空气缓缓进入罐内后，罐即能落下，切不可硬拔或旋动，以免损伤皮肤。

9. 拔罐后出现水疱，可不做处理，注意防止擦破，任其自然吸收；也可以涂少许甲紫（龙胆紫），或用少量乙醇消毒后，敷盖消毒敷料。拔罐后，患者的局部皮肤上会出现深红色、黑紫色、紫青色等颜色，是由于拔罐时产生的负压造成毛细血管损伤，血液渗出到皮下组织形成的。局部皮肤颜色的深浅只是程度（渗出的多少）上的不同，可由拔罐的时间长短、负压大小、个体差异、部位不同而决定这些颜色的不同。

10. 对于有开放性软组织损伤，出血或有出血倾向的疾病，皮肤有过敏、溃疡、水肿和大血管分布部位，各种类型的骨折、急性传染病，危重的心、肝、肾、肺等脏器疾病，肿瘤患者、血友病、孕妇与妇女经期的腹部及腰骶部位、过饱、过饥、过渴、醉酒等症状与疾病还是应慎用。

第二节 治疗原则

焦虑症的拔罐治疗，多选用腹背部五脏俞募穴，焦虑症病机为心神不安，属中医神志范畴，据中医五脏神理论，其病位主要在心，但与肝、脾、肾等均有密切联系。心藏神，主神明。心神必须依靠气血的濡养。而人体气血主要来自水谷精微的化生，水谷精微化生气血的过程则离不开肺、肝、脾、肾的共同协作。五脏不安，则会引起心神不宁、阴阳失衡，继而导致焦虑的发生。所以安神首先要安五脏，安五脏又离不开五脏的俞募穴。五脏俞穴是位于背腰部足太阳膀胱经上的五个穴位，分别是心俞、肺俞、肝俞、脾俞、肾俞，是五脏经气、气血输注于背部之处。正如《类经》云："俞……皆通于脏气。"五脏募穴则是中府、日月、章门、京门、期门这五个穴位，是脏腑之经气结聚于胸腹的穴位。俞募配穴，又称腹背配穴，就是治疗时同时取用同一脏的俞穴和募穴。《难经》："五脏募皆在阴，俞皆在阳。"《发挥》曰："阴阳经络，气相交贯，脏腑腹背，气相通应。"阐释了经气可通过背腹部的俞募穴相通呼应，进而调节阴阳平衡和脏腑功能。

第三节 分型施治

一、肝郁气滞证

〔症状〕精神紧张，坐立不安，胸部满闷，胁肋胀痛，痛无定处，口苦嗳气，不思饮食，眠差，大便不调，妇人月经不调，舌暗苔薄白，脉弦。

〔治则〕疏肝解郁，理气畅中。

〔部位〕背部督脉、膀胱经；配穴：期门、日月。

〔思路〕治疗以选督脉、足太阳经为主，通过刺激体表腧穴，调整机体的阴阳平衡，使阳入阴而达到治病的目的。督脉总任六阳经，为阳脉之海，可调节周身阳经之气；膀胱经五脏俞穴为脏腑之气会聚腰背之所，取合适俞穴能够起到对症下药的功效；期门、日月分别为肝经、胆经募穴，俞募配穴，气相通应，进而疏肝利胆，调节阴阳，平和脏腑。

〔操作〕选择各型号玻璃罐若干，取背部督脉及五脏俞穴时采用俯卧位，将润滑油均匀抹在游走部位。手持纱布对光检查火罐罐口和罐身有无破损、裂痕。一手持火罐，另一手持止血钳夹点燃的95%乙醇棉球在罐内转动1～2周后迅速抽出，使罐内形成负压后迅速将罐口吸附在拔罐部位皮肤，确定火罐吸牢后，将点燃的棉球放在灭灰缸中熄灭。右手握住罐底，稍倾斜，在罐口后半边着力，前半边略提起，循着上、下、左、右方向推移，走罐约15分钟，至游走罐部位的皮肤红润、充血或瘀血。然后让患者采用仰卧位的方式，对双侧期门、日月穴位进行拔罐。留罐15分钟。避寒凉，忌冷饮，注意休息。

二、肝火扰心证

〔症状〕精神紧张，坐卧不宁，急躁易怒，口苦而干，头痛头晕、目赤、耳鸣，或嘈杂吞酸，夜不入寐，眠浅梦多，腹胀纳差，便秘溲赤，舌红苔黄、脉弦而数。

〔治则〕疏肝解郁，清心泻火。

〔部位〕背部督脉、膀胱经；配穴：膻中、大椎。

〔思路〕治疗以选督脉、足太阳经为主，通过刺激体表腧穴，调整机体的阴阳平衡，使阳入阴而达到治病的目的。督脉总任六阳经，为阳脉之海，可调节周身阳经之气；膀胱经五脏俞穴为脏腑之气会聚腰背之所，取合适俞穴能够起到对症下药的功效；膻中为心包募穴，焦虑病位在心，心为君主之官，不能受邪，而心包可代心过，故《灵枢·邪客》云："诸邪之在心者，皆在于心之包络。"刺激膻中穴可起到疏通手厥阴心包经的经气，进而驱邪定宅，宁心安神，且俞募配穴，气相通应，进而调节阴阳，平和脏腑。大椎为手足三阳经的阳气及督脉的阳气汇集之所，故为手足三阳及督脉之会，可调节全身阳气，使阴阳平和。

〔操作〕选择各型号玻璃罐若干，取背部督脉及五脏俞穴时采用俯卧位，将润滑油均匀抹在游走部位。手持纱布对光检查火罐罐口和罐身有无破损、裂痕。一手持火罐，另一手持止血钳夹点燃的95%乙醇棉球在罐内转动1～2周后迅速抽出，使罐内形成负压后迅速将罐口吸附在拔罐部位皮肤，确定火罐吸牢后，将点燃的棉球放在灭灰缸中熄灭。右手握住罐底，稍倾斜，在罐口后半边着力，前半边略提起，循着上、下、左、右方向推移，走罐约15分钟，至游走罐部位的皮肤红润、充血或瘀血。膻中、大椎用闪火法进行拔罐。避寒凉，忌冷饮，注意休息。

三、气滞血瘀证

〔症状〕精神紧张，坐卧不安，烦躁易怒，面色晦暗，头痛头晕，胸闷心悸，胁胀，或身体某部有疼痛不适，女性伴闭经或月经延期，经色紫暗，舌质紫暗，或有瘀点、瘀斑，脉弦或涩。

〔治则〕理气活血化瘀。

〔部位〕背部膀胱经；配穴：血海、膈俞。

〔思路〕治疗以足太阳经为主；膀胱经五脏俞穴为脏腑之气会聚腰背之所，取合适俞穴能够起到对症下药的功效；血海属足太阴脾经，为脾经所生之血汇集之处，是生血和活血化瘀之要穴；膈俞，八会穴之血会，主理气宽胸，活血通脉。

〔操作〕选择各型号玻璃罐若干，先取背部五脏俞穴时采用俯卧位，将润滑油均匀抹在游走部位。手持纱布对光检查火罐罐口和罐身有无破损、裂痕。一手持火罐，另一手持止血钳夹点燃的95%乙醇棉球在罐内转动1～2周后迅速抽出，使罐内形成负压后迅速将罐口吸附在拔罐部位皮肤，确定火罐吸牢后，将点燃的棉球放在灭灰缸中熄灭。右手握住罐底，稍倾斜，在罐口后半边着力，前半边略提起，循着上、下、左、右方向推移，走罐约15分钟，至游走罐部位的皮肤红润、充血或瘀血。血海、膈俞用三棱针点刺，然后取口径适合的玻璃罐，用闪火法拔在点刺穴位上5分钟。避寒凉，注意休息。

四、痰气郁结证

〔症状〕精神紧张，坐卧不安，表情呆滞，胸部满闷，胁肋胀痛，或见头晕目眩，神志不清，纳呆食少，失眠多梦，舌淡苔白腻，脉弦滑。

〔治则〕行气开郁，化痰散结。

〔部位〕背部膀胱经；配穴：膻中、丰隆。

〔思路〕治疗以足太阳经为主；膀胱经五脏俞穴为脏腑之气会聚腰背之所，取合适五脏俞穴能够起到对症下药的功效；膻中为心包募穴，焦虑病位在心，心为君主之官，不能受邪，而心包可代心过，故《灵枢·邪客》云："诸邪之在心者，皆在于心之包络。"刺激膻中穴可起到疏通手厥阴心包经的经气，进而驱邪定宅，宁心安神，且俞募配穴，气相通应，进而调节阴阳，平和脏腑；丰隆，足阳明经络穴，化痰去湿，主头眩痰盛。

〔操作〕选择各型号玻璃罐若干，先取背部五脏俞穴时采用俯卧位，将润滑油均匀抹在游走部位。手持纱布对光检查火罐罐口和罐身有无破损、裂痕。一手持火罐，另一手持止血钳夹点燃的 95% 乙醇棉球在罐内转动 1～2 周后迅速抽出，使罐内形成负压后迅速将罐口吸附在拔罐部位皮肤，确定火罐吸牢后，将点燃的棉球放在灭灰缸中熄灭。右手握住罐底，稍倾斜，在罐口后半边着力，前半边略提起，循着上、下、左、右方向推移，走罐约 15 分钟，至游走罐部位的皮肤红润、充血或瘀血。膻中、丰隆用闪火法进行拔罐。避寒凉，忌冷饮，注意休息。

五、心脾两虚证

〔症状〕精神紧张，坐卧不安，多思善疑，头晕神疲，心悸胆怯，失眠，健忘，纳差，面色不华，便溏，舌质淡，苔薄白，脉细弱。

〔治则〕益气补血，健脾养心。

〔部位〕背部督脉、膀胱经；配穴：三阴交、足三里。

〔思路〕治疗以选督脉、足太阳经为主，通过刺激体表腧穴，调整机体的阴阳平衡，使阳入阴而达到治病的目的。督脉总任六阳经，为阳脉之海，可调节周身阳经之气；膀胱经五脏俞穴为脏腑之气会聚腰背之所，取合适俞穴能够起到对症下药的功效；三阴交为肝、脾、肾三条阴经交汇之处，有活血化瘀、疏肝行气、补虚健脾作用；足三里为足阳明胃经之要穴，益气健脾养血，主虚劳诸证。

〔操作〕选择各型号玻璃罐若干，取背部督脉及五脏俞穴时采用俯卧位，将润滑油均匀抹在游走部位。手持纱布对光检查火罐罐口和罐身有无破损、裂痕。一手持火罐，另一手持止血钳夹点燃的 95% 乙醇棉球在罐内转动 1～2 周后迅速抽出，使罐内形成负压后迅速将罐口吸附在拔罐部位皮肤，确定火罐吸牢后，将点燃的棉球放在灭灰缸中熄灭。右手握住罐底，稍倾斜，在罐口后半边着力，前半边略提起，循着上、下、左、右方向推移，走罐约 15 分钟，至游走罐部位的皮肤红润、充血或瘀血。三阴交、足三里用闪火法进行拔罐。避寒凉，忌冷饮，注意休息。

六、肝肾阴虚证

〔症状〕精神紧张，坐卧不宁，面红潮热，眩晕心悸，心烦少寐，多梦耳鸣，腰膝酸软，舌红苔少，脉细数。

〔治则〕滋补肝肾，养阴清热。

〔部位〕背部督脉、膀胱经；配穴：期门、京门、足三里、太溪、太冲。

〔思路〕治疗中以选督脉、足太阳经为主，通过刺激体表腧穴，调整机体的阴阳平衡，使阳入阴而达到治病的目的。督脉总任六阳经，为阳脉之海，可调节周身阳经之气；膀胱经五脏俞穴为脏腑之气会聚腰背之所，取合适俞穴能够起到对症下药的功效；期门、京门分为肝、脾募穴，俞募配穴，气相通应，进而调节阴阳，平和脏腑；足三里为足阳明胃经之要穴，益气健脾养血，主虚劳诸证；太溪为肾经原穴，滋补要穴，可补肾养阴，引火归源；太冲为肝经原穴，柔肝养阴，安神定志。

〔操作〕选择各型号玻璃罐若干，取背部督脉及五脏俞穴时采用俯卧位，将润滑油均匀抹在游走部位。手持纱布对光检查火罐罐口和罐身有无破损、裂痕。一手持火罐，另一手持止血钳夹点燃的 95% 乙醇棉球在罐内转动 1～2 周后迅速抽出，使罐内形成负压后迅速将罐口吸附在拔罐部位皮肤，确定火罐吸牢后，将点燃的棉球放在灭灰缸中熄灭。右手握住罐底，稍倾斜，在罐口后半边着力，前半边略提起，循着上、下、左、右方向推移，走罐 15 分钟，至游走罐部位的皮肤红润、充血或瘀血。期门、京门、足三里、太溪、太冲用闪火法进行拔罐。避寒凉，忌冷饮，注意休息。

总之，拔罐疗法是一种温热的物理刺激，属于中医外治法，通过罐体产生负压边缘吸引刮熨皮肤、牵拉挤压浅层肌肉，使局部组织迅速充血水肿、瘀血，甚至毛细血管破裂红细胞被破坏，引起自身溶血而出现罐斑。西医学认为溶血作为良性刺激，可加强局部新陈代谢，使溶血释放出的组胺、神经递质流至全身以刺激各个器官，增强各器官功能活力，提高机体抵抗力。同时拔罐可以提高细胞活力，加速体内废物和毒素的排除，改变局部营养状态。此外，拔罐后的瘀斑渗出物需要一定时间才能被完全吸收，这可以对皮肤形成较为长期良性刺激。中医学认为拔罐对经络腧穴的吸引是良性刺激，可以协调阴阳，扶正祛邪。中医学认为"不通则痛"，拔罐通过疏通经络行气，可以通畅气机，缓解疼痛。另外，拔罐可以拔出体内毒血、寒气、湿气和热邪，有活血祛瘀的作用。

第9章 刮痧疗法

刮痧疗法是以中医脏腑学说、经络学说中的十二经脉理论、十二经皮部理论、经筋学说理论为指导，用铜钱、汤匙、硬币、水牛角板等边缘光滑之物，沾上植物油或清水等介质，在人体某部位皮肤上反复刮拭、摩擦，以刺激体表皮肤相关的与五脏六腑对应的经络穴位，使腠理疏通，脏腑秽浊之气通达于外，气血通畅，阴阳调和的一种中医外治疗法。"痧"字从"沙"衍变而来。最早"沙"是指一种病证。刮痧使体内的痧毒，即体内的病理产物得以外排，从而达到治愈痧症的目的。因很多病症刮拭过的皮肤表面会出现红色、紫红色或暗青色的类似"沙"样的斑点，人们逐渐将这疗法称为"刮痧疗法"。刮痧疗法疗效确切，立竿见影，又能就地取材，操作简单，易学易会，千百年来受到人们的重视，并在民间广泛流传，是一种行之有效的非药物治疗方法。刮痧疗法有着悠久的历史，早在唐代人们就能运用苎麻作为刮痧工具以治疗痧症。《痧胀玉衡》《理瀹骈文》《松峰说疫》《串雅外编》《杂病源流犀烛》等古代医籍中均有不少篇幅论述刮痧疗法，积累了丰富的经验。

第一节 刮痧常识

一、操作手法

1. 患者取舒适体位，充分暴露其施治部位，并用温水洗净局部。

2. 用刮痧板或边缘光滑的汤匙（或调羹、铜币等）蘸上麻油（菜籽油、花生油、豆油或清水均可），在需要刮痧的部位单向重复地刮。

3. 刮痧方向一般是由上而下，或由身体中间刮向两侧，或每次都由内向外，不得来回刮动。每次每处需刮20下左右，直到皮肤出现深红色痧痕为止。

4. 刮痧部位大多选在患者背部或颈部两侧。也可根据病情需要，选择特定的穴位进行刮痧。在穴位处刮痧，除了具有刮痧本身的治疗效果外，还可疏通经络，行气活血。刮拭的顺序为：先面部，后依次为背部、腰部、腹部、腕掌侧、手背、小腿内侧、小腿后侧。

5. 每一部位可刮 2 ～ 4 条或 4 ～ 8 条"痧痕"。按部位不同，"痧痕"可刮成直条或弧形。

二、注意事项

1. 应避开皮肤黑痣、肿块、手术瘢痕等部位。

2. 有孔处，如肚脐、眼、鼻、口、乳头、生殖器等不宜刮痧。

3. 力度适中，不宜过轻或过重，同时结合患者耐受能力而定。

4. 刮痧后介质不宜立即擦干净。

5. 刮痧后休息 30 分钟，方可活动。

6. 刮痧后 3 ～ 4 小时才能洗澡，禁洗冷水澡。

7. 刮痧部位可左右交替，若刮拭同一部位，应间隔 3 ～ 5 天，待皮肤由紫红或暗红逐渐变浅淡后方可进行再次刮痧。

8. 晕厥处理方法是平卧，松开衣服、腰带；刮拭水沟（人中）穴，待清醒后喝温糖水，休息半小时即可。

三、刮痧禁忌证

1. 有出血倾向性疾病，如紫癜、白血病、严重贫血等禁刮。

2. 严重内科疾病，如有严重心、脑、肺疾病等禁刮。

3. 严重的传染性疾病，如重症肝炎，活动性肺结核等禁刮。

4. 各种晚期肿瘤禁刮。

5. 妇女妊娠期、月经期在其腰骶部和腹部禁刮。

6. 皮肤病如湿疹、癣、疱疹、疥疮等，禁在患处刮痧。

7. 骨折患处禁刮。

8. 幼儿的头部、颈部、脊柱部等禁刮。

9. 年老，久病体虚，或过饥过饱，酒醉、过劳之后均不宜刮痧。

第二节 治疗原则

"虚者补之，实者泻之"，这是中医治疗的基本法则之一。刮痧治疗焦虑症，也要遵循一定的补泻规律。手法轻者为补，重者为泻；在刮拭速度上，慢者为补，快者为泻；在刮拭时间上，时间长者为补，时间短者为泻；顺经刮拭者为补，逆经为泻。因此，对于实证，可使用一定的泻法，即刮痧按压力大，速度快，刺激时间较短。对于虚证，则要采取一定的补法，即刮痧按压力小，速度慢，刺激时间长。刮痧疗法通过刮拭经络的循行部位或特定区域从而起到开泄腠理、疏通经络、调理气血作用，而使经络疏通，气血得调，阴阳平衡。

人体是一个有机的整体，脏腑之间在生理上是相互协调，相互促进的，同时我们又是自然界中的一份子。所以其利用人工或自然界物理因素作用于人体，产生有利的反应。物理因素通过人体局部的直接作用，可对神经、体液产生间接作用而引起人体反应，从而调整了血液循环，加快了新陈代谢，促进对细胞组织的修复，调节神经系统的功能，提高免疫功能，消除致病因素，改善病理过程，达到治病目的。现代研究表明，刮痧可作用于神经系统，人体皮肤有数不清的神经末梢，在对皮肤进行刮治时，可以借神经传导，通过大脑加强人体的保卫功能；亦可作用于循环系统，通过刮痧，可使血液回流加快，循环加强，毛细血管渗出液自行吸收，增加人体抵抗能力。此外刮痧部位大多为气血汇聚之所，该处皮肤可能隐藏着某些免疫功能较强的免疫组织，由于人们的手足平时很少触及这些部位，致使这些免疫组织中的免疫细胞经常处于休息状态，通过刮痧刺激该处的免疫组织，促进了该处的血液循环，受到刺激的免疫细胞，随着血液可散布到全身各处，使病变的器官、细胞得到营养和氧气补充，从而恢复人体自身的抗病能力。刮痧通过局部刺激能够对大脑皮质形成反应，从而起到调节大脑兴奋与抑制过程平衡的作用。采取科学合理中医刮痧治疗方式辅助情志护理措施，能够对患者喜怒情感进行调节，使其喜怒有度，凡事尽可能做到不以物喜、不以己悲，保持平稳心态，对改善焦虑很有帮助。

第三节 分型施治

一、肝郁气滞证

〔症状〕精神紧张，坐立不安，胸部满闷，胁肋胀痛，痛无定处，口苦嗳气，不思饮食，眠差，大便不调，妇人月经不调，舌暗苔薄白，脉弦。

〔治则〕疏肝解郁，理气畅中。

〔部位〕膀胱经：肝俞至胆俞；肝经：期门、章门；督脉：神庭、大椎。

〔思路〕焦虑症的刮痧治疗，多选用腹背部五脏俞募穴，焦虑症病机为心神不安，属中医神志范畴，据中医五脏神理论，其病位主要在心，但与肝、脾、肾等均有密切联系。心藏神，主神明。心神必须依靠气血的濡养。而人体气血主要来自水谷精微的化生，水谷精微化生气血的过程则离不开肺、肝、脾、肾的共同协作。五脏不安，则会引起心神不宁、阴阳失衡，继而导致焦虑的发生。所以安神首先要安五脏，安五脏又离不开五脏的俞募穴。五脏俞穴是位于背腰部足太阳膀胱经上的五个穴位，分别是心俞、肺俞、肝俞、脾俞、肾俞，是五脏经气、气血输注于背部之处。正如《类经》云："俞……皆通于脏气。"五脏募穴则是中府、日月、章门、京门、期门这五个穴位。因而首选肝俞、胆俞、章门、期门以调理肝、胆、脾；神庭穴位于大脑前额，主神志，有调神、通窍、解郁、止痛、平肝潜阳之功，大椎为手足三阳经的阳气及督脉的阳气汇合而成，故为手足三阳及督脉之会，可调节全身阳气，使阴阳平和。穴位选取点、线、面结合，可同时对多个腧穴进行有效刺激，以舒经活络，安神宁志。

〔操作〕患者坐位，刮痧前先刮涂润滑剂以保护皮肤，手拿刮痧板，以刮痧板较厚的一面对着手掌，刮痧板与刮拭方向一般保持在45°～90°。刮痧时间每次一般是10～20分钟，用力稍沉，用泻法，直到出现痧象为止，边刮边询问患者的感受，力度宜逐渐加大。每次刮完之后，以背部感觉到血液循环加快、浑身发热为最佳感觉。根据痧象，确定下一次治疗时间。一般7次为1个疗程，每次治疗须待前次所刮出的痧消失干净后再进行下次刮痧，即一般间隔2～3天，1个疗程约20天。出痧后30分钟内忌洗冷水澡，出痧后饮一杯温开水为宜，并休息15～20分钟再活动。避寒凉，忌冷饮，注意休息。

二、肝火扰心证

〔症状〕精神紧张，坐卧不宁，急躁易怒，口苦而干，头痛头晕、目赤、耳鸣，或嘈杂吞酸，夜不入寐，眠浅梦多，腹胀纳差，便秘溲赤，舌红苔黄、脉弦而数。

〔治则〕疏肝解郁，清心泻火。

〔部位〕督脉：大椎。膀胱经：肝俞、胆俞；肝经：行间、太冲；心包经：曲泽、郄门、间使、内关、大陵；心经：神门。

〔思路〕大椎为手足三阳经的阳气及督脉的阳气汇集之所，故为手足三阳及督脉之会，可调节全身阳气，使阴阳平和；膀胱经五脏俞穴为脏腑之气会聚腰背之所，取合适俞穴能够起到对症下药的功效，选取肝俞和胆俞以调理肝、胆；太冲和行间能起到泻肝的作用；心经原穴神门可以起到调整心经、安神定志的作用；天河水穴，其定位是前臂肘横纹中点与腕横纹中点的连线，涵盖了手厥阴心包经的曲泽、郄门、间使、内关、大陵5个穴位。焦虑病位在心，心为君主之官，不能受邪，而心包可代心过，故《灵枢·邪客》云："诸邪之在心者，皆在于心之包络。"刮痧泻天河水，可起到疏通手厥阴心包经的经气，进而驱邪定宅，宁心安神。

〔操作〕舒适坐位，刮痧前先刮涂润滑剂以保护皮肤，手拿刮痧板，以刮痧板较厚的一面对着手掌，刮痧板与刮拭方向一般保持在45°～90°。刮痧时间每次次一般是10～20分钟，用力稍沉，用泻法，以皮肤潮红甚至瘀紫为度，边刮边询问患者的感受，力度宜逐渐加大。每次刮完之后，以背部感觉到血液循环加快、浑身发热为最佳感觉。心包经穴位当以近端向远端刮拭为泻，切忌误用由远端向近端刮拭，否则为补法，而犯"虚虚实实"之戒。一般7次为1个疗程，每次治疗须待前次所刮出的痧消失干净后再进行下次刮痧，即一般间隔2～3天。1个疗程约20天。出痧后30分钟内忌洗冷水澡，出痧后饮一杯温开水为宜，并休息15～20分钟再活动。避寒凉，忌冷饮，注意休息。

三、气滞血瘀证

〔症状〕精神紧张，坐卧不安，烦躁易怒，面色晦暗，头痛头晕，胸闷心悸，胁胀，或身体某部位有疼痛不适，女性伴闭经或月经延期，经色紫暗，舌质紫暗，或有瘀点、瘀斑，脉弦或涩。

〔治则〕理气活血化瘀。

〔部位〕督脉：百会至神庭；膀胱经：心俞至膈俞；脾经：三阴交；大肠经：合谷。

〔思路〕治疗以选督脉、足太阳经为主，通过刺激体表腧穴，调整机体的阴阳平衡，使阳入阴而达到治病的目的。百会为督脉经穴，主神志，有醒脑安神之功；神庭穴位于大脑前额，主神志，有调神、通窍、解郁、止痛、平肝潜阳之功效；膀胱经五脏俞穴为脏腑之气会聚腰背之所，取合适俞穴能够起到对症下药的功效；三阴交为肝、脾、肾三条阴经交汇之处，有活血化瘀、疏肝行气、补益肝肾作用，尤以活血化瘀见长；合谷为手阳明大肠经原穴，阳明经多气多血，此处刮痧行气活血力专效宏。众穴相伍，具有行气、活血之功。

〔操作〕患者坐位，刮痧前先刮涂润滑剂（红花油等有活血作用者更好）以保护皮肤，手拿刮痧板，以刮痧板较厚的一面对着手掌，刮痧板与刮拭方向一般保持在45°～90°。刮痧时间每次一般是10～20分钟，用力稍沉，用泻法，以皮肤潮红甚至瘀紫为度，边刮边询问患者的感受，力度宜逐渐加大。每次刮完之后，以背部感觉到血液循环加快、浑身发热为最佳感觉。然后根据痧象，确定下一次治疗时间。一般7次为1个疗程，每次治疗须待前次所刮出的痧消失干净后再进行下次刮痧，即一般间隔2～3天。1个疗程约20天。出痧后30分钟内忌洗冷水澡，出痧后饮一杯温开水为宜，并休息15～20分钟再活动。避寒凉，忌冷饮，注意休息。

四、痰气郁结证

〔症状〕精神紧张，坐卧不安，表情呆滞，胸部闷塞，胁肋胀满，或见头晕目眩，神识不清，纳呆食少，失眠多梦，舌淡苔白腻，脉弦滑。

〔治则〕行气开郁，化痰散结。

〔部位〕膀胱经：双侧心俞至脾俞；心包经：曲泽、郄门、间使、内关、大陵；胃经：丰隆。

〔思路〕膀胱经五脏俞穴为脏腑之气会聚腰背之所，取合适俞穴能够起到对症下药的功效；手厥阴心包经曲泽、郄门、间使、内关、大陵5个穴位属天河水穴；焦虑病位在心，心为君主之官，不能受邪，而心包可代心过，故《灵枢·邪客》云："诸邪之在心者，皆在于心之包络。"刮痧泻天河水，可起到疏通手厥阴心包经的经气，进而驱邪定宅，宁心安神；丰隆为足阳明经络穴，化痰去湿，主头眩痰盛。

〔操作〕舒适坐位，刮痧前先刮涂润滑剂以保护皮肤，手拿刮痧板，以刮痧板较厚的一面对着手掌，刮痧板与刮拭方向一般保持在45°～90°。刮痧时间每次一般是10～20分钟，用力稍沉，用泻法，以皮肤潮红甚至瘀紫为度。心包经穴位当以近端向远端刮拭为泻，切忌误用由远端向近端刮拭，否则为补法，而犯"虚虚实实"之戒。边刮边询问患者的感受，力度宜逐渐加大。每次刮完之后，以背部感觉到血液循环加快、浑身发热为最佳感觉。出痧后30分钟内忌洗冷水澡，出痧后饮一杯温开水为宜，并休息15～20分钟再活动。一般7次为1个疗程，每次治疗须待前次所刮出的痧消失干净后再进行下次刮痧，即一般间隔2～3天。1个疗程约20天。避寒凉，忌冷饮，注意休息。

五、心脾两虚证

〔症状〕精神紧张，坐卧不安，多思善疑，头晕神疲，心悸胆怯，失眠，健忘，纳差，面色不华，便溏，舌质淡，苔薄白，脉细弱。

〔治则〕益气补血，健脾养心。

〔部位〕背部膀胱经：五脏俞穴；心经：神门；脾经：三阴交；心包经：内关。

〔思路〕膀胱经五脏俞穴为脏腑之气会聚腰背之所，取合适俞穴能够起到对症下药的功效；三阴交为肝、脾、肾三条阴经交汇之处，有活血化瘀、疏肝行气、补虚健脾的作用；心经原穴神门可以起到调整心经、安神定志的作用；内关为手厥阴心包经常用腧穴，具有宁心安神，理气化瘀之功效。

〔操作〕舒适坐位，刮痧前先刮涂润滑剂以保护皮肤，手拿刮痧板，以刮痧板较厚的一面对着手掌，刮痧板与刮拭方向一般保持在45°～90°。用补法刮痧，即力度轻，速度慢，给予持久刺激。每穴刮拭3～5分钟。一般7次为1个疗程，每次治疗须待前次所刮出的痧消失干净后再进行下次刮痧，即一般间隔2～3天。1个疗程约20天。在刮痧过程中，应注意个体差异，对于一些不出痧或出痧较少的患者，不可强求出痧，以患者感觉舒服为原则；须边刮边询问患者的感受，力度宜逐渐加大。每次刮完之后，以背部感觉到血液循环加快、浑身发热为最佳感觉。出痧后30分钟内忌洗冷水澡，出痧后饮一杯温开水为宜，并休息15～20分钟再活动。避寒凉，忌冷饮，注意休息。

六、肝肾阴虚证

〔症状〕精神紧张，坐卧不宁，面红潮热，眩晕心悸，心烦少寐，多梦耳鸣，腰膝酸软，舌红苔少，脉细数。

〔治则〕滋补肝肾，养阴清热。

〔部位〕督脉：神庭、百会、大椎；膀胱经：五脏俞穴；肾经：太溪、照海、然谷。

〔思路〕治疗中选督脉、膀胱经、肾经为主，通过刺激体表腧穴，调整机体的阴阳平衡，使阳入阴而达到治病的目的。神庭穴位于大脑前额，主神志，有调神、通窍、解郁、止痛、平肝潜阳之功效；百会为督脉经穴，主神志，有醒脑安神之功效；大椎为手足三阳经的阳气及督脉的阳气汇集之所，故为手足三阳及督脉之会，可调节全身阳气，使阴阳平和。膀胱经五脏俞穴为脏腑之气会聚腰背之所，取合适俞穴能够起到对症下药的功效；肾经太溪、照海、然谷可补肾养阴。

〔操作〕舒适坐位，刮痧前先刮涂润滑剂以保护皮肤，手拿刮痧板，以刮痧板较厚的一面对着手掌，刮痧板与刮拭方向一般保持在45°～90°。手法用补法，要求是循经、速度慢、力度轻、时间长。以皮肤潮红为度。一般7次为1个疗程，每次治疗须待前次所刮出的痧消失干净后再进行下次刮痧，即一般间隔2～3天。1个疗程约20天。在刮痧过程中，应注意个体差异，对于一些不出痧或出痧较少的患者，不可强求出痧，以患者感觉舒服为原则；须边刮边询问患者的感受，力度宜逐渐加大。每次刮完之后，以背部感觉到血液循环加快、浑身发热为最佳感觉。出痧后30分钟内忌洗冷水澡，出痧后饮一杯温开水为宜，并休息15～20分钟再活动。避寒凉，忌冷饮，注意休息。

总体而言，刮痧疗法作为一种良性的体表刺激疗法，作用于皮肤及皮下组织，刺激皮肤神经免疫内分泌系统分泌神经递质，促进毛细血管的内皮细胞及皮下脂肪组织合成和分泌舒张血管物质、增强细胞内皮对舒张血管物质的敏感性，通过上调或下调舒张和收缩血管物质，恢复机体自主神经系统。其作用于皮肤及皮下组织、皮下脂肪等组织，通过神经－体液调节机体免疫，提高机体抗氧化能力和白细胞、淋巴细胞的吞噬能力，甚至促进某些神经递质的释放，从而调节焦虑情绪及相关躯体症状。有研究发现，刮痧后 6 小时白细胞、淋巴细胞、超氧化物——歧化酶显著升高；单胺类神经递质 5–HT、多巴胺、去甲肾上腺素明显降低。提示刮痧能通过调节神经递质水平来缓解焦虑情绪及相关躯体症状。目前刮痧的基础试验研究相对较少，对于刮痧治病的临床机制研究不够，大多停留在对中医理论的验证阶段，对于刮痧治疗焦虑症的优势病种的作用机制，尤其刮痧发挥治病作用的关键通路研究尚缺乏。因此，针对具体疾病刮痧疗法的作用机制的基础研究亟待开展，为刮痧疗法治疗焦虑症的推广应用提供充足的现代证据。

第 *10* 章 日 常 食 疗

食疗是通过饮食达到调理身体，强壮体魄的自然疗法。在我国，食疗文化源远流长。原始人类在与自然界斗争的过程中，逐渐发现了有些动、植物既可充饥又可保健疗疾，积累了很多宝贵的经验。随着陶器的出现和使用，食物的炮制不仅限于"火上燔肉"和"石上燔谷"，烹调方法日益多样化，食物的味道也更加可口。商代改革了烹饪器具，并发明了羹和汤液等食品，开创了煮食和去渣喝汤的饮食方法。公元前5世纪时的周代，出现了专门掌管饮食营养保健的"食医"。战国时期的《内经》是我国第一部医学理论专著，《素问·五常政大论》主张："大毒治病，十去其六；常毒治病，十去其七；小毒治病，十去其八；无毒治病，十去其九。谷肉果菜，食养尽之，无使过之，伤其正也。"书中高度评价了食疗养生的作用，也是食疗养生理论的重大进步。东汉名医张仲景强调在服药期间还应禁忌生冷、黏腻、辛辣等食物，可见其对饮食养生辅助治疗作用的重视。后期又有很多食疗专著问世，如《备急千金要方》《食疗本草》《食性本草》等专著都系统记载了一些食物药及药膳方。元代饮膳太医忽思慧编撰的《饮膳正要》一书，继承食、养、医结合的传统，对健康人的饮食做了很多的论述，堪称我国第一部营养学专著。明代李时珍的《本草纲目》收载了谷物、蔬菜、水果类药物300余种，动物类药物400余种。皆可供食疗使用，使食疗养生学得到了全面的发展。

现代研究表明高级均衡营养素能增强细胞营养代谢功能，使细胞获得了强大的能量；同时能激活细胞健康免疫基因，使细胞免疫活性增加、免疫细胞的数量成倍增加；能使免疫细胞有能力释放大量的免疫球蛋白直接杀死侵入细胞的细菌病毒，直接中和清除被细胞吸收的物理化学物质；强壮的免疫细胞可直接吞噬病死的细胞和废弃的代谢物，帮助功能低下的细胞恢复功能，以达到治疗疾病的目的。

焦虑症的饮食营养和多种营养素有关，包括维生素、矿物质、蛋白质、脂类等多种因素。国内外越来越多的研究表明，健康的膳食结构有益于保持心理健康，改善饮食营养对于焦虑症的治疗及预防颇有帮助。因此，除了依靠药物的正规治疗外，从日常生活的饮食中获取营养对缓解焦虑症是很有必要的。

第一节 焦虑症饮食原则

一、对焦虑症患者的饮食建议

1. 适宜进食 ①饮食以清淡、易消化的食物为主。②多服食强肝食物。强肝食物能有效缓解焦虑症。食用多糖类及全谷类的食物及蛋白质，如大麦、小麦等，它们有安定脑部作用；蜂蜜能舒缓压力、改善情绪；蛋白质有益于情绪稳定，如奶制品、豆制品等。维生素 A、维生素 C、维生素 D、维生素 E、维生素 K、维生素 B_1、维生素 B_2、维生素 B_6、维生素 B_{12} 等加上各种微量金属（钙、铬、镁、锰、硒和锌）及胡萝卜素、叶酸等，如深绿色蔬菜、香菇、栗子、南瓜、苦瓜、杏仁、柑橘类水果也有镇定效果。③适当食用鱼类、蛋黄、黄油、大豆、玉米、羊脑、猪脑、芝麻油、花生及核桃等食物也是必要的。脂类是构成脑组织的重要物质，其含量比身体其他器官都丰富，其中卵磷脂含量最多。服用大量卵磷脂，有利于细胞之间的联系，可增强记忆力，改善脑功能，对焦虑症有较好的疗效。④补充足量的水分，可维持脏腑的正常需要，润滑肠道，利二便，促进体内有害物质的排泄。

2. 禁忌进食 ①忌食辛、辣、腌、熏类等有刺激性食物，比如可乐、油炸食物、垃圾食物、糖、洋芋片等；②忌烟酒。

二、改善情绪的营养物质

1. 维生素 对改善情绪来说，最好的营养物质莫过于维生素 B_3、维生素 B_{12} 和叶酸。此外，维生素 B_6、维生素 C、锌也可很好的改善情绪。维生素 B_3、维生素 B_{12} 和叶酸参与了大脑中重要的化学反应过程——甲基化，对平衡多巴胺和肾上腺素这两种神经递质有及其重要的作用。维生素 B_6 广泛存在于动植物性食物中，含量最高的是白色肉类（如鸡肉、鱼肉）。维生素 B_{12} 通常来源于肉类及肉类制品、动物内脏、鱼、禽、贝类及蛋类，乳制品含有少量。维生素 C 的主要来源是新鲜蔬菜和水果，如辣椒、菠菜、西红柿、大枣、猕猴桃等。维生素常以辅酶或辅基形式参与酶的功能；矿物质可构成酶的辅基、激素、维生素、蛋白质和核酸成分，或参与酶系激活，帮助转化。

2. 色氨酸 补充色氨酸能够提高大脑合成 5-HT 的速度，能够有效地改善情绪，而且没有任何副作用。色氨酸主要含在鱼类、火鸡、鸡肉、奶酪、豆类、豆腐、燕麦及蛋类中。香蕉含有丰富的色氨酸，可以帮助人脑产生 5-HT。适当吃些香蕉，可以驱散悲观、烦躁的情绪，增加平静、愉快感。香蕉中还含有维生素 B$_6$、烟酸及镁，具有镇定、安眠之功效。

3. 苯丙氨酸和酪氨酸　苯丙氨酸是一种必须氨基酸，因为它可以通过血 - 脑屏障，所以能直接影响脑部的化学状态。在体内，苯丙氨酸可以转换成酪氨酸，酪氨酸是用来合成多巴胺和肾上腺素这两种能促进精神集中之关键神经传导物质的氨基酸。天然的酪氨酸来源有杏仁、酪梨、香蕉、乳制品、南瓜仁及芝麻等，其作用于中枢神经系统，可以使人心情飞扬、减轻疼痛。

4. Omega-3 脂肪酸　Omega-3 脂肪酸是构建人体信息受体细胞的必需原料，可以提高 5-HT 吸收的效率，从而保证大脑中有充足的 5-HT。Omega-3 脂肪酸是多不饱和的必需脂肪酸，其存在于亚麻油、北极贝、沙丁鱼、三文鱼、金枪鱼、淡菜等食物中，多食用此类食物有助于提高神经递质的接受功能，振奋情绪。

5. S- 腺苷蛋氨酸　S- 腺苷蛋氨酸可增加脑中神经元膜的流动性及促进兴奋性神经递质的产生，对改善情绪方面具有重要的作用。

6. 锌　缺锌可影响人的性格行为，引起抑郁，情绪不稳，进而影响夫妻正常的性生活，引起家庭不和。锌在动物性食品中含量丰富，且易被吸收，应适当多食。红肉和贝壳类是锌的最好来源，按每 100 克食物含锌量计算，牡蛎可达 100 毫克以上。

7. 钙　体内中钙含量充分时，女性情绪比较稳定，缺钙则易情绪不稳、烦躁易怒。日常生活中，钙的最佳来源是牛奶、乳酪和酸乳酪。其中低脂或脱脂的牛奶拥有的钙最多；此外，女性朋友每天喝 500 毫升豆浆或食用 100 克以上的豆制品，对内分泌系统有良好的调节作用。

8. 铁　体内缺铁时，易使人精神萎靡，困倦无力；注意力不集中，记忆力减退，情绪不稳定，急躁易怒等。补充铁简单有效的方法是用铁锅烹饪，也可适量食用一些牛瘦肉、猪肉、羊肉、鸡、鸭、鱼及海鲜等。

三、缓解焦虑的食物

1. 水果类

（1）香蕉：含有一种被称为生物碱的物质，可以振奋精神和提高信心。而且香蕉是色胺酸和维生素 B 的最好来源，这些都可以帮助大脑减少不良情绪。香蕉味甘性寒，具有较高的药用价值。国外媒体报道，早餐、午餐和晚餐分别吃一根香蕉，能够为人体提供丰富的钾，从而使得大脑含血凝块概率降低约 21%。主要功用是清肠胃，治便秘，并具有清热润肺、止烦渴、填精髓、解酒毒等功效。

（2）葡萄柚：不但香味浓郁，而且可以净化繁杂思绪、提神醒脑。其所含的高量维生素 C，不但可以维持红细胞的浓度，增加抵抗力，而且是参与人体制造多巴胺、肾上腺激素等"兴奋"物质的重要成分之一。

（3）樱桃：含有一种叫作花青素的物质，可以减少炎症。专家认为，吃 20 粒樱桃比吃阿司匹林更有效；有报道指出，长期面对电脑工作的人会有头痛、肌肉酸痛等情况，可以吃樱桃来改善这种状况。

（4）橘子：橘子味甘酸、性温，入肺、胃经；具有开胃理气，止渴润肺的功效；主治胸隔结气、呕逆少食、胃阴不足、口中干渴、肺热咳嗽及饮酒过度。橘子营养也十分丰富，1 个橘子就几乎能满足人体每天所需的维生素 C 含量。并且橘子中含有 170 余种植物化合物和 60 余种黄酮类化合物，其中的大多数物质均是天然抗氧化剂。橘子中丰富的营养成分有降血脂、抗动脉粥样硬化等作用，对于预防心血管疾病的发生大有益处。橘汁中含有一种名为"诺米林"的物质，具有抑制和杀死癌细胞的能力，对胃癌有预防作用。

（5）西瓜：西瓜汁含瓜氨酸、丙氨酸、谷氨酸、精氨酸、苹果酸、磷酸等多种氨基酸，尚含腺嘌呤等重要代谢成分，糖类、维生素、矿物质等营养物质。西瓜果肉（瓤）有清热解暑、解烦渴、利小便、解酒毒等功效，用来治一切热证、暑热烦渴、小便不利、咽喉疼痛、口腔发炎、酒醉。

（6）山楂：山楂含有大量的维生素 C 与微量元素，能够扩张血管，降低血压，降低血糖，能够改善和促进胆固醇排泄而降低血脂，预防高血脂的发生。山楂能够开胃促进消化，山楂所含有的脂肪酶也能够促进脂肪的消化。山楂所含有的黄酮类与维生素 C、胡萝卜素等物质能够阻断并减少自由基的生成，可增强机体的免疫力，延缓衰老，防癌抗癌。山楂能够活血化瘀，帮助消除瘀血状态，辅助治疗跌打损伤。山楂对子宫有收缩作用，在孕妇临产时有催生效果。山楂主要含有黄酮类、低聚黄烷类、有机酸类、微量元素，另外还有含有三萜类、甾体类和有机胺类等成分。山楂以果实作药用，性微温，味酸甘，入脾、胃、肝经，有消食健胃、活血化瘀、收敛止痢之功效。对肉积痰饮、痞满吞酸、泻痢肠风、腰痛疝气、产后儿枕痛、恶露不尽、小儿乳食停滞等，均有疗效。

（7）苹果：苹果有"智慧果""记忆果"的美称。人们早就发现，多吃苹果有增进记忆、提高智力的效果。据研究，苹果中所含的锌是人体内许多重要酶的组成部分，是促进生长发育的关键元素。锌通过酶广泛参与体内蛋白质、脂肪和糖的代谢。锌还是构成与记忆力息息相关的核酸与蛋白质的必不可少的元素。缺锌可使大脑皮质边缘部海马区发育不良，影响记忆力，试验也证明，减少食物中的锌，幼童的记忆力和学习能力就会受到严重障碍。锌还与产生抗体、提高人体免疫力等有密切关系。苹果除了其极高的营养价值之外，有研究表明苹果还可以防辐射。根据美国科学家布鲁斯·罗林斯的研究成果表明，未成熟或半熟的苹果，具有防辐射的作用。苹果的成熟需要大量的日照，能有效吸收阳光中的射线。现代城市生活节奏十分紧张，职业人群的压力很大，很多人都有不同程度的紧张、忧郁，在办公桌上放几颗青苹果，不仅可以吸收电脑辐射，这时拿起一个苹果闻一闻，不良情绪就会有所缓解，同时其还有提神醒脑之功；眼睛疲劳时还可以把玩一小会儿，其天然的绿色可以保护眼睛。

（8）赤豆：赤豆每百克含水分 12.6 克，蛋白质 20.2 克，脂肪 0.6 克，糖类 63.4 克，膳食纤维 7.7 克，维生素 A 13 微克，视黄醇当量，胡萝卜素 80 微克，维生素 B_1 0.16 毫克，维生素 B_2 0.11 毫克，烟酸 2 毫克，维生素 E 14.36 毫克，钙 74 毫克，磷 305 毫克，钾 860 毫克，钠 2.2 毫克，镁 138 毫克，铁 7.4 毫克，锌 2.2 毫克，硒 3.8 微克，铜 0.64 毫克，锰 1.33 毫克。赤豆富含淀粉，因此又被人们称为"饭豆"，它具有"生津液、利小便、消胀、除肿、止吐"的功效，被李时珍称为"心之谷"。赤豆是人们生活中不可缺少的高营养、多功能的杂粮。

（9）大枣：大枣中含有糖类、蛋白质、脂肪、有机酸，有补脾、养血、安神的作用。晚饭后用大枣加水煎汁服用即可；或者与百合煮粥；临睡前喝汤吃枣，都能加快入睡。用鲜大枣 1000 克，洗净去核取肉捣烂，加适量水用文火煎，过滤取汁，混入 500 克蜂蜜，于火上调匀取成枣膏，装瓶备用。每次服 15 毫升，每日 2 次，连续服完，可防治失眠。用大枣与面粉制成枣糕，能养胃补脑。

（10）乌梅：药用果实含枸橼酸、苹果酸、草酸、琥珀酸和延胡索酸，总酸量为 4%～5.5%，前两种有机酸的含量较多。还含 5- 羟甲基 -2- 糠醛，为无色油状物。所含挥发性成分，主要有苯甲醛 62.40%，4- 松油烯醇 3.97%，苯甲醇 3.97% 和十六烷酸 4.55%。乌梅仁含苦杏仁苷约 0.5%，而梅仁含约 4.3%。另有报道乌梅中还含苦味酸和超氧化物——歧化酶，乌梅味酸、涩性平，归肝、脾、肺、大肠经，功效敛肺，涩肠，生津，安蛔。用于肺虚久咳、虚热烦渴。

（11）杨梅：味酸、甜，性温，无毒。止渴，和五脏，能涤肠胃，除烦溃恶气。烧成灰服，断下痢，盐藏而食，去痰止呕吐，消食下酒。常含一枚咽汁，利五脏下气。

（12）柚子：柚子含有糖类、维生素 B_1、维生素 B_2、维生素 C、维生素 P、胡萝卜素、钾、钙、磷、枸橼酸等。柚皮主要成分有柚皮苷、新橙皮苷等，柚核含有脂肪油、黄柏酮、黄柏内酯等。柚子营养丰富，每 100 克可食部分，含水分 84.8 克，蛋白质 0.7 克，脂肪 0.6 克，糖类 12.2 克，热量 57 千卡，粗纤维 0.8 克，钙 41 毫克，磷 43 毫克，铁 0.9 毫克，胡萝卜素 0.12 毫克，硫酸素 0.07 毫克，维生素 B_2 0.02 毫克，烟酸 0.5 毫克，抗坏血酸 41 毫克。柚子还有增强体质的功效，它帮助身体更容易吸收入钙及铁质，并富含天然叶酸。

2. 蔬菜类

（1）菠菜：除含有大量铁质外，更有人体所需的叶酸。人体如果缺乏叶酸，则会导致精神疾病，包括抑郁症和阿尔茨海默病等。研究发现，那些无法摄取足够叶酸的人，5个月后都无法入睡，并产生健忘和焦虑等症状。

（2）南瓜：富含粗纤维、钙、磷、铁、胡萝卜素、维生素 B_2（核黄素）。此外，还含有瓜氨酸、精氨酸、天门冬素、胡芦巴碱、腺嘌呤、葡萄糖、甘露醇、戊聚糖、果胶。南瓜中对人体的有益成分有：多糖、氨基酸、活性蛋白类胡萝卜素及多种微量元素等。能制造好心情，是因为它们富含维生素 B_6 和铁，这两种营养素能帮助身体所储存的血糖转变成葡萄糖，葡萄糖正是脑部唯一的燃料，能帮助人体维持旺盛精力。

（3）大蒜：大蒜虽然会带来不好的口气，却会带来好心情。大蒜每100克含水分69.8克，蛋白质4.4克，脂肪0.2克，糖类23.6克，钙5毫克，磷44毫克，铁0.4毫克，维生素C 3毫克。此外，还含有维生素 B_1、维生素 B_2、烟酸、蒜素、柠檬醛及硒和锗等微量元素。有助于维生素 B_1 的吸收，促进糖类的新陈代谢以产生能量，并缓解疲劳，其中所含的硒化铅还具有抗氧化作用，"蒜胺"对大脑的益处比维生素B还强许多倍，可使脑细胞的生长发育更加活跃。

（4）薄荷：薄荷气味有助于集中注意力，提高工作效率。研究发现，薄荷可提高司机警觉度，减少焦虑。

（5）百合：百合主要含秋水碱等多种生物碱和蛋白质、脂肪、淀粉、钙、磷、铁及维生素 B_1、维生素 B_2、维生素C、β-胡萝卜素等营养物质，有良好的营养滋补之功效，特别是对病后体弱、神经衰弱等症大有裨益。中医学认为，百合味甘、微苦，性平，入心、肺经，有润肺止咳、清心安神之功效，可用于热病后余热未消、虚烦惊悸、神志恍惚和肺痨久咳、咯血、肺脓疡等症；现代分析表明，一般可用鲜百合120克，和蜜蒸软，时时含1片食之。或以新鲜百合数个，捣汁，冲以温开水饮服，也可煮食。

（6）芹菜：芹菜镇静安神，现代研究表明，从芹菜子中分离出的一种碱性成分，对动物有镇静作用，对人体有安定作用；芹菜苷或芹菜素口服能对抗可卡因引起的小鼠兴奋，有利于安定情绪，消除烦躁。中医学认为，芹菜性凉，味甘、辛，无毒；入肝、胆、心包经。芹菜清热除烦，平肝。它含有大量的胶质性碳酸钙，易被人体吸收，可补充双腿所需钙质，还能预防下半身浮肿。

（7）萝卜：萝卜的主要成分有蛋白质、糖类、B族维生素和大量的维生素C，以及铁、钙、磷和纤维、芥子油和淀粉酶。据测定，萝卜的维生素C含量比苹果、梨等水果高近10倍。萝卜性凉，味辛、甘，具有消积滞、化痰清热、下气宽中、解毒之功效。萝卜是地道的保健食品，能促进新陈代谢、增进食欲、帮助消化，可以化积滞，用于食积胀满、痰咳失音、吐血、消渴、痢疾、头痛、排尿不利等；常吃萝卜可降低血脂、软化血管、稳定血压，可预防冠心病、动脉硬化、胆石症等疾病。

（8）竹笋：竹笋含有丰富的蛋白质、氨基酸、脂肪、糖类、钙、磷、铁、胡萝卜素、维生素 B_1、维生素 B_2、维生素 C。竹笋的维生素和胡萝卜素含量比白菜高一倍多；而且竹笋的蛋白质含量较丰富，人体必需的赖氨酸、色氨酸、苏氨酸、苯丙氨酸，以及在蛋白质代谢过程中占有重要地位的谷氨酸和有维持蛋白质构型作用的胱氨酸，都有一定的含量，为优良的保健蔬菜。中医学认为，竹笋味甘、性微寒，归胃、肺经，具有滋阴凉血、和中润肠、清热化痰、解渴除烦、清热益气、利膈爽胃、利尿通便、解毒透疹、养肝明目、消食的功效，还可开胃健脾，宽肠利膈，通肠排便，开膈豁痰，消油腻，解酒毒。

（9）冬瓜：冬瓜含有丰富的蛋白质、粗纤维、钙、磷、铁、胡萝卜素等。冬瓜性寒、味甘，清热生津，解暑除烦，在夏日服食尤为适宜。

（10）莲子：莲子肉味甘、涩，性平。归脾、肾、心经。具有益肾固精、补脾止泻、养心安神的功效。生莲子肉性平偏凉，长于养心安神，用于虚烦，惊悸，失眠。莲子作为保健药膳食疗时，一般是不弃莲子芯的。莲子芯是莲子中央的青绿色胚芽，味苦，有清热、固精、安神、强心之功效，将莲子芯 2 克用开水浸泡饮之，可治疗高热引起的烦躁不安、神志不清和梦遗、滑精等症，也用于治疗高血压、头昏脑胀、心悸失眠。

（11）海带：海带是一种营养价值很高的蔬菜，每百克干海带中含粗蛋白 8.2 克，脂肪 0.1 克，糖 57 克，粗纤维 9.8 克，无机盐 12.9 克，钙 2.25 克，铁 0.15 克，以及胡萝卜素 0.57 毫克，硫胺素（维生素 B_1）0.69 毫克，核黄素（维生素 B_2）0.36 毫克，烟酸 16 毫克，能释放 262 千卡热量。与菠菜、油菜相比，除维生素 C 外，其粗蛋白、糖、钙、铁的含量均高出几倍、几十倍。

（12）海白菜：海白菜为藻类植物石莼科孔石莼的藻体，藻体碧绿色，单独或丛生，高 10～14 厘米，形体常有大小不等的孔。海白菜每百克可食部分含水分 47.8 克，蛋白质 11.2 克，脂肪 0.1 克，碳水化合物，粗纤维 4.3 克，还含有多种矿物质和维生素。海白菜性味咸、寒，具有清热解毒、软坚散结、利水降压的功效。

（13）番茄：番茄含有丰富的胡萝卜素、番茄红素。据营养学家研究测定：每人每天食用 50～100 克鲜番茄，即可满足人体对几种维生素和矿物质的需要。番茄所含的"番茄素"，有抑制细菌的作用；含的苹果酸、柠檬酸和糖类，有助消化的功效。番茄含有丰富的营养，又有多种功用，被称为神奇的菜中之果。番茄内的苹果酸和柠檬酸等有机酸，还有增加胃液酸度，帮助消化，调整胃肠功能的作用。番茄中含有果酸，能降低胆固醇的含量，对高血脂症很有益处。番茄富含维生素 A、维生素 C、维生素 B_1、维生素 B_2，以及胡萝卜素和钙、磷、钾、镁、铁、锌、铜和碘等多种元素，还含有蛋白质、糖类、有机酸、纤维素。

（14）红薯：红薯含有丰富的淀粉、维生素、纤维素等人体必需的营养成分，还含有丰富的镁、磷、钙等矿物元素和亚油酸等。这些物质能保持血管弹性，对防治老年习惯性便秘十分有效。红薯有补虚乏，益气力，健脾胃，强肾阴的功效。红薯含有大量不易被吸消化酵素破坏的纤维素和果胶，能刺激消化液分泌及肠胃蠕动，从而起到通便作用。另外，它含量丰富的 β- 胡萝卜素，是一种有效的抗氧化剂，有助于清除体内的自由基。

（15）苋菜：苋菜叶富含易被人体吸收的钙质，对牙齿和骨骼的生长可起到促进作用，并能维持正常的心肌活动，防止肌肉痉挛。同时含有丰富的铁、钙和维生素 K，可以促进凝血。苋菜富含膳食纤维，常食可以减肥轻身，促进排毒，防止便秘。同时常吃苋菜可增强体质，其所含胡萝卜素比茄果类高，有"长寿菜"之称。苋菜能促进儿童生长发育，其铁、钙的含量高于菠菜，为鲜蔬菜中的佼佼者。苋菜适宜贫血患者、妇女和老年人食用，维持人体正常心肌活动，促进凝血、造血和血液携带氧气的功能。苋菜味甘，性寒。能清热解毒，利尿除湿，通利大便。

（16）芦荟：富含维生素 B_1、叶酸、维生素 B_2、维生素 C、烟酰胺、维生素 E、维生素 B_6、维生素 A 胆碱、（β- 胡萝卜素），以及必需氨基酸（赖氨酸、亮氨酸、苏氨酸、异亮氨酸、苯丙氨酸、缬氨酸）。苋菜可有效镇静、抗衰老。

（17）茼蒿：茼蒿里含有多种氨基酸，所以茼蒿有润肺补肝，稳定情绪，防止记忆力减退等作用，而且茼蒿里还含有粗纤维，有助于肠道蠕动，能促进我们排便，从而可以达到通便利肠的目的。茼蒿里含有丰富的维生素，胡萝卜素等，茼蒿气味芬芳，可以消痰止咳。茼蒿里含有蛋白质及较高量的钠、钾等矿物盐，能够调节体内的水液代谢，消除水肿，茼蒿还含有一种挥发性的精油，以及胆碱等物质，具有降血压、补脑的作用。茼蒿性味甘平，可以养心安神，润肺补肝，稳定情绪，防止记忆力减退。此外，茼蒿气味芬芳，可以消痰开郁，避秽化浊。

（18）马齿苋：每 100 克马齿苋鲜嫩苋茎叶含蛋白质 2.3 克，脂肪 0.5 克，糖类 3 克，粗纤维 0.7 克，钙 85 毫克，磷 56 毫克，铁 1.5 毫克，胡萝卜素 2.23 毫克，维生素 B_1 0.03 毫克，维生素 B_2 0.11 毫克，维生素 PP 0.7 毫克，维生素 C 23 毫克。此外，还含有大量去甲肾上腺素、钾盐及丰富的柠檬酸、苹果酸、氨基酸，以及生物碱等成分。马齿苋入心经，可以清心火。入肺经，可以散肺热。

（19）荸荠：荸荠口感甜脆，营养丰富，含有蛋白质、脂肪、粗纤维、胡萝卜素、维生素 B、维生素 C、铁、钙、磷和糖类。荸荠中含的磷是根茎类蔬菜中较高的，能促进人体生长发育和维持生理功能，对牙齿骨骼的发育有很大益处，同时可促进体内的糖、脂肪、蛋白质三大物质的代谢，调节酸碱平衡，因此荸荠适于儿童食用。

（20）生姜：含姜醇、姜烯、水芹烯、柠檬醛、芳樟醇等挥发油；又含辣味成分姜辣素，分解生成姜酮、姜烯酮等。此外，含天门冬素、谷氨酸、天门冬氨酸、丝氨酸、甘氨酸、苏氨酸、丙氨酸等。用于脾胃虚寒，食欲减退，恶心呕吐，或痰饮呕吐，胃气不和的呕吐；风寒或寒痰咳嗽；感冒风寒，恶风发热，鼻塞头痛。

（21）西蓝花：西蓝花中的营养成分不仅含量高，而且十分全面，主要包括蛋白质、糖类、脂肪、矿物质、维生素 C 和胡萝卜素等。据分析，每 100 克新鲜西蓝花的花球中，含蛋白质 3.5～4.5 克，是菜花的 3 倍、番茄的 4 倍。此外，西蓝花中矿物质成分比其他蔬菜更全面，钙、磷、铁、钾、锌、锰等含量都很丰富，比同属于十字花科的白菜花高出很多。

3. 谷物类

（1）花生：花生果具有很高的营养价值，内含丰富的脂肪和蛋白质。据测定，花生果内脂肪含量为 44%～45%，蛋白质含量为 24%～36%，含糖量为 20% 左右。花生中还含有丰富的维生素 B、维生素 A、维生素 D、维生素 E，钙和铁等。并含有维生素 B_1、维生素 B_2、烟酸等多种维生素。矿物质含量也很丰富，特别是含有人体必需的氨基酸，有促进脑细胞发育，增强记忆的功能。常食能改善血液循环、抑制血小板凝集、防止脑血栓形成，可延缓脑功能衰退、增强记忆、延缓衰老，是名符其实的"长生果"。

（2）小米：每 100 克小米含蛋白质 9.7 克（比大米高），脂肪 1.7 克，糖类 76.1 克，都不低于稻、麦。一般粮食中不含有的胡萝卜素，小米每 100 克含量达 0.12 毫克，维生素 B_1 的含量位居所有粮食之首。除食用外，还可酿酒、制饴糖。小米中钙、维生素 A、维生素 D、维生素 C 和维生素 B_{12} 含量很高。据临床观察发现，吃小米有益于脑的保健，可预防失眠、防止衰老。

（3）大米：大米是人类的主食之一，据现代营养学分析，大米含有蛋白质，脂肪，维生素 B_1、维生素 A、维生素 E 及多种矿物质。就品种而言，大米有粳米和糯米之分。大米中含糖类 75% 左右，蛋白质 7%～8%，脂肪 1.3%～1.8%，并含有丰富的 B 族维生素等。粳米大米中的糖类主要是淀粉，所含的蛋白质主要是米谷蛋白，其次是米胶蛋白和球蛋白，其蛋白质的生物价和氨基酸的构成比例都比小麦、大麦、小米、玉米等禾谷类作物高，消化率为 66.8%～83.1%，也是谷类蛋白质中较高的一种。中医认为大米味甘性平，具有益精强志、和五脏、通血脉、聪耳明目、止烦、止渴、止泻的功效，称誉为"五谷之首"。

（4）玉米：是一种主食材料，是营养价值最高的一种。维生素含量是稻米、小麦的 5～10 倍。还含有多种微量元素，是其他米类不能比拟的。玉米含有丰富的膳食纤维素，不但可以刺激肠蠕动，防止便秘，还可以促进胆固醇的代谢，加速肠内毒素的排出。玉米含有维生素 A 和维生素 E 及谷氨酸等。经动物实验证明，这些成分具有抗衰老作用。不饱和脂肪酸玉米胚榨出的玉米油含有大量不饱和脂肪酸，其中亚油酸占 60%，可清除血液中有害的胆固醇，防止动脉粥样硬化。玉米胚尖所含的营养物质有增强人体新陈代谢、调整神经系统功能的作用。玉米含胡萝卜素的量是大豆的 5 倍多，玉米还含有丰富的 B 族维生素、烟酸等，对保护神经传导和胃肠功能是有效的。

（5）绿豆：绿豆中的蛋白质比鸡肉多，所含的钙是鸡肉的 7 倍，所含的铁是鸡肉的 4～5 倍，并含有丰富的维生素 C、维生素 B 族、胡萝卜素等。在中医学中，绿豆可以入药，具有清热解暑、清血利尿、明目降压等功效，是不可多得的"济世良谷"。

（6）核桃：现代医学研究认为，核桃中的磷脂，对脑神经有良好保健作用。核桃油含有不饱和脂肪酸，有防治动脉硬化的功效。核桃仁中含有锌、锰、铬等人体不可缺少的微量元素。人体在衰老过程中，锌、锰含量日渐降低，铬有促进葡萄糖的利用、胆固醇代谢和保护心血管的功能。核桃的药用价值很高，有健胃、补血、润肺、养神、延年益寿等功效，可广泛用于治疗神经衰弱、高血压、冠心病、肺气肿、胃痛等症。可开胃，通润血脉，骨肉细腻。补气养血，润燥化痰，益命门，利三焦，温肺润肠，治虚寒喘嗽、腰腿重痛、心腹疝痛、血痢肠风，散肿痛，发痘疮，制铜毒。同破故纸蜜丸服，补下焦。治损伤、尿道结石。

（7）全麦面包：含 B 族维生素丰富，含有丰富粗纤维、维生素 E 及锌、钾等矿物质，可以维护神经系统的稳定，增加能量的代谢，有助于对抗压力。全麦面包是复合性糖类，可以缓慢释放能量，具有镇定的作用，使人放松、不紧张。

4. 蛋禽肉食类

（1）鸡蛋：鸡蛋含有大量的维生素和矿物质及高生物价值的蛋白质。其蛋白质的氨基酸组成与人体组织蛋白质最为接近。鸡蛋又名鸡卵、鸡子，是大众喜爱的食品，鲜鸡蛋所含营养丰富而且全面，营养学家称之为"完全蛋白质模式"，被人们誉为"理想的营养库"，人体吸收率为 99.7%。正常人每天一个鸡蛋即可满足需要。鸡蛋含蛋白质，含人体必需的八种氨基酸；脂肪中含大量卵磷脂、三酰甘油、胆固醇和蛋黄素；含矿物质有铁、磷、钙等；含维生素 A、维生素 B_2、维生素 B_6、维生素 D、维生素 E 和烟酸等。有较高的营养价值和一定的医疗效用。鸡蛋中的卵磷脂、三酰甘油、胆固醇、卵黄素等，对神经系统和身体发育有很大作用，还可对记忆力减退有一定的阻挡作用。鸡蛋性味甘、平，归脾、胃经，可补肺养血、滋阴润燥，用于气血不足、热病烦渴、胎动不安等，是扶助正气的常用食品。能补阴益血，除烦安神，补脾和胃。用于血虚所致的乳汁减少，或眩晕，夜盲；病后体虚，营养不良；阴血不足，失眠烦躁，心悸；肺胃阴伤，失音咽痛，或呕逆等。食用方法很多，煎、炒、蒸、煮、冲或煮蛋花等均可。除单用外，亦可配伍应用，如阴血不足，失眠心悸，可用生地黄、麦冬、百合各12 克，煎汤取汁，冲入鸡蛋搅匀服。

（2）蛋黄：人们多以为鸡蛋的蛋白质集中在蛋清当中，实际上，蛋清的蛋白质含量仅有 11% 左右。而脂肪，绝大多数集中在蛋黄部分。蛋黄中的脂肪以单不饱和脂肪酸为主，其中一半以上正是橄榄油当中的主要成分——油酸，对预防心脏病有益。维生素也大都集中在蛋黄当中。蛋黄中有宝贵的维生素 A 和维生素 D，还有维生素 E 和维生素 K，这些都是"脂溶性维生素"。水溶性的维生素 B 族，也绝大多数存在于蛋黄之中。而蛋黄之所以呈浅黄色，就是因为它含有核黄素，而核黄素就是维生素 B_2，它可以预防烂嘴角、舌炎、嘴唇裂口等。各种微量元素也一样集中在蛋黄中。蛋黄中有大量的磷，还有不少的铁。同时，鸡蛋中所有的卵磷脂均来自蛋黄，而卵磷脂可以提供胆碱，帮助合成一种重要的神经递质——乙酰胆碱。所以，婴儿的第一种辅食，往往就是鸡蛋黄。蛋黄对孩子补铁有益，对孩子的大脑发育也有益。

（3）黄油：黄油是从牛奶中提炼出来的，含有丰富的氨基酸，还富含维生素 A 等各种维生素和矿物质。黄油营养是奶制品之首，牛奶炼成的黄油营养丰富，富含维他命，矿物质，脂肪酸，糖化神经磷脂，胆固醇。黄油做菜也很香，可以炸鱼，煎牛排，烤面包、涂抹面包吃，不仅营养丰富，而且很香醇味美，绵甜可口。

（4）牛奶：牛奶的营养价值很高，富含蛋白质及大脑必需的 B 族维生素、氨基酸。牛奶中的矿物质种类也非常丰富，除了我们所熟知的钙以外，磷、铁、锌、铜、锰、钼的含量也很多。最难得的是，牛奶是人体钙的最佳来源，而且钙、磷比例非常适当，利于钙的吸收。牛奶所含成分种类较多，至少有 100 多种，主要成分有水、脂肪、磷脂、蛋白质、乳糖、无机盐等。牛奶中的钙最易吸收。用脑过度或失眠时，一杯热牛奶有助入睡。

（5）鱼类：可以向大脑提供优质蛋白质和钙。淡水鱼所含的脂肪酸多为不饱和脂肪酸，能保护脑血管，对大脑细胞活动有促进作用。

（6）贝类：糖类及脂肪含量非常低，几乎是纯蛋白质，可以快速供给大脑大量的酪氨酸。因此可以大大激发大脑能量、提高情绪及提高大脑功能。以贝类做开胃菜，能最快地提高脑力，但是贝类比鱼类更容易积聚海洋里的毒素和污染物质。

（7）鸡肉：鸡肉含有维生素C、维生素E等，蛋白质的含量比例较高，种类多，而且消化率高，很容易被人体吸收利用，鸡肉有增强体力、强壮身体的作用，另外，含有对人体生长发育具有重要作用的磷脂类，是中国人膳食结构中脂肪和磷脂的重要来源之一。鸡肉所富含的硒，是人体所需的重要的微量元素，可有效改善情绪。鸡肉对营养不良、畏寒怕冷、乏力疲劳、月经不调、贫血、虚弱等有很好的食疗作用。中医学认为，鸡肉有温中益气、补虚填精、健脾胃、活血脉、强筋骨的功效。

（8）鸭肉：鸭肉中的脂肪酸熔点低，易于消化。所含B族维生素和维生素E较其他肉类多，能有效抗衰老。鸭肉中含有较为丰富的烟酸，它是构成人体内两种重要辅酶的成分之一。鸭肉性寒，味甘、咸，归脾、胃、肺、肾经；可大补虚劳、滋五脏之阴、清虚劳之热、补血行水、养胃生津、清热健脾、治虚弱浮肿；治身体虚弱、病后体虚、营养不良性水肿。

（9）鹅肉：鹅肉营养丰富，富含人体必需的多种氨基酸、蛋白质、多种维生素、烟酸、糖、微量元素，并且脂肪含量很低，不饱和脂肪酸含量高，对人体健康十分有利。鹅肉的蛋白质含量很高，根据测定，其含量比鸭肉、鸡肉、牛肉、猪肉都高，赖氨酸含量比肉仔鸡高。同时鹅肉作为绿色食品于2002年被联合国粮农组织列为21世纪重点发展的绿色食品之一。中医理论认为鹅肉味甘平，有补阴益气、暖胃开津、祛风湿、防衰老之功效，是中医食疗的上品。具有益气补虚、和胃止渴、止咳化痰，解铅毒等作用。适宜身体虚弱、气血不足、营养不良之人食用，可补虚益气，暖胃生津。凡经常口渴、乏力、气短、食欲不振者，可常喝鹅汤，吃鹅肉，这样既可补充老年糖尿病患者营养，又可控制病情发展，还可治疗和预防咳嗽等病症，尤其对治疗感冒、急慢性气管炎、慢性肾炎、老年浮肿、肺气肿、哮喘、痰壅有良效。特别适合在冬季进补。

（10）鸽子肉：鸽子的营养价值极高，既是名贵的美味佳肴，又是高级滋补佳品。鸽肉为高蛋白、低脂肪食品，蛋白质含量为24%，超过兔、牛、猪、羊、鸡、鸭、鹅和犬等肉类，所含蛋白质中有许多人体必需的氨基酸，且消化吸收率在5%，鸽子肉的脂肪含量仅为0.3%，低于其他肉类，是人类理想的食品。具有补益肾气、强壮性功能的作用。

（11）鹌鹑肉：鹌鹑肉适宜营养不良、体虚乏力、贫血头晕、肾炎浮肿、泻痢、高血压、肥胖症、动脉硬化症等患者食用。所含丰富的卵磷，可生成溶血磷脂，具抑制血小板凝聚的作用，可阻止血栓形成，保护血管壁，阻止动脉硬化。磷脂是高级神经活动不可缺少的营养物质，具有健脑作用。

（12）乌骨鸡肉：乌骨鸡肉经烹调后含有大量的黑色胶体物质，对人体具有特殊的滋补作用。还含有丰富的维生素及铁、铜、锌等多种微量元素，而且胆固醇含量较低，食用后能增加人体血红素，调节人体生理功能，增强机体免疫力，特别适合老年人、儿童、产妇及久病体弱者食用。

5. 天然药物类

（1）芍药：芍药的根鲜脆多汁，可供药用。根据分析，芍药根含有芍药苷和安息香酸，用途因种而异。中医学认为，中药里的白芍主要是指芍药的根，它具有镇痉、镇痛、通经的作用。

（2）百里香：百里香止咳，祛痰，可治疗气管炎及气喘，可舒缓头痛、偏头痛或感冒引起的肌肉痛，对治疗胃酸、神经疾病有帮助。可消除感冒所引起的肌肉酸痛，能镇定精神、舒缓情绪，提升睡眠质量，还可改善过敏的皮肤。帮助睡眠、润泽肌肤、可治长期便秘、能消除紧张和眼睛疲劳、润肺、养生，并可治疗焦虑和紧张造成的消化不良，且对治疗失眠、神经痛及月经痛、肠胃炎都有所助益，可安抚焦躁不安的情绪、帮助入眠、治疗便秘、减轻头痛、舒解眼睛疲劳。

（3）蛇麻草：含葎草酮、异葎草酮 A 和异葎草酮 B、蛇麻酮、聚蛇麻酮、香叶烯、葎草烯、芳樟醇、蛇麻醇、芸香苷、鞣质、胆碱。国外民间将蛇麻用于癔症、不安、失眠，蛇麻提取液对中枢神经系统小量镇静、中量催眠、大量麻痹，蛇麻酮、葎草酮具镇静作用。亦有称此项作用系由于所含异缬草酸所致的。能加强大脑皮质的抑制过程，减低反射兴奋性，解除平滑肌痉挛。试验证实缬草可以用作轻度的镇静剂及帮助睡眠。它是一种调理失眠的草药，除了帮助睡眠外，缬草也具有轻度的镇静作用，可帮助舒缓过度紧张和疲劳，减轻精神及情绪压力，帮助解决睡眠问题，尤其是适合失眠人士使用。这种药草不会有严重的副作用或成瘾。

（4）西番莲：内含多达 165 种化合物，17 种氨基酸和抗癌的有效成分，能防治细胞老化、癌变，有抗衰老、养容颜的功效。天然西番莲对中枢神经系统具有复杂的作用，具有全面神经安定作用。能够舒缓焦虑紧张、抑郁寡欢、神经紧张引起的头痛，其果汁具有生津止渴、提神醒脑、帮助消化、化痰止咳、治肾亏和滋补强身的功能。西番莲的根、茎、叶均可入药，有消炎止痛、活血强身、滋阴补肾、还有降脂降压等疗效。

（5）玫瑰：主要以花蕾入药，其叶、根也可药用。玫瑰花具有理气、活血、调经的功能，对肝胃气痛、月经不调、赤白带下、疮疖初起和跌打损伤等症有独特疗效。除药用外，玫瑰还可用于食疗，如玫瑰花泡茶可治疗食管痉挛引起的上腹胀痛。从玫瑰花中提炼的芳香油畅销国内外市场，其价格为黄金的 1～2 倍，不仅为世界名贵香料，还具美容养颜、抗衰老作用。

（6）香蜂草：具有活性作用，含有化学组成成分。根据国外分析报告指出，植株之化学成分含柠檬醛、沉香醇，香叶醇、香茅醛、萜酸、单宁、聚合多酚类、类黄素及三萜等。其药理作用包括消除感冒发热和咳嗽、具驱风、抗痉挛、胃痛、发汗和镇静作用等。

（7）山药：山药味甘，性平。归脾、肺、肾经。具有补脾养胃，生津益肺，补肾涩精之功效，用于脾虚食少，久泻不止，肺虚喘咳，肾虚遗精，带下，尿频，虚热消渴。块茎常作蔬菜食用。块茎（山药）及珠芽（零余子）可供药用，能健脾。山药富含皂素，是甾体激素类药的起始原料，用它能合成生产具有抗炎、镇痛、麻醉、避孕等功能的肾上腺皮质激素、性激素、蛋白同化激素三大类6级甾体激素药60余种，广泛用于治疗心脏病、抗肿瘤、类风湿、严重感染等多种疾病，且治疗彻底，不易复发，无毒副作用。

（8）白扁豆：白扁豆，营养价值较高，矿物质和维生素含量比大部分根茎菜和瓜菜都高，味亦鲜嫩可口。据中国医学科学院卫生研究所编的《食物成分表》：每百克白扁豆含蛋白质2.8克，脂肪0.2克，糖5.4克，热量35千卡，粗纤维1.4克，钙116毫克，铁1.5毫克，胡萝卜素0.32毫克，硫胺素0.05毫克，核黄酸0.07毫克，烟酸0.7毫克，抗坏血酸13毫克。白扁豆作为滋补佳品，又是夏暑中一种清凉饮料。白扁豆健脾胃，清暑湿。用于脾胃虚弱、暑湿泄泻、白带。总之，白扁豆一身是宝，它的果实（白扁豆）、果皮（扁豆衣）、花、叶均可入药。其性味甘微湿，入脾、胃二经，有补脾胃，和中化湿，消暑解毒的功效，主治脾胃虚弱、泄泻、呕吐、暑湿内蕴、脘腹胀痛、赤白带下等病症，又能解酒毒。

（9）薏苡仁：薏苡仁是补身药用佳品。据医药部门化验分析，薏苡仁含蛋白质16.2%，脂肪4.6%，糖类79.2%。夏天用薏苡仁煮粥或做冷饮冰薏米，又是很好的消暑健身的清补剂。薏苡仁的种仁和根又能入药治病。李时珍在《本草纲目》中记载，薏苡仁能"健脾益胃，补肺清热，去风渗湿。炊饭食，治冷气。煎饮，利小便热淋"。

（10）绿萼梅：绿萼梅疏肝，和胃，化痰。治梅核气，肝胃气痛，食欲不振，头晕，瘰疬。绿萼梅花色洁白，香味极浓，有"花中君子"的美称。它性平，最大特点就是能够理气，调理脾胃，疏理气血，但却不会伤阴，非常难得。常用于郁闷心烦、肝胃气痛、食欲不振等症。

（11）蜂蜜：蜂蜜含有其他多种人体不可或缺的微量元素，蜂蜜中的葡萄糖、维生素、镁、磷、钙等能够调节神经系统，促进睡眠。失眠的人在每天睡觉前口服1汤匙蜂蜜（加入1杯温开水内），可以帮助尽快进入梦乡。同时，蜂蜜中含有的酶和矿物质，帮助提高免疫力。

（12）枸杞子：枸杞子是名贵的药材和滋补品，中医很早就有"枸杞养生"

的说法。《本草纲目》记载："枸杞，补肾生精，养肝……明目安神，令人长寿。"
枸杞子富含枸杞多糖，枸杞多糖是一种水溶性多糖，由阿拉伯糖、葡萄糖、半乳
糖、甘露糖、木糖、鼠李糖 6 种单糖成分组成，具有生理活性，能够增强非特异
性免疫功能，提高抗病能力，抑制肿瘤生长和细胞突变。枸杞多糖（LBP），能
明显提高吞噬细胞的吞噬功能，提高淋巴细胞的增殖能力，还能显著增加小鼠肌
糖原、肝糖原储备量，提高运动前后血液乳酸脱氢酶总活力；降低小鼠剧烈运动
后血尿素氮的增加，加快运动后血尿素氮的清除速率。这表明枸杞多糖对消除疲
劳具有十分明显的作用。

四、中医辨证选食材

1. 肝郁气滞　患者紧张不安，胁痛口苦症状较明显，易选用玫瑰花及果实、
白梅花以疏肝解郁，同时易进食酸甜食物，尤其是白芍药、乌梅、杨梅甚至草莓
等，可柔肝养阴。

2. 肝胃不和　患者较容易腹泻、恶心呕吐等；饮食以平和为主，主要让患
者先恢复正常的饮食状态；以粥品较为理想，且采用清淡的大米或小米粥，不宜
太稀或太稠，少少频饮；可以配合食用山药、白扁豆、薏苡仁等，煮汤或熬粥均
可；可将生姜片含于口中，或加入菜品中；不宜食用过于油腻的食物。

3. 肝郁脾虚　容易生湿聚痰，咽喉梗塞不适；可采用既能顺气，又能化痰的
食物。蔬菜主要有各种竹笋、毛笋、冬瓜、萝卜、鱼腥草（现在作为野菜食用）
等；水果如橘子、柚子、芦柑、西瓜（包括皮）都是很好的选择；海产品如海
带、海白菜等。

4. 热扰心神　患者紧张不安，伴见心悸、失眠、汗出异常。原则上用偏寒凉
的食物和偏酸甜的食物。偏寒凉的食物，如牛蒡、薄荷、百合、芹菜、茼蒿、马
齿苋、荸荠、萝卜、绿豆和多种绿叶蔬菜；其他像绿茶等也有去火的功效，一般
大家可以掌握的原则是苦味较重的食品，具有较强的去火功效。偏酸甜的食物，
可以缓解人们的紧张不安，像番茄、红薯、山楂、苹果、赤豆、大枣、芍药花
（或代茶）等都是。枸杞子也可以使用。在肉食上主张采用禽类，像鸭子、鹅、
鸽子、鹌鹑、乌骨鸡都是不错的选择。

5. 湿热内盛　患者躁扰不宁，伴尿痛、尿黄赤等，较宜选用绿豆、赤小豆、
车前草、苋菜、芦荟等以清热利湿。

6. 心脾胆虚　可以出现多思善虑，心悸胆怯，善惊易恐等；患者一般体
力较弱，所以基本以补为主，可以采用贝壳类食物作为收敛心神的一种方法，
如牡蛎、海蛤等。肉制品可以多食性温者，如羊肉、牛肉、老母鸡和小公鸡
等；这类患者可以适当用药物进补，如人参、西洋参都可以考虑，可以熬汤或

炖粥喝。

7. 肝肾亏虚　患者往往有腰膝酸软，性功能下降，记忆力减退等。食疗膳方主要进食肉食，如羊肉、狗肉、牛肉、鳖鱼、海产品，也可以进补如冬虫夏草、枸杞子等中药。

第二节　焦虑症日常食谱

一、养心安神类

1. 枣麦粥　酸枣仁30克，小麦30～60克，粳米100克，大枣6枚。将酸枣仁、小麦、大枣洗净，加水煮至10沸，取汁去渣，加入粳米同煮成粥。每日2～3次，温热食。功效：养心安神。

2. 香蕉牛奶　香蕉1根，牛奶2500克。香蕉洗净、去皮，切块备用。将牛奶、香蕉放入果汁机中，搅打均匀，倒入杯中即可饮用。功效：养心安神。

3. 甘麦大枣汤　甘草15克、浮小麦30克、大枣30克。煮水，将浮小麦煮的裂开口，汤还很清的时候喝是最有效的。功效：养心安神。

4. 龙眼炖冰糖　取龙眼肉10克，配冰糖适量，炖服，每日喝2～3次。龙眼又名桂圆，史载于《神农本草经》，被认为能补益心脾，养血安神。李时珍说过这样一句话："食品以荔枝为贵，而药品则以龙眼为良。"在古医书《饮膳正要》中对龙眼肉这样评价："主治五脏邪气，安志厌食。"另外龙眼肉还可以用来煮粥喝，一般取龙眼肉10～20克，配上100克大米煮粥服用。

5. 百合鸡子黄汤　百合45克，2个鸡蛋煮熟后取出蛋黄，百合浸泡一夜后用清水煮，煮烂煮碎后，将蛋黄融入百合中搅拌再煮，加白糖适量食用即可。功效：养阴、清热、安神。

6. 葱枣汤　大枣20枚，带须葱白2根。将大枣洗净用水泡发，带须葱白洗净，切成寸段备用。将大枣放入锅中，加水适量，先用武火烧开，再改用文火炖约20分钟，加入带须葱白后继续炖10分钟即成，食枣饮汤。功效：养心安神。

7. 百合枣仁汤　取鲜百合50克，用清水浸一昼夜。取生、熟酸枣仁各15克，水煎去渣，用其汁将百合煮熟，连汤吃下。本品具有清心安神的作用，对治疗抑郁症、神经衰弱、更年期抑郁都有很好疗效。

8. 龙眼枸杞粥　抑郁症患者可将龙眼肉、枸杞子、大枣、粳米分别洗净，砂锅置中火上，清水加粳米煮开后10分钟，加龙眼肉、枸杞子、大枣煮成粥。

9. 葱枣饮　将大枣 20 枚，葱白 7 根，加水煎服，可治虚劳不眠。或用大枣 30 克，淮小麦 30 克，炙甘草 10 克，水煎，饮汤吃枣。

10. 养心安神粥　莲子、龙眼肉、百合各 20 克，大米 150 克。上述中药与大米洗净后加水适量同煮成粥状即可。每晚 1 次。有养心安神之效，可治疗焦虑症、失眠等。这款粥品味美香甜，不仅可作为抑郁症的食疗方法之用，平时心情沉闷，偶有失眠也可食用。

11. 远志枣仁粥　远志、炒酸枣仁、枸杞子各 15 克，大米 150 克。将上述中药与大米淘净，加水适量共同煮成粥，即可食用。逐日 1 次，睡前 1 小时服用。这款抑郁症食疗粥品具有解郁、安神之功效。

12. 百合蒸枸杞　百合 150 克，枸杞子 100 克，蜂蜜适量。将百合、枸杞子加蜂蜜拌匀，同蒸至百合烂熟。每晚临睡前食用 50 克。功效：补肾养血，清热除烦，宁心安神。

13. 莲子百合粥　莲子、百合、粳米各 30 克同煮粥，每日早晚各服 1 次。适用于绝经前后伴有心悸不寐、怔忡健忘、肢体乏力、皮肤粗糙者。

14. 甘麦饮　小麦 30 克，大枣 10 枚，甘草 10 克，水煎。每日早晚各服 1 次。适用于绝经前后伴有潮热出汗、烦躁心悸、忧郁易怒、面色无华者。

15. 杞枣汤　枸杞子、桑椹、大枣各等份，水煎服，早晚各 1 次；或用淮山药 30 克，瘦肉 100 克炖汤喝，每日 1 次。适用于更年期有头晕目眩、饮食不香、困倦乏力及面色苍白者。

16. 双枣桂圆安神膏　大枣 10 枚，酸枣仁 20 克，桂圆 250 克，蜂蜜适量。将大枣用温水浸泡 30 分钟，洗净。酸枣仁打碎。砂锅上火，放入大枣、酸枣仁，加适量冷水，用大火烧开后，改用小火慢煎 1 小时，约只剩一碗汁时，滤出头汁。再加入两大碗冷水，用同样的方法取第二汁，将 2 次取的汁倒在一起备用。另起一锅，将药汁、桂圆肉、蜂蜜、冰糖倒入，再用小火熬炼 1 小时，出锅，冷却，装瓶，可分次服用。功效：益气养血，养心安神。主治：心慌、气短、胸闷、失眠、多梦、记忆力下降、舌苔薄白。

17. 百合鸡蛋汤　百合 50 克，鸡蛋 2 个，冰糖适量。将鲜百合剥开，洗净；鸡蛋打入碗中，搅匀；将锅置于火上，倒入净水，用大火煮开后，放入鸡蛋、百合、冰糖，搅拌均匀即可停火。功效：养心安神，润肺健脾。适用于心烦、多梦、善忘等症。

18. 茯苓煎饼　茯苓细粉 40 克，米粉 30 克，白糖 20 克。将茯苓细粉、米粉、白糖加水适量，调成糊。以微火在平锅里摊烙成极薄的煎饼，至两边微黄时即可出锅。茯苓含有蛋白质、脂肪、卵磷脂、葡萄糖、茯苓酸、矿物质、蛋白酶等成分，对孕妇具有健脾补中、宁心安神的功效。

19. 莲子糯米粥　莲子 50 克，糯米 100 克，白糖 8 克。把糯米淘洗干净，用清水浸泡 1～2 小时。将莲子用温水泡发，去心后，用清水洗净。将煮锅洗净，放入莲子、糯米、清水适量，置于火上，煮成粥，加入白糖调味，即可食用。莲子除含有大量淀粉外，还含有 β- 固甾醇、生物碱及丰富的钙、磷、铁等矿物质和维生素，可养心安神，健脾和胃，有助于缓解孕期失眠。

20. 百合粥　百合 30 克，用清水浸泡半天，去其苦味，再加大米 100 克，水适量共煮至粥成，加冰糖适量，早晚各服 1 次。百合含有少量淀粉、脂肪、蛋白质及微量生物碱，具有清热养阴，润肺安神的功效，是治疗老年人神经衰弱的强壮滋补食物与药物。

21. 百合红枣粥　百合 20 克，大枣 20 枚，绿豆 50 克，大米 50 克。先煮绿豆至半熟，放入百合、大枣和大米，再煮成粥服食。早晚各 1 次。百合清心安神，大枣养胃健脾，绿豆清热除烦，适用于夏季失眠及妇女更年期失眠伴有心悸、心烦、潮热、自汗者。

22. 二仁粥　取柏子仁 15 克，炒酸枣仁 20 克，粳米 100 克。先将柏子仁、炒酸枣仁捣碎，和粳米一同煮粥，待粥将熟时加入适量蜂蜜，再煮一二沸，睡前服食。柏子仁有养心安神之功，酸枣仁补益肝胆，滋养心脾。现代药理研究证实，酸枣仁有抑制中枢神经系统而呈现镇静和催眠作用。此粥适用于失眠伴多梦易醒、胆怯心悸属心胆气虚者。

23. 桂圆莲子粥　取桂圆肉（龙眼肉）20 克，莲子 30 克，大米 100 克。将莲子捣碎，和桂圆肉、大米煮成粥，临睡前 2 小时服食。桂圆肉补益心脾，养血安神，莲子补脾、养心、益肾。此粥对心脾两虚失眠兼心悸健忘、神疲肢倦、大便溏泻稀薄、面色少华者尤为适宜。

24. 酸枣仁汤　酸枣仁三钱捣碎，水煎，每晚睡前 1 小时服用。酸枣仁能抑制中枢神经系统，有较恒定的镇静作用。对于血虚所引起的心烦不眠或心悸不安有良效。

25. 静心汤　龙眼肉、川丹参各三钱，以两碗水煎成半碗，睡前 30 分钟服用。可达镇静的效果，尤其对心血虚衰的失眠者，功效较佳。

26. 安神汤　将生百合五钱蒸熟，加入一个蛋黄，以 200 毫升水搅匀，加入少许冰糖，煮沸后再以 50 毫升的水搅匀，于睡前 1 小时饮用。百合有清心、安神、镇静的作用，经常饮用，可收立竿见影之功效。

27. 核桃仁粥　核桃仁 50 克，粳米 100 克，白糖 100 克，清水适量。将核桃仁洗净，核桃仁在半熟时放入，切成米粒样大小。粳米淘洗干净。取锅放入清水、粳米，煮至半熟时加入核桃仁，续煮至粥成，加入白糖调味食用。

28. 三味安眠汤　酸枣仁三钱，麦冬、远志各 1 钱，以水 500 毫升煎成 50 毫升，于睡前服用。以上三种药材均有宁心安神镇静的作用，合用有催眠的效果。

29. 养心粥　党参、大枣、麦冬、茯神及水。将上面的食物洗干净以后，和米一起放在锅里面煮。在煮熟出锅以后，可以在里面加点红糖一起食用。功效：益气养血安神，可改善心悸、失眠，减缓健忘。

二、疏肝解郁类

1. 玫瑰花烤羊心　鲜玫瑰花 50 克（或干品 15 克），羊心 50 克，精盐适量。将鲜玫瑰花放入小铝锅中，加精盐、水煎煮 10 分钟，待冷备用。将羊心洗净，切成块状，穿在烤签上边烤边蘸玫瑰花盐水，反复在明火上炙烤，烤熟即成。可边烤边食。功效：解郁安神。

2. 橘皮海带丝　干海带 150 克，青菜（取茎）150 克，干橘皮 50 克，香油 5 克，香菜 3 克，白糖 2 克，醋 2 克，味精 1 克，酱油 1 克。把干海带放水里浸泡 1 天，再放入热水中浸泡 15 分钟，捞出沥干水，切成细丝。将青菜的茎洗净，切成丝；干橘皮用热水浸软洗净，切成细丝；香菜切成小段。把海带丝、青菜丝和橘皮丝放入大碗内，加香油、酱油、醋、白糖、味精、香菜段，拌匀即可。海带含优质蛋白质和不饱和脂肪酸，还含有碘、钾、烟酸等营养元素。

3. 玫瑰花茶　泡玫瑰花的时候，可以根据个人的口味，调入冰糖或蜂蜜，以减少玫瑰花的涩味，加强功效。需要提醒的是，玫瑰花最好不要与茶叶泡在一起喝。因为茶叶中有大量鞣酸，会影响玫瑰花疏肝解郁的功效。玫瑰花味甘微苦、性温，最明显的功效就是理气解郁、活血散瘀和调经止痛。此外，玫瑰花的药性非常温和，能够温养人的心肝血脉，舒发体内郁气，起到镇静、安抚、抗抑郁的功效。女性在月经前或月经期间常会有些情绪上的烦躁，喝点玫瑰花茶可以起到调节作用。

三、清热祛湿类

1. 银耳莲子汤　水发银耳 200 克，莲子 30 克，冰糖适量。用热水浸泡莲子至发软，洗净银耳摘成小朵，一起加入薏苡仁 10 克，加水煮 45 分钟，加入冰糖调味。功效：清热解渴、养胃健脾、祛湿补血，滋阴顺气。

2. 海带绿豆粥　海带 30 克，绿豆 30 克，粳米 100 克，片糖适量。先浸泡海带片刻，洗净切碎；绿豆略浸泡后洗净；粳米淘洗干净，共煮为粥。食用：粥成后，加入适量冰糖，随量食用。功效：消暑解毒、利水泄热。

3. 桑叶猪肝汤　鲜桑叶 200 克，猪肝 300 克。桑叶洗净，猪肝切片，用清水煲汤，煮约 60 分钟，用食盐调味即可。功效：去热清血、补肝美肤、促进血液循环、消除疲劳等。

4. 赤豆薏苡仁红枣粥　赤小豆、薏苡仁、粳米各 30 克，大枣 10 枚，每日熬粥食之。每日 3 次。适用于更年期有肢体水肿、皮肤松弛、关节酸痛者。

5. 竹沥粥　竹沥水 20 克（药店有售），小米 100 克。先煮米成粥，临熟时下竹沥汁，搅匀，晨起空腹食之。竹沥有涤痰除烦、定惊之功效。适用于失眠伴头重、胸闷痰多、属痰热内扰者。

6. 龙胆草粥　龙胆 10 克，竹叶 20 克，白米 100 克。先用水煎龙胆、竹叶，取汁加入白米煮成粥，代早餐食。龙胆泻肝降火，竹叶清心除烦。适用于失眠兼急躁易怒、目赤口苦、小便黄、大便秘结，属于肝郁化火者。

7. 绿豆西瓜皮汤　绿豆 100 克，加水 1500 毫升，煮汤，沸后 10 分钟去绿豆，将洗净的西瓜皮（不用削去外皮）500 克放入再煮，煮沸后冷却。饮汤，每日数次。功效：清热解暑、除烦止渴。

四、补益肝肾类

1. 二味猪脑汤　猪脑 1 个，怀山药 50 克，枸杞子 15 克。上三味洗净后同放入锅中，加适量清水、食盐、葱、姜，煨熟即成。功效：补脾肾，安神志。

2. 天麻炖猪脑　准备天麻 10 克，猪脑 1 付，清水适量，隔水蒸熟服用，每日或隔日 1 次，连用 5～7 次。功效：平肝补肾安神。

3. 虫草炖水鸭　准备水鸭 1 只，去内脏洗净，将冬虫夏草 10 克，放入水鸭腹内，缝好切口，加水适量炖熟，用盐、味精调味，佐餐食用。功效：补肾养阴。

4. 首乌桑椹粥　做法：首乌 20 克，合欢、女贞子、桑椹各 15 克，小米 150 克。将上述四味药加水煎煮，去渣取药汁 300 毫升再与小米粥同煮 5 分钟后即可。服用方法：逐日 2 次。有滋补肝肾之功效，不仅可用于抑郁症食疗，对失眠、健忘、烦躁也有很好的改善作用。

5. 山药粥　做法是猪瘦肉 100 克，山药 30 克各切小块备用，烧锅做水，水开后放入肉块、山药块，撇去血沫，可加一些盐、味精调味，每日 1 次。

6. 枸杞肉丝冬笋　枸杞、冬笋各 30 克，猪瘦肉 100 克，猪油、食盐、味精、酱油、淀粉各适量。炒锅放入猪油烧热，投入肉丝和笋丝炒至熟，放入其他佐料即成。每日 1 次。适用于头目昏眩、心烦易怒、经血量多、面色晦暗、手足心热等。

7. 生地黄粥　生地黄 30 克，炒酸枣仁 30 克，粳米 50 克。先将生地黄、炒酸枣仁水煎，取汁去渣，加米共煮成粥，晨起当早餐食之。生地黄清热滋阴，酸枣仁宁心安神。适用于失眠兼心烦、心悸、头晕、耳鸣、腰酸、梦遗、五心烦热属阴虚火旺型患者。

第**11**章 保健功法

第一节 气 功

气功是我们的祖先在生产和生活实践、长期与各种病痛作斗争过程中，逐渐形成、发展起来的一门独特的自我心身锻炼的方法，至今已有四五千年的悠久历史，对中华民族的养生保健事业做出了特殊贡献。气功产生于中国远古时代，根据文献记载：相传在四千多年之前的唐尧时代，我国中原地区，曾经洪水泛滥成灾，历时很久，我们的祖先普遍出现了肌肤肿胀疼痛，关节活动不利等症状，为了减轻病痛，他们根据平时积累的经验，选用"某些舞蹈"的动作，作为舒筋壮骨、通利血脉、强身健体的方法，取得了较好的效果。如秦·吕不韦《吕氏春秋·古乐》中记载："昔陶唐（尧号陶唐氏）之始，阴多滞伏而湛积，水道壅塞，不行其源，民气郁阏而滞着，筋骨瑟缩不达，故作为舞以宣导之。"由此可见，在四千多年前的尧舞时期，或者更早以前，我们的祖先已经知道采用"某些舞蹈"，即近似现代气功动功的某些动作，来养生保健，强身健体。因此，中国气功可能产生于古代"某些舞蹈"动作。气功发展于春秋战国时期，由于诸子蜂起，百家争鸣，发展很快，出现了多种练功的方法和理论，主要有道家、儒家、释家、医学、武术和俗家六大门派，对后来传统气功的发展起了很大作用。

一、气功疗法的特点

1. 主动性疗法　在众多医学疗法中，气功是为数不多的主动性疗法之一。所谓主动性疗法是指通过主动调动人体自身的潜力，以达到强身健体，祛除疾病的目的。随着社会经济的发展，医学水平的不断提高，人们已经习惯于被动的接受疾病治疗，治疗的方法也多偏于被动性，例如输液、西药、中药、针灸等。当前健康意识逐渐抬头，主动寻求健康的观念正在普及，气功作为主动性疗法也开始引起社会各层次人群的重视。

气功是调身、调息、调心三调合一的心身锻炼技能。调身是指调控身体静止或运动状态的操作活动；调息是指调控呼吸的操作活动；调心是调控心理状态的操作活动。身、心、息基本上包括了人体自身可以主动把控的全部内容，所以气功在某种意义上而言，可以最大限度的调动人体自身内在的潜力，可谓是主动性疗法中最完整的一类操作。中医讲"精、气、神乃人身三宝"，气功长于培育人体元气，正是养护这三宝的有效手段。

2. 绿色疗法　气功是通过对自身的调控以保持生理、心理的动态平衡，鼓舞人体自愈的内在潜能来抵抗疾病，它是一种非药物的绿色疗法。自愈是人体的本能之一，只是千百年来，随着医疗水平的进步，各种医疗技术的过分应用，这种本能已经慢慢被弃之不用，逐渐趋于退隐的境况。气功可以唤醒并提高自愈的能力，并增强人体生命的动力，有利于加快疾病的康复。当然气功并不排斥与其他疗法的共同应用，若能事半功倍，又何乐而不为？

有人说，练气功容易出偏差，这种说法并不科学。凡事都当讲求方法，练气功亦然。如果方法是错的，一时半刻并无大碍，及时纠正即可；但若积年累月地错练下去，的确容易出现问题。只是这"走火入魔"，也是要错练到相当高的水平上才可能发生，而在此之前完全有足够的时间去与专业人员交流、探讨及改正。作为一种疗法来说，练气功还需在专业人员的指导下进行，吃药尚需遵医嘱了，更何况是练功？只要教的正确，学的正确，是不可能出现问题的。总之，无论是对于养生保健，还是用于治疗疾病，气功都是一个非常可靠的绿色疗法。

3. 可持久性　气功是可以长期练习的，刚开始时需要在老师的指导下进行，慢慢熟练以后便能够自行习练，可定期再与老师交流讨论。通常练功只需要一个安静的环境和场地，如果是习练静功，或者有些动功不需要太大场地的话，在自家就可以进行。这样一种只需要时间和场地的疗法，为气功的持久进行创造了良好的条件。气功的疗效也是一个慢慢累积的过程，所以若能每天花些时间练功，将其作为坚持一生的功课，那它也将会是一个受益终生的选择。

4. 节省医疗资源　世界卫生组织调查显示，达到同样健康标准所需的预防投入与治疗费用、抢救费用比例为 1：8.5：100，即预防上多投入 1 元钱，治疗就可减支 8.5 元，并节约 100 元抢救费。研究表明：全世界 80% 的医疗支出，都用在了那些可以治疗的疾病上。1996 年 11 月，《GOM 国际研究小组总报告》指出：要解决这场全球性的医疗危机，必须把医学发展的战略优先从"治病"转向"防病"，如此才是供得起、可持续的医学。"上工不治已病治未病"是中医治疗的最高境界，气功善于调养身体，培育正气，提高机体的抗病能力，从而切断疾病的源头，可谓治未病的典范。若能鼓励全民学习气功，防患于未然，不但可以提高大众身心素质，减少疾病的发生率，而且可以节约大量医疗资源，同时又可缓解老百姓"看病难""看病贵"的困扰。如果可以花很少的钱，却可以取得很好的效果，那就绝对是值得推广的方法。

二、对于心理健康的作用

将气功疗法作为心理疗法之一而运用，主要是取其调心的内容，即用控制意识状态的技能技巧以治疗心理问题，并使其调息、调身的内容服务于调心的目的。气功疗法中调控意识状态的技能技巧，主要是意守、观想和入静。

调心是气功修炼中的重要一环，而思维又是调心中的主要内容，探讨气功修炼的思维活动，是研究气功调心机制的重要方面。医学气功对人体保健、治疗的功效性目前是有充分的客观依据和科学机制的。现在国家提倡治未病工程，给医学气功提供了良好的发展空间，也预示着卫生医疗体系将因此得到优化和调整。

刘宇等对北京市社区 2 型糖尿病伴抑郁的患者进行有规律地练习健身气功八段锦，每周练习 3～5 天，每次练习 2 遍，2 遍之间休息 2 分钟，连同准备活动和整理运动，每次练习在 40 分钟左右，每周集中练习 1 次。研究周期为 12 周。结果表明长期有规律地练习健身气功八段锦可以有效改善 2 型糖尿病伴抑郁患者的抑郁症状，提高其生活质量，尤其是在心理维度和满意度维度方面，并可帮助患者稳定血糖水平。

三、气功可以调整思维和行为习惯

江苏省无锡市锡山区（该市是全国试点和推广新编健身气功最早的城市之一）长期参与健身气功锻炼的老年人，通过有规律地参与健身气功八段锦、易筋经或五禽戏锻炼 1 年以上，且每周至少锻炼 2 次，性格维度的开放性增强。长期参与健身气功锻炼可以改善老年人随年龄增长对新鲜事物的接受能力弱、不愿意随环境和情况的变化调整自己的想法和行为习惯性的生活方式。健身气功对改变性格中的这种倾向可能与健身气功锻炼特点有关，因为练气功要求心平气和、豁达乐观，练功时也要求祛除杂念、坦荡安稳，通过入静达到自我调整；在具体功法中的许多状态，如排除杂念、止念入静、导引内气、身体放松等，都需要练功者运用丰富的想象力才能达到。

四、具体的功法

尽管气功功法无数，其对机体运动形态的调整，概括之亦不外两条途径：一是从精神出发调控身体的物质运动，包括一定的体位姿势、动作、呼吸和意念活动等，此所谓有为法门；二是从身体各器官组织的内在感觉和欲望要求出发决定精神意识的调控，一切顺其自然，没有固定的姿势、动作、呼吸和意念活动，此所谓无为法门。无为法门如《内经》提出的"恬淡虚无"，老子提出的"致虚极，守静笃""载营魄抱一，能无离乎？专气致柔，能婴儿乎？涤除玄览，能无疵乎"，庄子借黄帝之口提出的"目无所视，耳无所闻，心无所知"等，其生理显然是反馈，通过反馈使机体器官组织的运动形态各向自己的反面转化，即兴奋够了的转向抑制，抑制够了的转化兴奋，也就是老子所说的"高者抑之，下者举之"。老子说这是"天之道"，大自然的普遍规律。气功的无为法门就是在自己的身上实行"天道"。"道常无为，而无不为"。主观上不作具体的行为指定，自然演绎出来的运动却更丰富多采、优美生动，达到无不为的效果。有为法门的生理亦如前述，除一些由主观意念直接支配的形体活动，使人的脑力与体力两大系统的运动形态得到调整外，许多静功在意念、呼吸、体位、姿势方面的规定，实际上都为人体自己的反馈调节提供条件，是人体自己的反馈功能在功法的形式过程中起了全局性的调节作用。有为法门的动功过程虽然是由主观意念直接支配的，但其功后的休息乃至睡眠期间，还是离不开人体本能的反馈调节。由此可知，人体自己的反馈功能在气功过程中及其过程前后扮演了极其重要的角色。从某种程度上说，各派功法之优劣，要看其对人体这种自我调节功能的发挥程度，看哪一种功法更有利于排除各种外界条件刺激信息的干扰，更善于接受并根据来自本体各器官组织的输回信息做出反应。谁能不断地促使兴奋够的器官组织较好地转向抑制，又使抑制够的器官组织较好的转向兴奋，谁的功效必然较好，其功法也就比较优越。主观支配成分太多、太复杂、太强制的功法，不利于本体功能的发挥，也就不可能是一种好的气功医疗健身法。练功之所以出偏，也主要在于无视机体内部输回的信息和产生的感觉、要求而主观、教条地加以强行控制与支配，不但无助而且妨碍了机体自身的反馈调节。

1. 道家气功　道家是中国古代哲学的一大学派，其代表人物是老子和庄子。老子是春秋末期思想家，道家学派创始人，他在代表著作《道德经》中写有"虚其心，实其腹"；"绵绵若存，用之不勤""致虚极，守静笃""专气致柔能婴儿乎"等内容，除了反映老子的哲学观点，也讲述了练功的方法。庄子在《刻意篇》中专讲古代气功的内容，如"吹呴呼吸，吐故纳新，熊经鸟伸，为寿而已矣，此导引之士，养形之人，彭祖寿考者之所好也"。所举彭祖，相传是殷商时人，享寿 800 岁（当时 60 天为 1 岁，800 岁相当于现在 130 多岁），为长寿代表人物。道家气功的特点是：主张清静无为，重视养生，运用"吐纳""导引""守神"的方法进行练功。其代表功法是华山十二睡功、彭祖导引法、内丹术等。

2. 儒家气功　儒家是中国古代哲学的又一大学派，其代表人物是孔子和孟子。孔子是春秋末期思想家、政治家、教育家、儒家学派的创始人。他在代表著作《论语》中写有："饭蔬食，饮水，曲肱而枕之，乐亦在其中矣。"这可能是孔子的一种练功体会。孟子对儒家修身养性也十分重视，他有一句富有哲理的名言——我善养吾浩然之气，反映了孟子练习气功的切身体会。孔子有一位学生叫颜回，他曾经向孔子报告自己创编"坐忘"的练功体会，引起了孔子极大兴趣，并在儒家学派中推广。所谓"坐忘"，就是在静坐时，要求做到忘掉一切，甚至连自己的肉体也不知存在的程度，这可能是中国古代气功中静功的起始。儒家气功的特点是：以静坐达到修身养性的目的。其代表功法是坐忘、心斋等。

3. 释家气功　又称为佛家气功，佛教是我国东汉初年从印度传入中国的宗教派别，佛教始祖——释迦牟尼，是印度迦毗罗国国王的长子，他与孔子是同时代的人，终年 80 岁。释家气功的特点是：运用"戒、定、慧"等禅修方法，使精神止于一境，进而引发无漏的智慧。其代表功法是天台宗的止观法；禅宗的禅定法、易筋经；密宗的三密瑜伽法等。

4. 医学气功　指把气功作为治病强身的方法。早在两千多年前的中医经典著作《黄帝内经·素问·异法方宜论》中总结了我国古代五种医疗方法，即砭石、毒药、灸、九针和导引按跷，其中导引按跷就是古代气功。在《素问·上古天真论》中记载了"恬淡虚无，真气从之，精神内守，病安从来"和"呼吸精气，独立守神，肌肉若一"，说明我国古代医学气功的目的主要是保健防病。而在《素问·奇病篇》中指出"息积"的病症，治疗必须"积为导引服药，药不能独治也"。说明有的病症采用导引和药物结合治疗效果更好。又在《素问·刺法论》中更明确地指出："肾有久病者，可以寅时面向南，净神不乱思，闭气不息七遍，以引颈咽气顺之，如咽甚硬物，如此七遍后，饵舌下津令无数。"说明有的病症可单独采用古代气功进行治疗。医学气功的代表功法是华佗的五禽戏和陶弘景的六字诀等。

5. 武术气功　武术是中国具有独特民族风格的运动项目，据考证也起源于"舞"。武术气功吸取了道家气功、儒家气功和释家气功的功法之长，配以套路而成。武术气功的特点是：强调动作刚中有柔、柔中有刚、绵绵不断、一气呵成，以外练筋骨皮为主，达到竞赛表演和增强体质的目的。其代表功法是太极拳、少林功等。

6. 俗家气功　又称民间气功，自古以来在民间还流传着许多绝招，其特点是动作简单，容易掌握，流传广泛，比较安全，强身健体，效果显著。其代表功法是八段锦、保健功等。

综上所述，中医药疗法在情志病的康复治疗中，具有契合病机、方法多样、副作用低的优势。随着世界卫生组织健康不是生病，而是生理上、心理上、社会适应性上的完好状态这一概念的提出，人们对情志疾病的重视程度逐步加深。中医药疗法的推广和应用，也因此具有更为重要的社会价值，对于患者本身亦不无裨益。

五、气功疗法的应用需要注意的问题

1. 择时练功　即在不同的季节、不同的时辰选择不同的功法，使之与"天"

相顺应。由于不同季节对人体会产生不同的影响，故在气功功法的选择上，传统气功主张遵循"动作以避寒，阴居而避暑"的原则，即在暑夏之季，选练静功，以宁心安神，消除暑热之烦躁；寒冬之时，选择动功以振奋阳气，抵御阴冷寒凝。动功如24气导引坐功势（《遵生八笺》），以24个按摩导引动作应对全年24个节气，并分别作用于人体相应脏腑。静功（如六字诀）的四季用字法也是如此，认为春练嘘字能明目，夏练呵字除心火，秋练呬字能润肺，冬练吹字能滋肾，四季常练呼字能助脾胃之运化。昼夜十二时辰的阴阳消长，也会影响人体的生理功能，故气功锻炼对时辰也有一定的要求，其中的一些特殊操作方法，更强调在规定的时辰进行。如《服气经》说："凡服气皆取阳时。"《抱朴子·释滞》强调静功行气应在子时至午时的六阳时进行，而午时之后的六阴时则不宜练功："行气当以生气之时，勿以死气之时也……一日一夜有十二时，其从半夜以至日中六时为生气，从日中至夜半六时为死气。死气之时，行气无益也。"《素问·刺法论》则除对时辰有要求外，还要求配合方位："肾有久病者，可以寅时面向南，静神不乱思，闭气不息七遍……"至于动功锻炼，多数气功家也提倡在阳时进行。如有提出于"清旦未起"或者"每日初起"时练动功，由此借体外之阳助体内之阳。周天功对时辰的要求更为严格，表现为一是强调子时练功；二是根据不同时辰，进行火候调节，即子时开始以武火进火助阳息，午时开始以文火退火助阴消，其中卯时不继续进火、寅时不继续退火，而均维持原来的火候状态（称为沐浴）。该功法的整个过程——炼己、调药、产药、采药、炼药，也都有一定的时间要求。

由于四季不良之气各有侧重，故四季练功的避忌各不相同。马王堆汉墓出土的《却谷食气篇》有"春食一去浊阳""夏食一去汤风""冬食一去凌阴"之食气禁忌。同时出土的《养生方·十问》也有类似的提醒："食气有忌：春避浊阳，夏避汤风，秋避霜雾，冬避凌阴。"与我们目前提出的练功禁忌十分吻合。又因为人体脏腑之衰旺也有季节差异，练功时也应加以考虑。因此，《修龄要旨》对以泻实见长的六字诀的锻炼，提出了四季禁忌："春不呼，夏不呬，秋不嘘，冬不呵。"因春季脾气衰，呼应脾，故不宜多呼；夏季肺气虚，呬应肺，故不宜多呬；秋季肺经旺，金克木，嘘应肝，故不宜多嘘。这是通过练功禁忌来避免脏腑受损的典型例子。昼夜十二时辰中有些并不适宜练功，应予以避忌。葛洪主张在自子时至午时的6个阳时练功，而反对在另外的6个时辰（阴时）练功，在葛氏看来，六阴时为"死气"之时，不宜练功。差不多同时代的养生家张湛也有类似论述，指出："从日中后至夜半为死气。"他自己也"常以生气之时"吐纳行气。然，也有气功家认为"冬日恐子时严寒，夏月恐午时太热"，也应划入所禁之列，而改以寅（或酉）时练功，这可能是灵活掌握练功禁时的代表了。

2. 持之以恒 气功具有整体身心双调的功用，但作为主动性疗法来说，学练气功需要持之以恒才能取得良好的效果。因此要充分发挥主观积极性，要有信心、有恒心、有耐心。如果能够用每天的 1 小时去练功，主动维系自己的健康，实在是一项非常经济实惠的健康投资。

3. 静功与动功相结合 在医学气功临床实践活动中，要静功和动功相结合进行应用。静功偏于养，侧重于调内，偏重于养气、养神、滋阴；动功偏重于外练，具有升发阳气、活跃气血、强健体魄的作用。临床上要根据患者的病情和身体状况，以静功为主，以动功为辅或以动功为主，以静功为辅。只有动静结合、练养相兼、内养外练、内外兼修，才能更好地达到经络畅通、气血调和、阴平阳秘的理想效果。

4. 气功疗法的禁忌证 有精神障碍或者家族史的高危人群不宜练习气功；此外，各种类型的人格障碍、思想和行为怪癖的人也不宜练功，这类人容易钻牛角尖，练功出偏的可能性较大。

六、小结

气功做为主动性疗法和绿色疗法，可持久性的练习，不受时间、空间的限制，并且可以节省医疗资源。而且，其调息、调身的内容服务于调心的目的，可以调整思维和行为习惯，对于焦虑症的治疗是一种非常简、便、廉的辅助治疗方法，值得大家去尝试。

第二节 五 禽 戏

国外研究发现长期的或一次性的有氧练习均可有效降低焦虑和抑郁状态，并对轻度的焦虑和抑郁有治疗作用。可能因为有氧运动可以引起体内啡肽的释放，其具有与吗啡类似的镇痛作用，所引起的欣快感可降低抑郁、焦虑等不良情绪。

一、五禽戏之源流

先秦至东汉时期是华佗五禽戏的形成与创编阶段。我国自先秦以来就有以导引术健身的传统。战国时代《行气玉佩铭》载："行气，深则蓄，蓄则伸，伸则下，下则定，定则固，固则萌，萌则长，长则退，退则天。"《庄子·刻意》载："吹呴呼吸，吐故纳新，熊经鸟申，为寿而已矣，此道引之士，养形之人，彭祖寿考者之所好也。"秦代《吕氏春秋·古乐》载："昔陶唐氏之始，阴多滞伏而湛积，水道壅塞，不行其源，民气郁阏而滞者，筋骨瑟缩不达，故作为舞以宣导之。"上古时代人民用舞蹈方式宣导，促使气血流通。我国古代人民很早就发明了导引按摩，并且利用其作为强身健体的手段。模仿动物的导引术势也一直有流传和发展，西汉《淮南子·精神训》记载"熊经鸟伸，凫浴蝯躩，鸱视虎顾"。20世纪70年代在湖南长沙出土的《导引图》也记载了一些仿生术势，如"熊经""龙登""木侯灌引炅中"等，以文字配合图画，图文并茂。20世纪80年代在湖北江陵出土的竹简《引书》也记载了仿生术势，如"熊经""虎偃""猿行""鸡伸"等动作。先秦至两汉时期成熟的导引术背景为华佗五禽戏的创编提供了稳固的理论基础和实践背景。西晋陈寿《三国志·魏志·方技传》载："吾有一术，名五禽之戏，一曰虎，二曰鹿，三曰熊，四曰猿，五曰鸟。亦以除疾，并利蹄足，以当导引。"并传授给其弟子吴普，"施行之，年九十余，耳目聪明，齿牙完坚。"《后汉书·方术列传·华陀》也记载了相似的内容，文字上无太大差别。史书明确记载了华佗创编了五禽戏，并有传承人。而当时的统治集团曹操父子也注意到了华佗五禽戏，如西晋张华在《博物志·方士》中载："魏武帝好养性法，亦解方药，招引四方之术士，如左元放、华佗之徒，无不毕至。"曹丕在其影响下还创编了一种导引术"五捶之锻"。

魏晋南北朝时期这一阶段记载了五禽戏的具体套路并继续发挥其影响。《华佗别传》记载了吴普向魏明帝曹睿展示五禽戏的情景："吴普从佗学，微得其方，魏明帝呼之，使为五禽戏，普已年老，手足不能相及，粗以其法语诸医。普今年将九十，耳不聋，目不冥，牙齿完坚，饮食无损。"五禽戏的具体套式，学界大多认为以南北朝梁代陶弘景的《养性延命录》最早，其内容为："虎戏者，四肢距地，前三掷，却二掷，长引腰，乍却仰天，即返距，行前、却各七过也。鹿戏者，四肢距地，引项反顾，左三右二，左右伸脚，伸缩亦三亦二也。熊戏者，正仰，以两手抱膝下，举头左僻地七，右亦七，蹲地，以手左右托地。猿戏者，攀物自悬，伸缩身体，上下各七。以脚拘物自悬，左右七，手钩却立，按头各七。鸟戏者，双立手，翘一足，伸两臂，扬眉鼓力，各二七，坐伸脚，手挽足距各七，伸缩二臂各七也。"但也有学者认为华佗五禽戏最先由东晋张湛等编撰的《养生要集》收载，其后陶弘景将《养生要集》摘编为《养性延命录》，华佗五禽戏也随之转存其中。由于《养生要集》的亡佚，《养性延命录》中的五禽戏便成为迄今所见华佗五禽戏的最早版本。

隋唐时期这一阶段五禽戏得到了大力推广，社会上也广泛流行。隋代薛道衡《和许给事善心戏场转韵诗》记载了当时社会上练习五禽戏的场景："抑扬百兽舞，盘姗五禽戏。"唐代政府还将五禽戏作为太医署的教学内容。太医署设立按摩博士1人，"按摩博士掌教按摩生以消息导引之法，以出人八疾……

凡人支、节、府藏积而疾生，导而宣之，使内疾不生，外邪不入。"唐代大诗人柳宗元《从崔中丞过卢少尹郊居》中"闻道偏为五禽戏，出门鸥鸟更相亲"指出人们认真练习模拟动物形态的五禽戏，使得大自然的鸥鸟也和人们亲近起来。唐代诗人李商隐《寄华岳孙逸人》："海上呼三鸟，斋中戏五禽。"唐末诗人陆龟蒙《奉和袭美赠魏处士五觊诗·乌龙养和》："所以亲通客，兼能助五禽。"唐代名医兼道士孙思邈认为，五禽戏、天竺园按摩十八法等既可平时锻炼，也可医治患痛。

宋至明清时期这一阶段五禽戏得到了改编和发展。宋初名臣梅尧臣《秋日属疾》诗："当从华氏学，聊欲为戏禽。"该诗记录了诗人秋天患病时才想起来早该用华佗五禽戏来防范疾病发生的心情。宋代张君房《云笈七签》收录了《养性延命录》，使得五禽戏的具体套式得以保留传承。宋代陆游对养生之道很有研究，其不少诗句记载了演练五禽戏的情景，如《春晚》中"啄吞自笑如孤鹤，导引何妨效五禽"，《遣怀》："不动成熊卧，微劳学鸟伸"说明此时华佗五禽戏仍然较为流行。在五禽戏的启发下，宋代还出现了另一种导引术"八段锦"。明代正德末年武状元罗洪先所撰《仙传四十九方》中，对五禽图有着最早的绘画。随后明代万历年间周履靖的《夷门广牍·赤凤髓》、明代名医龚居中《福寿丹书》安养篇、清代曹无极的《万寿仙书·导引篇》和席锡蕃的《五禽舞功法图说》等著作中，都是以图文并茂的形式，比较详细地描述了五禽戏的习练方法。这些五禽戏功法与《养性延命录》所载有较大出入，"五禽"动作均为单式，排序也变为"虎、熊、鹿、猿、鸟"。而且在文字说明上不仅描述了"五禽"的动作，还有神态的要求，并结合了气血的运行。"总当生病时，才欲戏五禽"。五禽戏在清代文人中也有影响，清代诗人周亮工《病甚扶掖登舟枕上成诗》之二："难逢一雁到，空学五禽嬉。"清代袁枚《病起六首》第五首："学仙拟作五禽戏，弹指刚偿百日灾。"清代赵翼《漫兴》诗："观书眼渐讹三豕，导气身将学五禽。"这和宋代梅尧臣心情颇为一致，也再次凸显了五禽戏的保健作用。

二、五禽戏之治疗原则

五禽戏倡导预防在先、"不治已病治未病"的思想，"调神""调息""调形"的作用，充分体现了体育运动与养生保健结合的精神，不仅为体育、医疗的发展奠定了坚实基础，而且为我国传统养生文化的发展做出了不可磨灭的贡献。精、气、神是维持人的体能正常的基本元素，练气功的目的是促使人体内的精、气、神日益丰足，以达到养生的目的。反复锻炼"五禽戏"的动作，能够疏通经脉、锻筋练气，通过通畅人体经络，逐步达到锻炼精、气、神的效果。特别是人体的重要经络，可以通过调节涌泉、劳宫、下丹田等经穴位置，配合特定的呼吸法，从而达到锻炼身体、调节身心的效果。五禽戏可以强健体魄，纠正人们的心理障碍及心理疾病，改善人的抑郁、焦虑和紧张，提高人的意志力，增强人际关系的调节作用。

三、五禽戏的疗效

五禽戏的锻炼本身也是一个情绪调节的过程。戏中的每种动物的动作形象风趣、优美高雅，有益于练习者心情舒畅、情绪乐观稳定。哈尔滨体育学院曲桂兰等曾经就五禽戏对老年人的心理调节功效进行研究，旨在为推广此功法提供心理学依据。研究结果表明：①五禽戏的练习过程是老年人认知能力得以锻炼的过程。②练功要求练习者既要对每个动作都要用脑理解并记住，用心体会，又要身心放松、排除杂念，全神贯注于每个动作。长此练习，对提高记忆力和注意集中能力有良好的效果。③练功过程中切磋技艺、交流体会，彼此相互关心关照，建立了良好的人际关系，提高了交往能力和对社会变化的适应能力。结论：长期练习五禽戏对老年人的心理健康具有促进作用。相比不参加体育锻炼的老年人群，五禽戏练习者的社会适应、处理人际关系和认知能力均得到改善，其情绪调节能力的提高更明显。

护士是心理压力比较大的职业之一，研究结果显示，长期练习五禽戏对护士在各种压力下产生的焦虑、抑郁、敌对等不良心理状态有显著的调节和缓解作用。因此，在医院进行"五禽戏"锻炼可以降低护士焦虑水平。

毒品摧残吸毒者的精神，对中枢神经系统具有损害作用，使情绪、睡眠、记忆、思维等失调。吸毒者急性脱毒（躯体脱毒）后，余毒稽留，脏腑功能失调未能恢复，蕴热扰心，致心神不宁，焦虑急躁，心瘾不绝，胸胁胀闷，抑郁叹息，从而导致负性情绪增加，情志失调。戒毒人员在康复期练习五禽戏可以起到引导戒毒人员心静神凝，提高情绪稳定性的作用。通过调息可以疏通经络，调畅气血，整个人体的经络血脉畅通了，有助于人们心理状态的转换、调节，从而改善戒毒人员的焦虑和抑郁等异常情绪，促进身心康复。

四、小结

"五禽戏"是中国最古老的养生保健术之一，有着两千多年的悠久历史，其宗旨是预防在先、"不治已病治未病"。反复练习"五禽戏"的动作，能够疏通经脉、锻筋练气，通过通畅人体经络，逐步达到锻炼精、气、神的效果。而且配合特定的呼吸法，达到调节身心的效果，纠正人们的心理障碍及心理疾病。起到改善人的焦虑和紧张情绪，提高人的意志力，增强人际关系的调节作用。

第三节　太　极　拳

太极拳锻炼要求贵自然、求虚静、重养气、尚直觉等特点，是一种不可多得的修身养性的运动形式。太极拳锻炼能够改善受试者心理健康。不仅修炼拳术之小道，还要修炼太极之大道，用大道思想来修炼人体自身，不断完善自我、超脱自我。修炼时"内外相合""性命双修"，要将自身小太极融入天地的大太极之中，站立如顶天立地，上天，下地，人居其间，任何力量也不能动摇。

太极拳锻炼常伴随古雅悠然的音乐，要求练习者做到缓慢、轻松，肢体伸展，凝神静气。这种慢动作的运动，特别适合老年人的身体状况特点，使他们精神专注、不急不躁、悠然自得，有助于其豁达、乐观、坦然、平和等性情的形成。从生理学分析，太极拳练习动作缓慢，是选择自主神经系统作为神经冲动的通路。因自主神经系统惰性较强，所以太极拳练习从弱处入手，以弱运动来强身，使其收到"内外同修""性命双修"之效果。这锻炼了自主神经系统的功能，而科学已证明，自主神经系统与人的情绪有密切的关系。另外，太极拳锻炼把练习者重新组织到一个团体中，使练习者有了一种归属感。在这个新的团体中，锻炼不仅可以为人际交往营造一种轻松和谐的气氛和舒畅自然的环境，而且学练太极拳要求参加者之间相互配合，提高他们的团结凝聚力。在运动中增进人际交往、感情交流和解除自我封闭，从而可以调节与疏导消极情绪，摆脱内心的空虚和孤独感。同时，由于老年人在听力、视力、记忆力、反应力等方面的减弱，致使他们学练太极拳动作时难度加大，练熟太极拳能有效地磨炼人的意志，发展人的心理素质。

毛志雄等研究发现，经常进行太极剑锻炼的老年人［简明心境状态量表（profile of mood states，POMS）］在紧张、焦虑、愤怒、敌意、疲劳感和慌乱情绪方面有积极的改善。另外，对于太极拳改善老年人心理健康的研究也持相同的观点，林友标等研究了老年女性进行太极拳锻炼后，SCL-90 总分和各因子得分随时间延长呈逐渐降低的趋势，认为合理的运动促进了老年女性的身心健康。陈青萍使用康奈尔医学指数量表分析了 2～6 个月太极运动的老年人，发现太极拳锻炼能缓解老年人抑郁、紧张、焦虑的心理症状，改善了心理功能。王利等研究认为，太极拳锻炼多为群体活动，能促进老年人人际关系的发展，加深了友谊，建立起了和谐的人际关系。Yunfa Liu 等试验证明通过 24 周短期太极拳训练后，脑电图显示 α 波增加，θ 波减少与精力的增加存在显著相关。

第四节 生物反馈治疗

近年来，随着生物医学模式向现代生物－心理－社会医学模式的转变，在医学治疗中越来越强调患者的主动参与。以患者主动参与为特点的生物反馈疗法已经成为了心理障碍治疗的新手段。

生物反馈治疗作为一种新的行为疗法，利用现代生理科学仪器，通过各种技术，以视觉、听觉的形式显示体内某些生理活动，并通过指导和自我训练有意识地控制自身心理、生理活动，以达到调整机体功能并促进其功能恢复的目的。心理（情绪）反应和生理（内脏）活动之间存在着一定的关联，心理社会因素通过意识影响情绪反应，使不受意识支配的内脏活动发生异常改变，导致疾病的发生。生物反馈疗法将正常属于无意识的生理活动置于意识控制之下，通过生物反馈训练建立新的行为模式，实现有意识地控制内脏活动和腺体的分泌。

利用脑电这一生理指标作为反馈信息的方法称为脑电生物反馈疗法（EEG biofeedback treament）。国内外已经将脑电生物反馈疗法用于治疗焦虑障碍及伴发焦虑障碍的疾病，而且都取得了一定疗效。然而，脑电生物反馈疗法在临床实际应用中还存在许多问题。首先是记录电极的安放位置，在国内大部分的脑电生物反馈疗法研究中，通常选择在 Fp1、Fp2 点放置记录电极，Fpz 点接地，两侧耳垂接参考电极。然而，国外的研究有选择不同位置作为记录电极的，如选择 Oz、O1、C3 和 O1 和 O2 作为记录电极。其次是脑电生物反馈疗法中参数的选择，目前已知有肯定疗效的参数包括 α 波增强、α/θ 波增强、SMR 波。就国内外的研究而言，大多是选择以上一种或几种参数进行训练，但对于不同焦虑障碍类型的患者选择何种参数，是否具有特异性则有待进一步研究。同时脑电生物反馈疗法的疗效可能还受脑左右半球、性别、评价工具等影响，仍需深入研究和探讨。

北京宣武医院侯月等以顶叶脑波为训练参数的脑电生物反馈技术能够明显改善女性广泛性焦虑患者的焦虑状态和失眠症状，而以右顶叶脑波为训练参数的脑电生物反馈技术还能够明显改善女性广泛性焦虑患者的焦虑特质和抑郁症状。郑琴等的研究结论说明生物反馈辅助治疗焦虑症较单纯药物治疗焦虑症效果明显，四种不同证型相比，生物反馈辅助治疗痰火扰心型和肝郁化火型患者效果最好，且痰火扰心型患者起效更快，生物反馈辅助治疗心脾两虚型患者效果最差。

20 世纪 90 年代，初肌电生物反馈技术在我国已广泛应用于临床，陈钟舜等在 1987 年就报道过肌电生物反馈对神经症的疗效。训练室温保持恒定，在患者安静、卧位时进行，肌电反馈电极安放在前额部。第一、二次训练使用自我放松磁带让患者体验放松的感受，试验者在旁边指导帮助患者初步掌握降肌电的技术，以后使用放松音乐磁带，在仪器反馈信息的指引下使放松逐步加深，每次训练均记录肌电变化。每周训练 2 ~ 3 次，每次 30 分钟，持续 1 个月。强调患者按所学的放松方法，在训练间隙期及追踪观察期坚持每天进行放松练习 2 次，每次不得少于 20 分钟。生物反馈治疗对焦虑症状的减轻程度特别明显。

生物反馈治疗焦虑症有效的原因是：①焦虑使患者内省常有规律地被阻断，因而患者失去了对自我观察的敏感性，内心冲突就特别的突出。②生物反馈的作用机制在于监控、觉察人体内的生物控制回路（下视丘 – 垂体 – 激素轴 – 躯体反应 – 对体内变化的直接观察 – 激活大脑皮质和边缘系统导致认知和情感的反应 – 下视丘）。③皮肤表面电位是与等张肌紧张电位呈平行关系，肌肉紧张程度与情绪焦虑程度呈正相关，而前额部的骨骼肌最有代表性。肌电生物反馈疗法正是借助电子仪器，将患者前额部骨骼肌的紧张程度这一肌电活动信息加以处理，以视觉或听觉的方式显示给患者（即信息的反馈），这样使患者能够知道自己是否处在紧张、焦虑状态，并认真地去寻找那些与生理紊乱类型有关的内部感觉，学会有意识地调整和控制自身的功能活动。随着生物反馈的视、听显示信号的减弱，患者的肌肉紧张度也在减轻，焦虑情绪也在改善，生理紊乱也在被调节，患者对自身观察的敏感性也在恢复。通过这样反复有意识的练习，形成一种固定的、随意的习惯性行为，放松成为生活中习惯了的反应模式，这样使患者能更好地与环境相适应，达到有效、迅速地改善症状的目的。综合上述分析：生物反馈疗法对焦虑症状的缓解有明显作用，对神经症患者有临床疗效，是一种有效的治疗方法，但生物反馈疗法还是不能代替传统的药物疗法，它只能作为治疗学的一个组成部分，成为一种可供选择的治疗方法。

抓紧有利时机进行生物反馈治疗和针对性的心理护理可帮助患者摆脱焦虑情绪所造成的无助感和失望感。因反馈信号是客观存在的，故能帮助患者以一种客观的态度来对待自己，并能调动体内的积极因素，对于解除心理紧张是非常有利的。治疗中发现患者每次达到预置值时，就会产生愉快的情绪，此时进行心理护理效果倍增，患者可树立战胜疾病的信心并积极地参与治疗，增加对心理护理的依从性，这对于疾病的治疗与恢复可以起到决定性的作用。通过生物反馈疗法治疗后患者学会了用自我调节与放松的方法摆脱苦恼，也能够应用健康教育的内容进行自我放松以应对生活、工作中出现的不良情绪。一次成功且获益颇丰并得以证实就会促使下次再用，产生良性循环。而单纯性心理护理患者，虽然护士也按集体和个别的形式进行有关疾病及其相关知识的健康教育，以语言引导精神放松及肢体放松，并根据患者的具体症状进行针对性的暗示治疗，但多数患者只是将信将疑地接受或抵触。通过临床实践发现，对焦虑症患者采用心理护理结合生物反馈治疗比单纯心理护理效果好，且能促进抗焦虑药物作用的发挥。同时验证了心理护理结合生物反馈治疗对 SCL-90 项目因子改善的有效性。针对焦虑症患者应首先进行心理疏导及讲解发病机制，使患者认识疾病的相关知识与转归，加强战胜疾病的信心。结合生物反馈治疗时，体内的生物学信息（如肌电、皮肤温度）随时由仪器反馈给患者，及时更新认知评价。通过反复的训练，患者学会了有意识地控制自身的心理、生理活动，纠正体内不良的生理、心理反应。从而促进病情康复，减少复发。

小结

生物反馈治疗作为一种新的行为疗法，在医师的指导下，通过脑电、皮电、皮温、肌电、心率、呼吸频率等的监测，使患者有意识的控制自身心理、生理活动，达到调整机体功能并促进其功能恢复的目的。生物反馈疗法将正常属于无意识的生理活动置于意识控制之下，通过生物反馈训练建立新的行为模式，实现有意识地控制内脏活动和腺体的分泌。从而使患者意识到自身症状产生的原因，并通过生物反馈训练，了解对这些症状的可控性，从而促进病情康复，减少复发。

第12章 焦虑症的中医防护

第一节 焦虑症的中医预防

1. 保持良好心态 首先，要乐天知命，知足常乐。其次，是要保持心理稳定，不可大喜大悲，要心宽，凡事想得开，要使自己的主观思想不断适应客观发展的现实。其三，是要注意制怒，不要轻易发脾气。不要试图让客观事物纳入自己的主观思维轨道，否则极易诱发焦虑、抑郁、怨恨、悲伤、愤怒等消极情绪。

2. 主动消除焦虑 轻微焦虑的消除，主要是依靠个人，当出现焦虑时，首先要意识到自己这是焦虑心理，要正视它，不要用自认为合理的其他理由来掩饰它的存在。其次要树立起消除焦虑心理的信心，充分调动主观能动性，运用注意力转移的原理，及时消除焦虑。当你的注意力转移到新的事物上去时，心理上产生的新的体验有可能驱逐和取代焦虑心理，这是人们常用的方法。

3. 自我调节放松 如果当你感到焦虑不安时，可以运用自我意识放松的方法来进行调节。具体来说，就是有意识地在行为上表现得快活、轻松和自信。比如说，可以端坐不动，闭上双眼，然后开始向自己下达指令：头部放松、颈部放松，直至四肢、手指、足趾放松。运用意识的力量使自己全身放松，处在一个松和静的状态中，随着周身的放松，焦虑心理可以慢慢得到平缓。

4. 以建立良好的社会支持系统为支撑 大量研究证明，良好的社会支持系统是减轻心理压力，保持良好状态的重要因素。社会支持系统包括情感支持、信息支持、物质支持和评价支持，可以来自家人、医护人员、同事等各个方面。医护人员热情的态度和家属的关心、体贴、陪伴、配合，都能从一定程度上缓解患者的焦虑情绪。

5. 意识到个人情绪异常史和家族史 当前有研究表明精神疾病阳性家族史也与焦虑抑郁有关，要注意的是患者需要意识到她（他）的亲人患过精神疾病，并且愿意把这个信息透露出来。对于有过焦虑病史的患者及有家族史的人，要更加注重情绪的调护，预防焦虑的发生。

6. 理性对待生活事件 对不良生活事件与焦虑抑郁的关系，目前已经有较为完善的评估。对于没有情绪异常史的人来说，爱人去世、关系破裂、离婚、失业或搬家等经历是最常见的引起压力和激发焦虑抑郁情绪的个人因素。不愉快的童年、过去的情感问题、对生活现状不满也是产后抑郁高危因素。有此类情况的人群，均应注意情绪的调节。

7. 早识别早发现　诸多研究发现焦虑症的早期预防、早期识别、全程干预对于降低其发病率和危害程度具有重要意义，然而目前以医学中心为主体的干预模式的弊端表现为全程干预实现困难、服务可及性差、服务利用率低、不利于预防干预工作的开展，而社区在这方面有着先天优势。为避免医院资源的浪费及为减少患者经济支出的角度考虑，社区干预成为降低焦虑发病率的重要手段，群众也乐于接受。社区层面进行的焦虑干预，可以避免由于传统观念和相关知识的缺乏造成焦虑症服务意向的缺乏。目前心理疾病在社区的干预已经取得了较好的效果。社区开展预防干预措施，一方面可以便捷地为目标人群提供宣教、指导、访视、治疗等，另一方面便于保证服务次数和时间，便于组织与协调，便于目标人群的信息采集和档案建立。因此，探索整合社区卫生服务的途径，开展基于社区关注"心理—社会"综合的焦虑预防干预研究，具有非常重要的现实意义。

第二节　焦虑症的中医护理

1. 健康教育　大多数患者对于自身的疾病了解并不充分，这样一来，容易忽略日常生活中某些诱发疾病的危险因素，增加病症的发作率。因此，在患者来诊时，及时对患者进行健康教育，让患者了解自身的疾病。或者通过宣传讲座及发放健康宣传手册等措施，向患者宣讲与焦虑症相关的知识，包括原因、发病机制、诱发因素等，让患者能够对自身疾病有所了解。

2. 心理护理　对患者进行心理护理。出于多种原因，例如怕周围人知道、惧怕药物的副作用等，使得很多患者的治疗依从性并不高，认为只要通过服用某些药物就可以缓解病症，而坚决拒绝到医院专科进行病症的治疗。医护人员对患者进行心理干预，告知患者，此类病症的危害性，同时也向患者保证，在治疗过程中会为患者保守秘密，严格遵守医师的职业道德，使患者减缓内心的压力，提高治疗依从性。而且向患者讲述药物治疗的疗程，嘱咐患者一定不可自行随意停药，以免使疾病复发和影响到疾病治疗的时间。

3. 饮食干预　有些患者不注意饮食，忽略了饮食作用对病症的影响。医护人员应对患者进行饮食干预，告知患者在日常饮食中，患者需调理饮食结构。患者在日常饮食中应避免刺激性的食物，如浓茶、咖啡、辣椒等；同时减少肉类的摄入量，尤其是牛羊肉的摄入量，每天肉类的摄入量在 50～100 克。患者应注重维生素及微量元素的摄入。

4. 运动干预　每天坚持规律的有氧运动是治疗焦虑症的关键的非药物疗法。每日走路或者慢跑 5～8 千米，坚持 30 天以上，患者一般会产生欣快感，紧张情绪会得到一定的控制。其机制是有氧运动经过体内一系列化学变化，最终达到脑内神经递质水平得以调整，并最终达到改善情绪的作用。

5. 增强患者治疗信心　在对患者实施诊治的过程中，应该详细的向患者介绍睡眠与运动、营养支持及情绪管理的相关知识，建立良好的护患关系，增强患者对护理人员的信任感，同时，将治疗成功的病例进行说明和介绍，树立患者治疗的信心，并将药物副作用进行详细的说明，进而排解患者的顾虑，让其积极的接受和配合治疗。

6. 加强患者的社会支持和家庭支持　焦虑症患者需要得到亲友的慰问和照顾。尤其是对于年龄较小的患者来说，良好的社会支持和家庭支持可以改善患者的负面情绪；来自患者夫妻之间的支持、关怀和理解更是不可忽视的，会让其有一种被尊重、被关怀和不被抛弃的感觉，可减轻患者焦虑情况。

7. 放松情绪、转移注意力　可以指导患者在紧张、焦虑的时候多听一些轻音乐，看一些轻松幽默的书籍、影视片等。转移患者注意力，促进其情绪的良性循环。

8. 保持良好的作息习惯　良好的休息和规律的生活习惯是焦虑症患者得以恢复和预防复发的基石。患者每天应该至少在晚间 11 点前入睡，保持 7～8 小时睡眠，不可晚睡。每日三餐时间规律。尽量减少电子设备的使用，如手机和电脑等。禁止玩电脑或手机游戏，每天看电视时间不应该超过 2 小时，且应避免战争、恐怖、悬疑、灾难等让人精神紧张等影视内容。

9. 中医情志护理　中医护理历史悠久，中医情志护理是其重要内容之一，七情是中医学神志理论的重要内容之一，依据五行生克理论及"喜、怒、忧、思、悲、恐、惊"七种情志的致病特点，制订出个体化的护理措施，帮助患者克服心理创伤。中医学理论认为，人有七情，若七情损伤，必会忧愁思虑而使得情志不畅，使人体的正气虚弱，抗击病邪无力，给身心均造成不良影响，进而导致疾病的发生。采用"以情胜情"的中医情志护理方法，以激起患者的某种情志变化，克制另一种病态情志，调动患者"五行相胜"之情志，进而制约引起五脏失调之情志，重建五脏之间的气机平衡，改善顽固性患者的七情损伤，减轻了患者焦虑、抑郁情绪，充分调动患者的主观能动性，使患者不断调整自己的心理、生理状态，消除紧张、恐惧的心理，树立战胜疾患的自信心，以积极、乐观的心态对待治疗过程。中医情志护理可以显著提高焦虑患者的生理功能、生理职能、总的健康状况、社会功能、情绪角色功能和精神健康等情况。

10. 护理举例　消化性溃疡的发病率和身心因素有很大关系，长期的心理应激可以增强胃黏膜的损坏因素或削弱胃黏膜的保护因素。因此，做好患者的心理护理十分重要。首先，建立良好的护患关系，向患者介绍溃疡病的病因、临床表现及特点、并发症、治疗方法、预防措施等，特别要向患者宣传良好的生活习惯在溃疡病的预防治疗中的重要性。使患者养成正确的生活习惯、进餐方式。只有按疗程服完药，改正错误的饮食生活习惯，并定时复查胃镜以证明彻底治愈，否则即使暂时无溃疡病的症状，也存在复发的危险。向患者讲解心理刺激可加速胃酸分泌导致疼痛加重或溃疡复发，同时配合性格训练来减少或防止溃疡的发生，并适时给予支持心理干预，进行动机访谈，指导患者应用放松技术，如转移注意力、听音乐、看杂志、进行轻松谈话，使其保持乐观而稳定的情绪，消除焦虑、紧张等不良心理状态。避免与他人发生纠纷与不快。保证充足的休息和睡眠。避免劳累，以最佳的身心状态配合治疗。在生活中：①合理安排生活，作息有序。提供安静舒适的环境，减少外界刺激，特别是创造一个舒适、安静的睡眠环境。教育患者遵守作息时间，白天不贪睡，晚餐不宜过饱及过多饮水，睡前不宜交谈不愉快之事及观看紧张电视节目。必要时给予催眠药，帮助患者制订日常生活时间表，鼓励及督促患者加强生活自我管理，形成良好的生活习惯，鼓励参加适当的文体活动，教会患者放松技术，分散其对疾病的注意力，提高生活情趣。②饮食指导。饮食疗法是治疗溃疡病的主要环节之一，可遵循以下原则进行：生活饮食要有规律，进食时要心情舒畅，做到细嚼慢咽，少食多餐，食物温软，多吃富含营养、高热量、易消化、非刺激性食物。避免过冷、过热、过硬、过酸及粗纤维食物。禁饮咖啡、浓茶等，戒烟酒。注意预防便秘。③服药指导。向患者详细讲解药物的用法，嘱患者按医嘱服药，不可漏服，必要时协助患者服药。幽门螺杆菌是消化性溃疡发生和复发的关键因素，根除幽门螺杆菌可促进溃疡的愈合及降低复发率。现治疗上主张新三联治疗方法，以质子泵抑制剂为基础，加上两种抗生素，指导质子泵抑制剂应空腹口服，服药时间应为早餐前和晚上临睡前，抗生素放在饭后吃，减少消化道反应，服药时应温凉开水冲服，忌用茶水、果汁等送服。④情绪干预疗法。情绪与内科许多疾病的发生发展有着密切的关系，有研究表明溃疡与情绪焦虑有关，焦虑在十二指肠溃疡的发病中占有重要的地位。动物实验及临床研究结果表明：焦虑、生气可使胃蠕动增加、胃酸分泌增多及黏膜充血，甚至形成溃疡。因此经常与患者接触，并与患者一起探讨本次发病的原因，使患者明白不良的心理因素与消化性溃疡的关系。并告知患者哪些想法是引起负面情绪的原因（如自责、责备他人），及负面情绪对胃功能的影响，如紧张、悲愤、怨恨、焦虑这些情绪可使胃部充血，胃酸分泌大量增加，胃运动增强，加速了胃黏膜自身的消化作用；悲伤、自责、沮丧、消沉、失落可使胃黏膜苍白，分泌物减少，降低黏膜的防御作用等。鼓励患者培养乐观向上的人生态度，控制自己的行为，学会自我放松，如气功松弛法、自我催眠法、想象疗法（如想象碧蓝的大海、辽阔的天空等）、听音乐等，改变以前不良的思维方式，提高患者自我调控能力及心理应急能力，如遇到生活、工作上的困难得不到合理解决时，应及时寻求家属、朋友、医务人员或社会人士的帮助，避免出现心理负担，加重疾病的恶化。有研究表明溃疡患者组的社会支持各个因子评分均较对照组显著降低，证实消化性溃疡患者的社会支持方面存在着缺陷，提示应给患者提供更多的社会支持，鼓励其采用成熟的心理防御方式，有利于减轻消化性溃疡患者的心理生理障碍和社会功能缺损，这是对消化性溃疡患者进行心理干预的重要环节，并告知患者出院后经常自我监督自己的情绪，找出引起负面情绪的消极原因，通过与朋友及心理医师讨论，找出相应的解决办法，力争做到以后遇到类似事件时能够用积极理性的心理来对待，并逐渐形成习惯。⑤安全护理。消化性溃疡常伴有焦虑、抑郁情绪，患者可出现自杀、自伤、不合作、冲动行为。严密观察病情变化，从中发现问题，及时配合医师采取措施。一是焦虑患者感到紧张、忧虑、不安，严重者感到大祸临头。二是恐惧，患者对自身疾病，轻者感到担心和疑虑，重者感到惊恐不安。三是抑郁，因心理压力可导致情绪低落，悲观绝望，对外界事物不感兴趣，言语减少，不愿与人交往，不思饮食，严重时出现自杀观念或行为，尤其是性格内向的患者，发现其消极观念严重时重点交接班，加强监护，加强巡视，对有严重自杀企图的患者应专人监护，其活动控制在工作人员视线内，禁止单独活动及外出，外出时严格执行陪伴制度，注意环境安全，加强危险物品的保管，如剪刀、刀片、绳带、火柴，均应及时清除，妥善保管。每次发药后应确认患者把药服下才可离开，避免有意蓄积大量药物一次吞服造成自杀。如发现情况及时向医师报告患者的自杀企图，以便尽快采取有效的治疗措施。向家属交代病情及注意事项，取得配合，严防意外，保证治疗的顺利进行。⑥出院指导。嘱患者坚持消化性溃疡的正规治疗、休息、饮食原则，不自行停止，禁用或慎用非甾体抗炎药物，在秋冬季或冬春季变换季节时，注意保暖。定期门诊复查，如有疼痛持续不减、规律性消失、排黑便等应立即到门诊就诊检查。患者有时因各种原因治疗周期比较短，未达到疗程标准。因此，患者出院后一定要按疗程带药，在院外坚持服药，达到疗程。对患者进行口头及书面的出院指导，以保证患者出院后的生活质量，预防疾病的复发。

第 *13* 章　焦虑症常见症状的中医治疗

第一节　胸　痹

胸痛是心内科门诊中常见的症状，往往被认为是冠心病的临床表现，很多胸痛患者通过冠状动脉造影并未发现明显异常。已有较多研究表明心理因素对此类患者胸痛产生及对预后的影响起非常重要的作用，而心理因素导致胸痛的症状往往被忽视。在判断胸痛患者病因时，应注意年龄、性别、典型心绞痛、吸烟、糖尿病、高胆固醇血症、低高密度脂蛋白血症、高低密度脂蛋白血症等冠心病传统预测因素，并结合焦虑相关量表评分结果，可更好鉴别胸痛发生原因，及时发现患者焦虑症状并及时治疗。目前也有研究表明，焦虑情绪是增加冠心病发病率的危险因素之一，因此对于造影结果阴性且伴有焦虑情绪的患者而言，进行抗焦虑干预治疗可能会减少其进一步发展为冠心病的可能，并改善患者预后。

在中医学而言，胸痹是指以胸部闷痛，甚则胸痛彻背，喘息不得卧为主症的一种疾病，轻者仅感胸闷如窒，呼吸欠畅，重者则有胸痛，严重者心痛彻背，背痛彻心。该症状最早见于《内经》。《灵枢·五邪》篇指出："邪在心，则病心痛。"

一、病因病机

焦虑性胸痹的发生多与情志失节、劳倦内伤、年迈体虚等因素有关。其病机有虚、实2个方面。在本病证的形成和发展过程中，大多因实致虚，亦有因虚致实者。焦虑性胸痹的中医病因为郁怒伤肝，肝失疏泄，肝郁气滞，甚则气郁化火，灼津成痰；或者是忧思伤脾，脾运失健，津液不布，遂聚为痰。无论气滞或痰阻，均可使血行失畅，脉络不利，而致气血瘀滞，或痰瘀交阻，胸阳不运，心脉痹阻，不通则痛，而发胸痹。《杂病源流犀烛·心病源流》曰："总之七情之由作心痛，七情失调可致气血耗逆，心脉失畅，痹阻不通而发心痛。"其病机则为心脉痹阻，病位在心，主要涉及肝脏。肝病疏泄失职，气郁血滞，可引致心脉痹阻，胸阳失展而发胸痹。其临床主要表现为虚实夹杂。

二、证治分类

1. **焦虑性胸痹常见证——肝郁气滞证** 心胸满闷，时欲太息，遇情志不遂则上症加重，或兼有胃脘胀闷，嗳气或矢气则舒，苔薄或薄腻，脉细弦。

〔证机概要〕肝失疏泄，气机郁滞。

〔治法〕疏肝理气。

〔代表方〕柴胡疏肝散加减。本方理气疏肝，适用于肝郁气滞之胸胁疼痛。

〔常用药〕柴胡、枳壳疏肝理气；香附、陈皮理气解郁；川芎、赤芍活血通脉。

气郁日久化热，心烦易怒，口干便秘，舌红苔黄，脉弦数者，用丹栀逍遥散，以疏肝清热；胸闷心痛明显，为气滞血瘀之象，可合用失笑散，以增强活血行瘀、散结止痛之作用；便秘严重者加当归芦荟丸以泻郁火。

2. **焦虑性胸痹常见证——心肾阴虚证** 心痛憋闷，心悸盗汗，虚烦不寐，腰酸膝软，头晕耳鸣，口干便秘，舌红少津，苔薄或剥，脉细数或促代。

〔证机概要〕水不济火，虚热内灼，心失所养，血脉不畅。

〔治法〕滋阴清火，养心和络。

〔代表方〕天王补心丹合炙甘草汤加减。两方均为滋阴养心之剂。天王补心丹以养心安神为主，治疗心肾两虚，阴虚血少者；炙甘草汤以养阴复脉见长，主要用于气阴两虚，心动悸，脉结代之证。

〔常用药〕生地黄、玄参、天冬、麦冬滋水养阴，以降虚火；人参、炙甘草、茯苓益助心气；柏子仁、酸枣仁、五味子、远志交通心肾，养心安神；丹参、当归、芍药、阿胶滋养心血而通心脉。

阴不敛阳，虚火内扰心神，虚烦不寐，舌尖红少津者，可用酸枣仁汤，清热除烦以养血安神；若兼见风阳上扰，加用珍珠母、灵磁石、石决明、琥珀等重镇潜阳之品；若心肾阴虚，兼见头晕目眩，腰酸膝软，遗精盗汗，心悸不宁，口燥咽干，用左归饮以滋阴补肾，填精益髓。

3. **焦虑性胸痹常见证——气阴两虚证** 心胸隐痛，时作时休，心悸气短，动则益甚，伴倦怠乏力，声息低微，面色㿠白，易汗出，舌质淡红，舌体胖且边有齿痕，苔薄白，脉虚细缓或结代。

〔证机概要〕心气不足，阴血亏耗，血行瘀滞。

〔治法〕益气养阴，活血通脉。

〔代表方〕生脉散合人参养荣汤加减。两者皆能补益心气。生脉散长于益心气，敛心阴，适用于心气不足，心阴亏耗者；人参养荣汤补气养血，安神宁心，适用于胸闷气短，头昏神疲等症。

常用药：人参、黄芪、炙甘草大补元气，通经利脉；肉桂温通心阳；麦冬、玉竹滋养心阴；五味子收敛心气；丹参、当归养血活血。

兼有气滞血瘀者，可加川芎、郁金以行气活血；兼见痰浊之象者可合用茯苓、白术、白蔻仁以健脾化痰；兼见纳呆、失眠等心脾两虚者，可并用茯苓、茯神、远志、半夏曲以健脾和胃，柏子仁、酸枣仁收敛心气，养心安神。

4. 其他证型　其他证型包括有心血瘀阻证，予以血府逐瘀汤加减治疗；痰浊闭阻证，予以瓜蒌薤白半夏汤合涤痰汤加减治疗；寒凝心脉证，予以枳实薤白桂枝汤合当归四逆汤加减治疗；心肾阳虚证，予以参附汤合右归饮加减治疗。

三、心身调养

1. 注意调摄精神，避免情绪波动。《灵枢》有云："心者，五脏六腑之大主也……故悲哀愁忧则心动。"说明精神情志变化可直接影响于心，导致心脏损伤。后世进而认为"七情之由作心痛"。故防治本病必须高度重视精神调摄，避免过于激动或喜怒忧思无度，保持心情平静愉快。

2. 注意生活起居，寒温适宜。《诸病源候论·心痛病诸候》记载："痛者，风凉邪气乘于心也。"指出本病的诱发或发生与气候异常变化有关，故要避免寒冷，居处除保持安静、通风外，还要注意寒温适宜。

3. 注意劳逸结合，坚持适当活动。发作期患者应立即卧床休息，缓解期要注意适当休息，保证充足的睡眠，坚持力所能及的活动，做到动中有静，正如朱丹溪所强调的"动而中节"。

四、临床撷菁

1. 理气不忘活血　本病以疏肝解郁为主，但亦可配伍使用活血化瘀药物。临床上以丹参、鸡血藤、当归、赤芍、郁金、川芎、泽兰、牛膝、三七、益母草等为主。此外，在活血化瘀中伍以益气、养阴、化痰、理气之品，辨证用药，加强祛瘀疗效。

2. 调肝兼顾补肾　临证治疗应重视补肾固本，常以何首乌、枸杞子、女贞子、墨旱莲、生地黄、当归、白芍等滋肾阴；用黄精、菟丝子、山萸肉、杜仲、桑寄生等补肾气；桂枝、淫羊藿、仙茅、补骨脂等温肾阳。

3. 益气化痰　着重健运脾胃，在祛痰的同时，适时应用健脾益气法，以消生痰之源，痰化气行，则血亦行。临床选温胆汤为基本方，痰浊阻滞明显者可酌加全瓜蒌、胆南星、石菖蒲、郁金等；气虚明显可酌加党参、黄芪、黄精，或西洋参另蒸兑服。

第二节　心　悸

心悸是焦虑症患者最常见的心血管系统躯体症状之一。焦虑症患者常伴随一系列躯体症状，其中以心血管系统功能失常为主，这属于是神经官能症的一种特殊类型。一般并无器质性心脏病证据，但可与器质性心脏病同时存在，或在后者的基础上发生，因此，在症状上易与器质性心脏病相混淆，造成鉴别诊断上的困难。

中医学认为心悸是指患者自觉心中悸动，惊惕不安，甚则不能自主的一种病证，临床一般多呈发作性，每因情志波动或劳累过度而发作，且常伴胸闷、气短、失眠、健忘、眩晕、耳鸣等症。病情较轻者为惊悸，病情较重者为怔忡。《内经》虽无心悸或惊悸、怔忡之病名，但已认识到心悸的病因有宗气外泄，心脉不通，突受惊恐，复感外邪等。《素问·举痛论》云："惊则心无所倚，神无所归，虑无所定，故气乱矣。"心悸的病名首见于张仲景的《金匮要略》和《伤寒论》，称之为"心动悸""心下悸""心中悸"及"惊悸"等。《丹溪心法》言："怔忡者血虚，怔忡无时，血少者多，有思虑便动属虚，时作时止者，痰因火动。"焦虑性心悸多以肝郁气滞不舒或焦虑病久气血亏虚心气不足而发，其与普通心悸有共通病因病机，同时也有其特殊性。

一、病因病机

焦虑性心悸病因主要与七情所伤有关，具体是指平素心虚胆怯，突遇惊恐，忤犯心神，心神动摇，不能自主而心悸。《济生方·惊悸论治》指出："惊悸者，心虚胆怯之所致也。"长期忧思不解，心气郁结，阴血暗耗，不能养心而心悸；或化火生痰，痰火扰心，心神失宁而心悸。此外，大怒伤肝，大恐伤肾，怒则气逆，恐则精却，阴虚于下，火逆于上，动撼心神亦可发为惊悸；体虚劳倦、感受外邪、药食不当等均能导致心悸的发生。心悸的病因虽有上述诸端，然病机不外乎气血阴阳亏虚，心失所养，或邪扰心神，心神不宁。其病位在心，而与肝、脾、肾、肺四脏密切相关。

二、证治分类

1. 焦虑性心悸常见证——心虚胆怯证　心悸不宁，善惊易恐，坐卧不安，不寐、多梦、易惊醒，食少纳呆，苔薄白，脉细略数或细弦。

〔证机概要〕气血亏损，心虚胆怯，心神失养。

〔治法〕镇惊定志，养心安神。

〔代表方〕安神定志丸加减。本方益气养心，镇惊安神，用于心悸不宁，善惊易恐，少寐多梦，食少，纳呆者。

〔常用药〕柏子仁、酸枣仁、茯神养心安神；远志、菖蒲化痰开窍而定悸；茯苓、人参、山药益气壮胆；龙齿、琥珀质重而镇惊安神；配伍肉桂少许，有鼓舞气血生长之效；五味子收敛心气。

气短乏力，头晕目眩，动则为甚，静则悸缓，为心气虚损明显，重用人参，加黄芪以加强益气之功；兼见心阳不振，用肉桂易桂枝，加附子，以温通心阳；兼心血不足，加阿胶、首乌、龙眼肉以滋养心血；兼心气郁结，心悸烦闷，精神抑郁，加柴胡、郁金、合欢皮、绿萼梅以疏肝解郁；气虚夹湿，加泽泻，重用白术、茯苓；气虚夹瘀，加丹参、川芎、红花、郁金。

2.焦虑性心悸常见证型——心血不足证　心悸气短，头晕目眩，失眠健忘，面色㿠白无华，倦怠乏力，纳呆食少，舌淡红，脉细弱。

〔证机概要〕心血亏耗，心失所养，心神不宁。

〔治法〕补血养心，益气安神。

〔代表方〕归脾汤加减。本方有益气补血，健脾养心的作用，重在益气，意在生血，适用于心悸怔忡，健忘失眠，头晕目眩之症。

〔常用药〕黄芪、人参、白术、炙甘草益气健脾，以资气血生化之源；熟地黄、当归、龙眼肉补养心血；茯神、远志、酸枣仁宁心安神；木香理气醒脾，补而不滞。

五心烦热，自汗盗汗，胸闷心烦，舌淡红少津，苔少或无，脉细数或结代，为气阴两虚，治以益气养血，滋阴安神，用炙甘草汤加减以益气滋阴，补血复脉。兼阳虚而汗出肢冷，加附子、黄芪、煅龙骨、煅牡蛎；兼阴虚，重用麦冬、地黄、阿胶，加沙参、玉竹、石斛；纳呆腹胀，加陈皮、谷芽、麦芽、神曲、山楂、鸡内金、枳壳以健脾助运；失眠多梦，加合欢皮、首乌藤、五味子、柏子仁、莲子心等以养心安神。若热病后期损及心阴而心悸者，以生脉散加减，有益气养阴补心之功效。

3.焦虑性心悸常见证——阴虚火旺证　心悸易惊，心烦失眠，五心烦热，口干，盗汗，思虑劳心则症状加重，伴耳鸣腰酸，头晕目眩，急躁易怒，舌红少津，苔少或无，脉细数。

〔证机概要〕肝肾阴虚，水不济火，心火内动，扰动心神。

〔治法〕滋阴清火，养心安神。

〔代表方〕天王补心丹合朱砂安神丸加减。前方滋阴养血，补心安神，适用于阴虚血少，心悸不安，虚烦神疲，手足心热之症；后方清心降火，重镇安神，适用于阴血不足，虚火亢盛，惊悸怔忡，心神烦乱，失眠多梦等症。

〔常用药〕生地黄、玄参、麦冬、天冬滋阴清热；当归、丹参补血养心；人参、炙甘草补益心气；黄连清热泻火；朱砂、茯苓、远志、酸枣仁、柏子仁安养心神；五味子收敛耗散之心气；桔梗引药上行，以通心气。

肾阴亏虚，虚火妄动，遗精腰酸者，加龟甲、熟地黄、知母、黄柏，或加服知柏地黄丸；若阴虚而火热不明显者，可单用天王补心丹；若阴虚兼有瘀热者，加赤芍、牡丹皮、桃仁、红花、郁金等以清热凉血，活血化瘀。

4.其他证型 心阳不振证，采用桂枝甘草龙骨牡蛎汤合参附汤加减治疗；水饮凌心证，采用苓桂术甘汤加减治疗；瘀阻心脉证，采用桃仁红花煎合桂枝甘草龙骨牡蛎汤治疗；痰火扰心证，采用黄连温胆汤加减治疗。

三、心身调养

1.心悸每因情志内伤，恐惧而诱发，故患者应经常保持心情愉快，精神乐观，情绪稳定，避免情志为害，减少发病。尤其心虚胆怯、心火内动及痰火扰心等引起的心悸，应避免惊恐及忧思恼怒等不良刺激。

2.饮食有节 进食营养丰富而易消化吸收的食物，平素饮食忌过饱、过饥，戒烟酒、浓茶，宜低脂低盐饮食。心气阳虚者忌过食生冷，心气阴虚者忌辛辣炙煿，痰浊、瘀血者忌过食肥甘，水饮凌心者宜少食盐。

3.生活规律 注意寒暑变化，避免外邪侵袭而诱发或加重心悸。注意劳逸结合。轻证患者，可进行适当体力活动，以不觉疲劳，不加重症状为度，应避免剧烈活动及强体力劳动。重症患者，平时即有心悸、气短等症状，应卧床休息，待症状消失后，也应循序渐进地增加活动量。

四、临床撷菁

1.重视脉诊 即便临床焦虑性心悸多与情绪波动相关性大，但在具体辨证施治时仍需紧贴患者脉诊结果，临床心悸常见脉象有：迟脉、代脉、结脉、疾脉、促脉。临证之时可结合整体症状及脉象进行辨证，在该病诊断中尤为重要。

2.病证结合 功能性心律失常多由自主神经功能失常所致，临床以快速型多见。辨证多为气阴两虚，心神不安，以益气养阴，重镇安神为法。焦虑性心悸多与情绪障碍有关，辨证多为肝郁气滞，以疏肝解郁、宁心定悸为法。因此，结合心律失常性质对疾病进行有区分的诊断，可以对该病治疗更有针对性。

第三节 不 寐

焦虑情绪对睡眠有显著的影响，焦虑症的睡眠障碍主要表现为入睡困难、夜间醒起次数增多、多梦、睡眠时间缩短。一项国内研究发现，伴有情绪障碍的失眠症患者占所有失眠症患者的 35%～44%。国外研究调查中发现 56% 的失眠者伴有焦虑状态。焦虑相关性失眠是临床上常见的失眠类型，其原因多数为精神紧张、生气、工作或思想压力、环境变化等因素。焦虑相关性失眠以入睡困难为最突出表现，日久对睡眠产生恐惧，担心失眠，出现恶性循环。

中医学认为不寐主要表现为睡眠时间、深度的不足，轻者入睡困难，或寐而不酣，时寐时醒，或醒后不能再寐，重则彻夜不寐。不寐在《内经》称为"不得卧""目不瞑"。认为是邪气客于脏腑，卫气行于阳，不能入阴所得。仲景《伤寒论》及《金匮要略》提出"虚劳虚烦不得眠"。《景岳全书》中将不寐病机概括为有邪、无邪两种类型。戴元礼《证治要诀》提出"年高人阳衰不寐"之论。《冯氏锦囊》则认为"壮年人肾阴强盛，则睡沉熟而长，老年人阴气衰弱，则睡轻微易知。"说明不寐主要与阴阳不和有关。

一、病因病机

焦虑性失眠以情志失常为主要病因，具体指喜怒哀乐等情志过极导致的脏腑功能失调而发生的不寐病证。其由情志不遂，暴怒伤肝，肝气郁结，肝郁化火，邪火扰动心神，神不安而不寐；或由五志过极，心火内炽，扰动心神而不寐；或喜笑无度，或暴受惊恐、饮食不节、劳逸失调、病后体虚亦能引起本病发生。焦虑性失眠病位主要在心，与肝、脾关系密切。因心主神明，神安则寐，神不安则不寐。而阴阳气血之来源，由水谷之精微所化，上奉于心，则心神得养；受藏于肝，则肝体柔和；统摄于脾，则生化不息。若肝郁化火，神不安宅者以实证为主。心胆气虚，心神失养，神不安宁，多属虚证，但久病可表现为虚实兼夹，或为瘀血所致。

二、证治分类

1. **焦虑性不寐常见证——肝火扰心证**　不寐多梦，甚则彻夜不眠，急躁易怒，伴头晕头胀，目赤耳鸣，口干而苦，不思饮食，便秘溲赤，舌红苔黄，脉弦而数。

〔证机概要〕肝郁化火，上扰心神。

〔治法〕疏肝泻火，镇心安神。

〔代表方〕龙胆泻肝汤加减。本方有泻肝胆实火，清下焦湿热之功效，适用于肝郁化火上炎所致的不寐多梦、头晕头涨、目赤耳鸣、口干便秘之症。

〔常用药〕龙胆、黄芩、栀子清肝泻火；泽泻、车前子清利湿热；当归、生地黄滋阴养血；柴胡疏畅肝胆之气；甘草和中；生龙骨、生牡蛎、灵磁石镇心安神。胸闷胁胀，善太息者，加香附、郁金、佛手、绿萼梅以疏肝解郁；若头晕目眩，头痛欲裂，不寐躁怒，大便秘结者，可用当归龙荟丸。

2. 焦虑性不寐常见证——痰热扰心证　心烦不寐，胸闷脘痞，泛恶嗳气，伴口苦，头重，目眩，舌偏红，苔黄腻，脉滑数。

〔证机概要〕湿食生痰，郁痰生热，扰动心神。

〔治法〕清化痰热，和中安神。

〔代表方〕黄连温胆汤加减。本方清心降火，化痰安中，适用于痰热扰心，见虚烦不宁，不寐、多梦等症状者。

常用药：半夏、陈皮、茯苓、枳实健脾化痰，理气和胃；黄连、竹茹清心降火化痰；龙齿、珍珠母、磁石镇惊安神。

不寐伴胸闷嗳气，脘腹胀满，大便不爽，苔腻脉滑，加半夏秫米汤以和胃健脾，交通阴阳，和胃降气；若饮食停滞，胃中不和，嗳腐吞酸，脘腹胀痛，再加神曲、焦山楂、莱菔子以消导和中。

3. 焦虑性不寐常见证——心胆气虚证　虚烦不寐，触事易惊，终日惕惕，胆怯心悸，伴气短自汗，倦怠乏力，舌淡，脉弦细。

〔证机概要〕心胆虚怯，心神失养，神魂不安。

〔治法〕益气镇惊，安神定志。

〔代表方〕安神定志丸合酸枣仁汤加减。前方重于镇惊安神，用于心烦不寐，气短自汗，倦怠乏力之症；后方偏于养血清热除烦，用于虚烦不寐，终日惕惕，触事易惊之症。

〔常用药〕人参、茯苓、甘草益心胆之气；茯神、远志、龙齿、石菖蒲化痰宁心，镇惊安神；川芎、酸枣仁调血养心；知母清热除烦。

心肝血虚，惊悸汗出者，重用人参，加白芍、当归、黄芪以补养肝血；肝不疏土，胸闷，善太息，纳呆腹胀者，加柴胡、陈皮、山药、白术以疏肝健脾；心悸甚，惊惕不安者，加生龙骨、生牡蛎、朱砂以重镇安神。

4. 其他证型　包括心脾两虚证，可采用归脾汤加减治疗；心肾不交证可采用六味地黄丸合交泰丸加减治疗。

三、心身调养

1. 睡眠卫生方面，首先调节患者情绪，帮助患者建立有规律的作息制度，从事适当的体力活动或体育锻炼，增强体质，持之以恒，促进心身健康。其次养成良好的睡眠习惯。晚餐要清淡，不宜过饱，更忌浓茶、咖啡及烟。睡前避免从事紧张和兴奋的活动，养成定时就寝的习惯。另外，要注意睡眠环境的安宁，床铺要舒适，卧室光线要柔和，并努力减少噪声，去除各种可能影响睡眠的外在因素。

2. 中医学方面而言，不寐属心神病变，重视精神调摄和讲究睡眠卫生具有实际的预防意义。《内经》云："恬淡虚无，真气从之，精神内守，病安从来。"积极进行心理情志调整，克服过度的紧张、兴奋、焦虑、抑郁、惊恐、愤怒等不良情绪，做到喜怒有节，保持精神舒畅，尽量以放松的、顺其自然的心态对待睡眠，反而能较好地入睡。

四、临床撷菁

1. 心身同治　通过行为认知或其他心理干预方法来消除焦虑等不良情绪，保持精神舒畅，特别是纠正不良睡眠认知，通过科普、家庭疗法等侧面改正患者对失眠认识的误区。同时养成良好的睡眠卫生习惯，科学安排作息，以及睡眠前后活动，从心身同治的角度达到调控睡眠的目的。

2. 平调阴阳　如补益心脾，应佐以少量醒脾运脾药，以防碍脾；交通心肾，用引火归原的肉桂其量宜轻；益气镇惊，常须健脾，慎用滋阴之剂；疏肝泻火，注意养血柔肝，以体现"体阴用阳"之意。"补其不足，泻其有余，调其虚实"，使气血调和，阴平阳秘。

第四节　眩　晕

一方面焦虑症患者可出现头晕的原发症状，另一方面诸多内科疾病兼伴焦虑症的患者同样可以见到眩晕的情况。中医学中"眩"是指眼花或眼前发黑，"晕"是指头晕甚或感觉自身或外界景物旋转。两者常同时并见，故统称为"眩晕"。轻者闭目即止；重者如坐车船，旋转不定，不能站立，或伴有恶心、呕吐、汗出，甚则晕倒等症状。眩晕最早见于《内经》之"眩冒"，其认为眩晕属肝所主。《素问·六元正纪大论》云："木郁之发……甚则耳鸣眩转。"《丹溪心法·头眩》中则强调"无痰则不作眩"，提出了痰水致眩学说。《景岳全书·眩晕》强调"无虚不能作眩"。焦虑性眩晕是指患者在焦虑症中出现的眩晕表现，其具体发病与情绪波动息息相关，服用抗焦虑药或镇定药物能显著缓解症状。

一、病因病机

焦虑性眩晕主要与情志不遂有关，具体指忧郁恼怒太过，肝失条达，肝气郁结，气郁化火，肝阴耗伤，风阳易动，上扰头目，发为眩晕。正如《类证治裁·眩晕》所言："良由肝胆乃风木之脏，相火内寄，其性主动主升；或由身心过动，或由情志郁勃，或由地气上腾，或由冬藏不密，或由高年肾液已衰，水不涵木……以致目昏耳鸣，震眩不定。"其余如年高肾亏、病后体虚、饮食不节、跌仆损伤同样可引起眩晕。本病的病位在于头窍，其病变脏腑与肝、脾、肾三脏相关。肝乃风木之脏，其性主动主升，若肝肾阴亏，水不涵木，阴不维阳，阳亢于上，或气火暴升，上扰头目，则发为眩晕。此外，脾、肾失调均可发为眩晕。

二、证治分类

1. 焦虑性眩晕常见证——肝阳上亢证　眩晕，耳鸣，头目胀痛，口苦，失眠多梦，遇烦劳郁怒而加重，甚则仆倒，颜面潮红，急躁易怒，肢麻震颤，舌红苔黄，脉弦或数。

〔证机概要〕肝阳风火上扰清窍。

〔治法〕平肝潜阳，清火息风。

〔代表方〕天麻钩藤饮加减。本方功用平肝潜阳，息风清火，可用于阳亢上扰而导致的眩晕。

〔常用药〕天麻、石决明、钩藤平肝潜阳息风；牛膝、杜仲、桑寄生补益肝肾；黄芩、栀子、菊花清肝泻火；白芍柔肝滋阴。

若肝火上炎，口苦目赤，烦躁易怒者，酌加龙胆、牡丹皮、夏枯草；若肝肾阴虚较甚，目涩耳鸣，腰酸膝软，舌红少苔，脉弦细数者，可酌加枸杞子、何首乌、玄参、生地黄、麦冬；若见目赤便秘，可选加大黄、芒硝或当归龙荟丸以通腑泄热，若眩晕剧烈，兼见手足麻木或震颤者，加羚羊角、石决明、生龙骨、生牡蛎、全蝎、蜈蚣等以镇肝息风，清热止痉。

2. 焦虑性眩晕常见证——气血亏虚证　眩晕动则加剧，劳累即发，面色㿠白，神疲乏力，倦怠懒言，唇甲不华，发色不泽，心悸少寐，纳少腹胀，舌淡苔薄白，脉细弱。

〔证机概要〕气血虚损，脑失所养。

〔治法〕补气益血，调心养脾。

〔代表方〕归脾汤加减。本方功用补益气血，健脾养心，主治因心脾两虚，气血不足而导致的眩晕等。

〔常用药〕党参、白术、黄芪补益脾气；当归、熟地黄、龙眼肉、大枣补血生血；茯苓、茯神、炒扁豆补中健脾养心；远志、酸枣仁养血安神助眠。

若中气不足，清阳不升，兼见气短乏力，神疲纳少，便溏下坠，脉弱，加用补中益气汤；若自汗，身弱易感，则加防风、浮小麦、生黄芪以益气固表敛汗；若脾虚湿盛，可加薏苡仁、炒扁豆、泽泻等；若兼见形寒肢冷，腹中隐痛，脉沉者，可酌加桂枝、干姜以温中助阳；若血虚较甚，面色㿠白，唇舌色淡者，加用阿胶、紫河车粉；兼见心悸怔忡，少寐健忘者，可加柏子仁、合欢皮、首乌藤以养心安神。

3. 其他证型　诸如肾精不足证则采用左归丸加减治疗；瘀血阻窍证则采用通窍活血汤加减治疗；痰湿中阻证则采用半夏白术天麻汤加减治疗。

三、心身调养

1. 调节焦虑情绪，注意劳逸结合，特别是避免体力和脑力的过度劳累；此外，注意饮食有节，防止暴饮暴食，过食肥甘醇厚及过咸伤肾之品，尽量戒烟戒酒，养成良好的作息及生活习惯，保持轻松心态，以及让身体处于放松的状态。

2. 焦虑性眩晕发病后要及时治疗，注意保持情绪稳定，严重者当卧床休息；避免突然、剧烈的体位改变和头颈部运动，以防眩晕症状的加重，或发生昏仆，造成其他外伤。

四、临床撷菁

1. 从肝论治　经曰："诸风掉眩，皆属于肝"，肝木旺，风气甚，则头目眩晕，故眩晕之病与肝关系最为密切。且焦虑症患者多有肝郁气滞之病机，故从肝论治焦虑性眩晕是临证核心。其病位虽主要在肝，但由于患者体质因素及病机演变的不同，可表现肝阳上亢、内风上旋，水不涵木、虚阳上扰，阴血不足、血虚生风，肝郁化火、火性炎上等不同的证候，因此，临证之时，当根据病机的异同择用平肝、柔肝、养肝、疏肝、清肝诸法。

2. 配合非药物治疗　部分眩晕患者可以适当配合针灸及推拿等手法治疗，以缓解焦虑情绪和眩晕症状。还应嘱患者可以进行放松练习，通过适当运动加强自我情绪调节能力，从而进一步提高抗焦虑药物的疗效。

第五节　痞　满

焦虑症患者常伴有一系列的消化道症状，其中腹胀是较为常见的症状之一。中医学认为痞满是指以自觉心下痞塞，胸膈胀满，触之无形，按之柔软，压之无痛为主要症状的病证。按部位而言，本病可分为心下痞、胸痞等类型。心下痞即胃脘部痞满不适，胸痞即胸部痞闷不适。痞满在《内经》中称为"痞""痞塞"和"痞隔"等，焦虑性痞满在西医学上与焦虑症伴随功能性消化不良、胃下垂等以上腹胀满不舒为主症的疾病。

一、病因病机

焦虑相关痞满主要与情志失调有关，具体是抑郁恼怒，情志不遂，肝气郁结，失于疏泄，横逆乘脾犯胃，脾胃升降失常，或忧思伤脾，脾气受损，运化不力，胃腑失和，气机不畅，发为痞满。《景岳全书·痞满》言："怒气暴伤，肝气未平而痞。"其他诸如内伤饮食、感受外邪同样可以引起心下痞硬而满。脾胃同居中焦，脾主运化，胃主受纳，共司饮食水谷的消化、吸收与输布。脾主升清，胃主降浊，清升浊降则气机调畅。肝主疏泄，调节脾胃气机。肝气条达，则脾升胃降，气机顺畅。上述病因均可影响到胃，并涉及脾、肝，使中焦气机不利，脾胃升降失职，而发痞满。

二、证治分类

1. 焦虑性痞满常见证——肝胃不和证　脘腹痞闷，胸胁胀满，心烦易怒，善太息，呕恶嗳气，或吐苦水，大便不爽，舌质淡红，苔薄白，脉弦。

〔证机概要〕肝气犯胃，胃气郁滞。

〔治法〕疏肝解郁，和胃消痞。

〔代表方〕越鞠丸合枳术丸加减。前者功在疏肝解郁，主解气、血、痰、火、湿、食六郁，后者功在消补，主健脾消痞，合用能增强行气消痞功效，适用于治疗胃脘胀满连及胸胁，郁怒心烦之痞满者。

〔常用药〕香附、川芎疏肝散结，行气活血；苍术、神曲燥湿健脾，消食化滞；栀子泻火解郁；枳实行气消痞；白术健脾益胃；荷叶升养胃气。

若气郁明显，胀满较甚者，酌情加柴胡、郁金、桑叶、厚朴等，或用五磨饮子加减以理气导滞消胀；郁而化火，口苦而干者，可加黄连、黄芩以泻火解郁；呕恶明显者，加制半夏、生姜以和胃止呕；嗳气甚者，加竹茹、沉香以和胃降气。

2. 焦虑性痞满常见证——痰湿中阻证　脘腹痞塞不舒，胸膈满闷，呕恶纳呆，身重困倦，头晕目眩，口淡不渴，小便不利，苔白厚腻，脉沉滑。

〔证机概要〕痰阻气滞，脾失健运。

〔治法〕除湿化痰，理气和中。

〔代表方〕二陈平胃汤加减。本方燥湿健脾，化痰利气，用于脘腹胀满，呕恶纳呆之症。

〔常用药〕制半夏、苍术、藿香燥湿化痰；陈皮、厚朴理气消胀；茯苓、甘草健脾和胃。

若痰湿盛而胀满甚者，可加枳实、紫苏梗、桔梗等，或合用半夏厚朴汤以加强化痰理气；肝气拂逆者，加旋覆花、赭石等；痰湿郁结化热，口干口苦、苔黄，则用黄连温胆汤；兼脾虚胃弱则加用党参、白术、木香、砂仁以健脾和中。

3. 其他证型　饮食内停证可采用保和丸加减治疗；湿热阻胃证可采用连朴饮加减治疗；脾胃虚弱证可采用参苓白术散加减治疗；胃阴不足证可采用益胃汤加

减治疗。

三、心身调养

患者应节制饮食，勿暴饮暴食，同时饮食宜清淡，忌肥甘厚味、辛辣醇酒及生冷之品；注意精神调摄，保持乐观开朗，心情舒畅；慎起居，适寒温，防六淫，注意腹部保暖；适当参加体育锻炼，增强体质。

四、临床撷菁

1. 焦虑性痞满患者多存在食欲差、消化功能减退等躯体症状，就中医而言，治痞应重视醒脾健脾，调畅气机。痞满虽病在胃，但与脾密切相关，脾胃同居中焦，最易互相影响。胃病日久，累及脾脏，脾之阳气受损，运化失职，清气不升，浊气不降，中焦升降失常，不得流通，故作胃痞。所以，治胃痞应在和胃降气的同时，重视健脾益气法的运用，宜用黄芪、党参、升麻、柴胡、白术等以升清阳，降浊气。脾胃虚寒者可加干姜、吴茱萸等以温中祛寒。但脾以运为健，运脾可调气。故遣方时常配合醒脾运脾法，选用砂仁、木香、厚朴、陈皮、法半夏等芳香辛散药。

2. 焦虑性痞满病程较长，则多见久痞虚实夹杂，寒热并见者，治宜温清并用，辛开苦降。仲景泻心汤法可取其温清并用，辛开苦降，虚实兼顾。苦降清泄可解除郁热，温补辛开可健脾运脾。苦药多寒，辛药多热，两者相伍，各有升降，继而阴阳平调，气机升降自如，痞消症减，焦虑情绪及症状得到缓解。

3. 治痞宜顾及胃阴。治痞多用砂仁、厚朴、陈皮、法半夏等辛温之药，稍有不慎则易伤阴，故而宜轻清为辅，配伍枳壳、佛手、竹茹、川朴花等理气消痞；另一方面，在滋养胃阴时用药须防滋腻太过而滞碍气机，须在临床实践中注意，勿犯偏颇。

第六节 汗　证

抑郁症躯体化症状明显多于焦虑症，而诸如心悸、出汗及颤抖在焦虑症中非常多见，其主要是因为焦虑症患者自主神经功能下降比抑郁症更明显，尤其是迷走神经功能的减退，而在交感神经功能方面，与两者无显著差异，导致交感神经功能水平出现相对亢进，从而表现为一系列相关的临床症状。多汗是其中重要临床表现之一，在中医学中，将该症状归因于阴阳失调，腠理不固，而致汗液外泄失常的病证。其中，不因外界环境因素的影响，而白昼时时汗出，动辄益甚者，称为自汗；寐中汗出，醒来自止者，称为盗汗，亦称为寝汗。

一、病因病机

焦虑性汗证多因思虑烦劳过度，损伤心脾，血不养心，心不敛营，则汗液外泄。或因耗伤阴精，虚火内生，阴津被扰，不能自藏而汗泄。亦有因忿郁恼怒，气机郁滞，肝郁化火，火热逼津外泄，而致自汗、盗汗。其他病因如病后体虚、嗜食辛辣同样能导致多汗发生。汗由津液化生而成。上述几方面的病因，归纳言之，主要是通过以下两方面的原因而形成汗证：一是肺气不足或营卫不和，以致卫外失司而津液外泄；二是由于阴虚火旺或邪热郁蒸，逼津外泄。病机总属阴阳失调，腠理不固，营卫失和，汗液外泄失常。病理性质有虚实之分，但虚多实少，一般自汗多为气虚，盗汗多为阴虚。属实证者，多由肝火或湿热郁蒸所致。虚实之间每可兼见或相互转化，如邪热郁蒸，久则伤阴耗气，转为虚证；虚证亦可兼有火旺或湿热。虚证自汗日久可伤阴，盗汗久延则伤阳，以致出现气阴两虚或阴阳两虚之候。

二、证治分类

1. 焦虑性汗证常见证——阴虚火旺证　夜寐盗汗，五心烦热，或兼午后潮热，两颧色红，口渴喜饮，舌红少苔，脉细数。

〔证机概要〕虚火内灼，迫津外泄。

〔治法〕滋阴降火。

〔代表方〕当归六黄汤加减。本方具有滋阴清热，固表止汗的功效，适用于阴虚火旺引起的汗证。

〔常用药〕当归、熟地黄、生地黄滋补阴血，达"壮水之主，以制阳光"之功；黄连、黄芩、黄柏苦寒清热，泻火坚阴；五味子、乌梅酸敛阴止汗。

汗出多者，加牡蛎、浮小麦以固涩敛汗；潮热甚者，加银柴胡、秦艽、白薇以清退虚热；兼气虚者，加黄芪、防风以益气固表。虚多热少，潮热、脉数等不显著者，可改用麦味地黄丸以补益肺肾，滋阴清热。

2. 焦虑性汗证常见证——心血不足证　自汗或盗汗，少寐心悸，神疲气短，面色不华，舌淡，脉细弱。

〔证机概要〕心血亏虚。

〔治法〕养心补血。

〔代表方〕归脾汤加减。本方益气生血，健脾养心，适用于心血亏虚引起的汗证。

〔常用药〕人参、黄芪、白术、茯苓益气健脾；当归、龙眼肉补血养血；酸枣仁、远志养心安神；五味子、牡蛎、浮小麦收涩敛汗。

血虚甚者，加制首乌、枸杞子、熟地黄以补益精血。睡眠不佳者可重用酸枣仁、柏子仁以滋阴安神助眠。

3. 其他证型　如肺卫不固证，采用玉屏风散或桂枝加黄芪汤加减治疗；湿热蕴结郁蒸证，采用龙胆泻肝汤加减治疗。

三、心身调养

1. 加强体育锻炼，注意劳逸结合，避免思虑烦劳过度，保持精神愉快，少食辛辣厚味，是预防自汗、盗汗的重要措施。其中注意保持放松的状态，通过诸如瑜伽、太极等功法的锻炼达到调节心神状态，努力保持情绪平稳，从而减少汗出。

2. 汗出之时，腠理空虚，易于感受外邪，故当避风寒，以防感冒。汗出之后，应及时用干毛巾将汗擦干。出汗多者，需经常更换内衣，并注意保持衣服、卧具干燥清洁。

四、临床撷菁

1. 一般情况下，自汗多属气虚，盗汗多属阴虚，但焦虑性汗证病机复杂，临床可见阳虚盗汗，阴虚自汗，因而必须四诊合参，才能辨证准确。焦虑症病程多长久，易日久邪郁酿痰成瘀，因此从瘀论治焦虑性汗证可对临床难治性焦虑性多汗有重要临床意义。《医林改错·血府逐瘀汤所治之症目》说："竟有用补气、固表、滋阴、降火，服之不效，而反加重者，不知血瘀亦令人自汗、盗汗，用血府逐瘀汤。"现在，活血化瘀法在汗证的治疗中渐受重视。

2. 自汗、盗汗是临床杂病中较为常见的一个病证，多与心悸、失眠、眩晕、耳鸣等病症同时并见，也是虚劳、失血、妇人产后血虚等病证中的一个常见症状。中医对其有比较系统、完整的认识，若辨证用药恰当，一般均有良好的疗效。

第七节　胁　痛

疼痛是焦虑患者常见症状，针对症状进行干预往往收效甚微，反之通过抗焦虑治疗对疼痛缓解能获得较好疗效。中医学认为胁痛是指以一侧或两侧胁肋部疼痛为主要表现的病证，是临床上比较多见的一种自觉症状。胁，指侧胸部，为腋以下至第12肋骨部的总称。如《医宗金鉴·卷八十九》所言："其两侧自腋而下，至肋骨之尽处，统名曰胁。"有关胁痛的记载，最早见于《内经》，《内经》明确指出了本病的发生主要与肝胆病变相关。如《素问·脏气法时论》中说："肝病者，两胁下痛引少腹，令人善怒。"《灵枢·五邪》言："邪在肝，则两胁中痛……恶血在内。"后世医家在《内经》的基础上，对胁痛的病因病机及临床特征又有了进一步的认识。如《诸病源候论》言："胸胁痛者，由胆与肝及肾之支脉虚，为寒所乘故也……此三经之支脉并循行胸胁，邪气乘于胸胁，故伤其经脉。邪气之与正气交击，故令胸胁相引而急痛也。"指出胁痛的发病脏腑主要与肝、胆、肾相关。《景岳全书》中进一步指出，胁痛的病因主要与情志、饮食、房劳等关系最为密切，并将胁痛分为外感与内伤的两大类。如《景岳全书·胁痛》曰："胁痛有内伤外感之辨，凡寒邪在少阳经……然必有寒热表证者方是外感，如无表证，悉属内伤。但内伤胁痛者十居八九，外感胁痛则间有之耳。"

一、病因病机

焦虑性胁痛病因主要是情志不遂，肝乃将军之官，性喜条达，主调畅气机。情志所伤，或暴怒伤肝，或抑郁忧思，皆可使肝失条达，疏泄不利，气阻络痹，可发为肝郁胁痛。正如《金匮翼》云："肝郁胁痛者，悲哀恼怒，郁伤肝气。"若气郁日久，血行不畅，瘀血渐生，阻于胁络，不通则痛，亦致瘀血胁痛。《临证指南医案·胁痛》云："久病在络，气血皆窒。"其他跌仆损伤、饮食所伤、外感湿热、劳欲久病同样可以引起胁痛。胁痛的基本病机为肝络失和，其病理变化可归结为"不通则痛"与"不荣则痛"两类。其病理性质有虚实之分，其病理因素，不外乎气滞、血瘀、湿热三者。因肝郁气滞、瘀血停着、湿热蕴结所导致的胁痛多属实证，是为"不通则痛"。而因阴血不足，肝络失养所导致的胁痛则为虚证，属"不荣则痛"。一般说来，胁痛初病在气，由肝郁气滞，气机不畅而致胁痛。气为血帅，气行则血行，故气滞日久，血行不畅，其病变由气滞转为血瘀，或气滞血瘀并见。气滞日久，易于化火伤阴；因饮食所伤，肝胆湿热，所致之胁痛，日久亦可耗伤阴津，皆可致肝阴耗伤，脉络失养，而转为虚证或虚实夹杂证。胁痛的病变脏腑主要在于肝胆，又与脾胃及肾有关。因肝居胁下，经脉布于两胁，胆附于肝，其脉亦循于胁，故胁痛之病，当主要责之肝胆。脾胃居于中焦，主受纳水谷，运化水湿，若因饮食所伤，脾失健运，湿热内生，郁遏肝胆，疏泄不畅，亦可发为胁痛。肝肾同源，精血互生，若因肝肾阴虚，精亏血少，肝脉失于濡养，则胁肋隐隐作痛。

二、证治分类

1. 焦虑性胁痛常见证——肝郁气滞证　胁肋胀痛，痛处不定，甚则引及胸背肩臂，情志波动大则症状加剧，胸闷腹胀，嗳气频作，得嗳气而胀痛稍舒，纳少口苦，舌苔薄白，脉弦。

〔证机概要〕肝失条达，气机郁滞。

〔治法〕疏肝理气。

〔代表方〕柴胡疏肝散加减。本方功用疏肝解郁，理气止痛，适用于肝气郁结，气机不畅之胁痛。

〔常用药〕柴胡、枳壳、香附、川楝子疏肝理气，解郁止痛；白芍、甘草养血柔肝，缓急止痛；川芎、郁金活血行气通络。

若胁痛甚，可加青皮、延胡索以增强理气止痛之力；若气郁化火，症见胁肋掣痛，口干口苦，烦躁易怒，溲黄便秘，舌红苔黄者，可去方中辛温之川芎，加栀子、牡丹皮、黄芩、夏枯草；若肝气横逆犯脾，症见肠鸣，腹泻，腹胀者，可酌加茯苓、白术；若肝郁化火，耗伤阴津，症见胁肋隐痛不休，眩晕少寐，舌红少津，脉细者，可去方中川芎，配枸杞子、菊花、首乌、牡丹皮、栀子；若兼见胃失和降，恶心呕吐者，可加半夏、陈皮、生姜、旋覆花等；若气滞兼见血瘀者，可酌加牡丹皮、赤芍、当归尾、川楝子、延胡索、郁金等。

2.焦虑性胁痛常见证——肝胆湿热证 胁肋胀痛或灼热疼痛，口苦口黏，胸闷纳呆，恶心呕吐，小便黄赤，大便不爽，或兼有身热恶寒，身目发黄，舌红苔黄腻，脉弦滑数。

〔证机概要〕湿热蕴结，肝胆失疏，络脉失和。

〔治法〕清热利湿。

〔代表方〕龙胆泻肝汤加减。本方具有清利肝胆湿热的功用，适用于肝胆湿热而致的胁痛。

〔常用药〕龙胆清利肝胆湿热；栀子、黄芩清肝泻火；川楝子、枳壳、延胡索疏肝理气止痛；泽泻、车前子渗湿清热。

若兼见发热，黄疸者，加茵陈、黄柏以清热利湿退黄；若肠胃积热，大便不通，腹胀腹满者，加大黄、芒硝；若湿热煎熬，结成砂石，阻滞胆道，症见胁肋剧痛，连及肩背者，可加金钱草、海金沙、郁金、川楝子，或配硝石矾石散；胁肋剧痛，呕吐蛔虫者，先以乌梅丸安蛔，再予以驱蛔。

3.焦虑性胁痛常见证——瘀血阻络证 胁肋刺痛，痛有定处，痛处拒按，入夜痛甚，胁肋下或见有癥块，舌质紫暗，脉象沉涩。

〔证机概要〕瘀血停滞，肝络痹阻。

〔治法〕祛瘀通络。

〔代表方〕血府逐瘀汤或复元活血汤加减。前方功用活血化瘀，行气止痛，适用于因气滞血瘀、血行不畅所导致的胸胁刺痛，日久不愈者。后方具有祛瘀通络、消肿止痛之作用，适用于因跌打外伤所致之胁下积瘀肿痛，痛不可忍者。

〔常用药〕当归、川芎、桃仁、红花活血化瘀，消肿止痛；柴胡、枳壳疏肝调气，散瘀止痛；制香附、川楝子、广郁金，善行血中之气，行气活血，使气行血畅；五灵脂、延胡索散瘀活血止痛；三七粉活血通络，祛瘀生新。

若因跌打损伤而致胁痛，局部积瘀肿痛者，可酌加穿山甲、酒军、天花粉破瘀散结，通络止痛；若胁肋下有癥块，而正气未衰者，可酌加三棱、莪术、土鳖虫以增加破瘀散结消坚之力，或配合服用鳖甲煎丸。

4.其他证型　如肝络失养证，可采用一贯煎加减治疗。

三、心身调养

1.预防胁痛之发生，当注意保持情绪稳定，避免过怒、过悲、过劳及过度紧张；注意饮食清淡，切忌过度饮酒或嗜食辛辣肥甘，以防湿热内生。

2.已患胁痛的患者，应注意起居有常，防止过劳。保持心情舒畅，忌恼怒忧思。

四、临床撷菁

疏肝不忘柔肝：疏肝解郁，理气止痛是治疗胁痛的常用之法。然焦虑性胁痛病程长久，肝为刚脏，体阴而用阳，治疗之时宜柔肝而不宜伐肝。疏肝理气药大多辛温香燥，若久用或配伍不当，易于耗伤肝阴，甚至助热化火。故临证使用疏肝理气药时，一要尽量选用轻灵平和之品，如香附、紫苏梗、佛手片、绿萼梅之类；二要注意配伍柔肝养阴药物，以固护肝阴，以利肝体。

第八节　头　　痛

原发性头痛是神经内科常见的功能性、难治性疾病，有研究者提出慢性原发性头痛患者经常伴随焦虑状态，另一方面，头痛也是焦虑症患者最常见的躯体症状之一。有专家认为慢性头痛可能会导致焦虑抑郁状态的发生，慢性头痛和焦虑抑郁障碍之间存在显著相互影响、相互促进的双向关系。有研究针对非器质性头痛患者进行调查，发现无焦虑抑郁患者占13.0%，单纯焦虑为13.8%，单纯抑郁占26.9%，焦虑、抑郁共病为46.3%。还有研究指出头痛伴发焦虑、抑郁经常会导致头痛病情难以控制。

中医学认为头痛病症初见《素问·风论》中"首风""脑风"一病，其扼要描述了"首风"与"脑风"的临床特点，并指出外感与内伤是导致头痛发生的主要病因。其认为六经病变均能导致头痛。汉代张仲景在《伤寒论》中论及太阳、阳明、少阳、厥阴病头痛的见症，并列举了头痛的不同治疗方药，对其进行分经论治。而后，有《东垣十书》将头痛分为外感头痛和内伤头痛。《丹溪心法·头痛》则见痰厥头痛和气滞头痛的记载，并提出头痛"如不愈各加引经药，太阳川芎，阳明白芷，少阳柴胡，太阴苍术，少阴细辛，厥阴吴茱萸"，其中气滞头痛则与焦虑性头痛相关性非常高。此外，清代医家王清任大倡瘀血之说，《医林改错·头痛》论述血府逐瘀汤证时说："查患头痛者无表证，无里证，无气虚、痰饮等证，忽犯忽好，百方不效，用此方一剂而愈。"病痛日久可多见瘀血之证，其与头痛日久出现焦虑情绪有相同之处。总之，随着医学的发展交汇，对头痛的认识也日趋广泛。

一、病因病机

焦虑性头痛之病因不外乎外感与内伤两类。外感多因六淫邪气侵袭，内伤多与情志不遂、饮食劳倦、跌仆损伤、体虚久病、禀赋不足、房劳过度等因素有关。焦虑性头痛病因主要与情志失调有关。忧郁恼怒，情志不遂，肝失条达，气郁阳亢，或肝郁化火，阳亢火生，上扰清窍，可发为头痛。若肝火郁久，耗伤阴血，肝肾亏虚，精血不承，亦可引发头痛。其他感受外邪、先天不足或房事不节、饮食劳倦及体虚久病、头部外伤或久病入络同样能导致头痛的发生。就病机而言，头痛可分为外感和内伤两大类，其中焦虑性头痛多属内伤头痛。脑为髓海，依赖于肝肾精血和脾胃精微物质的充养，故内伤头痛之病机多与肝、脾、肾三脏的功能失调有关。肝主疏泄，性喜条达。头痛因于肝者，或因肝失疏泄，气郁化火，阳亢火升，上扰头窍而致；或因肝肾阴虚，肝阳偏亢而致。肾主骨生髓，脑为髓海。头痛因于肾者，多因房劳过度，或禀赋不足，使肾精久亏，无以生髓，髓海空虚，发为头痛。脾为后天之本，气血生化之源，头窍有赖于精微物质的滋养。头痛因于脾者，或因脾虚化源不足，气血亏虚，清阳不升，头窍失养而致头痛；或因脾失健运，痰浊内生，阻塞气机，浊阴不降，清窍被蒙而致头痛。若因头部外伤，或久病入络，气血凝滞，脉络不通，亦可发为瘀血头痛。

二、证治分类

1. 焦虑性头痛常见证——肝阳上亢证　头痛头晕，头胀，以头部两侧为重，心烦易怒，夜寐不宁，口苦面红，可兼胁痛，舌红苔黄，脉弦数。

〔证机概要〕肝失条达，气郁化火。

〔治法〕平肝息风。

〔代表方〕天麻钩藤饮加减。本方功能平肝息风潜阳，补益肝肾，可用于肝阳偏亢，风阳上扰而引起的头痛、眩晕等。

〔常用药〕天麻、钩藤、石决明平肝息风潜阳；栀子、黄芩、牡丹皮苦寒泄肝热；桑寄生、杜仲补肝肾；牛膝、白芍、益母草活血调血，引血下行；首乌藤养心安神。

若肝气郁结日久化火，则肝火炎上，而症见头痛剧烈，目赤口苦，急躁，便秘溲黄者，加夏枯草、龙胆、大黄。若兼肝肾亏虚，水不涵木，症见头晕目涩，视物不明，遇劳加重，腰膝酸软者，可选加枸杞子、白芍、山萸肉。

2. 焦虑性头痛常见证——阴血亏虚证　头部隐痛，时作时休，失眠心悸，面色少华，神疲乏力，舌质淡，苔薄白，脉细弱。

〔证机概要〕气血亏虚，窍络失养。

〔治法〕滋阴养血，舒络止痛。

〔代表方〕加味四物汤加减。本方功用养血调血，柔肝止痛，可用于治疗因血虚头窍失养而引起的头痛。

〔常用药〕当归、生地黄、白芍、首乌养血滋阴；川芎、菊花、蔓荆子清利头目，平肝止痛；五味子、远志、酸枣仁养心安神。

若因血虚气弱者，兼见乏力气短，神疲懒言，汗出恶风等，可选加党参、黄芪，白术；若阴血亏虚，阴不敛阳，肝阳上扰者，可加入天麻、钩藤、石决明、菊花等。

3. 焦虑性头痛常见证——痰浊证　头痛昏蒙，胸脘满闷，纳呆呕恶，舌苔白腻，脉滑或弦滑。

〔证机概要〕脾失健运，痰浊中阻，上蒙清窍。

〔治法〕健脾燥湿，化痰降逆。

〔代表方〕半夏白术天麻汤加减。本方功能是燥湿化痰，平肝息风，用于治疗脾虚生痰，风痰上扰清空所导致的头痛。

〔常用药〕半夏、陈皮和中化痰；白术、茯苓健脾化湿；天麻、白蒺藜、蔓荆子平肝息风止痛。

若痰湿久郁化热，口苦便秘，舌红苔黄腻，脉滑数者，可加黄芩、竹茹、枳实、胆星。若胸闷、呕恶明显，加厚朴、枳壳、生姜以和中降逆。

4. 焦虑性头痛常见证——肾虚证　头痛且空，眩晕耳鸣，腰膝酸软，神疲乏力，滑精带下，舌红少苔，脉细无力。

〔证机概要〕肾精亏虚，髓海不足，脑窍失荣。

〔治法〕养阴补肾，填精生髓。

〔代表方〕大补元煎加减。本方功能是滋补肾阴，可用于肾精亏虚，肾阴不足证。

〔常用药〕熟地黄、枸杞子、女贞子滋肾填精；杜仲、川断补益肝肾；龟甲滋阴益肾潜阳；山萸肉养肝涩精；山药、人参、当归、白芍补益气血。

若头痛而晕，头面烘热，面颊红赤，时伴汗出，证属肾阴亏虚，虚火上炎者，去人参，加知母、黄柏，以滋阴泄火，或方用知柏地黄丸。若头痛畏寒，面色㿠白，四肢不温，腰膝无力，舌淡，脉细无力，证属肾阳不足者，当温补肾阳，选用右归丸或金匮肾气丸加减。

5. 焦虑性头痛常见证——瘀血证　头痛经久不愈，痛处固定不移，痛如锥刺，或有头部外伤史，舌紫暗，或有瘀斑、瘀点，苔薄白，脉细或细涩。

〔证机概要〕瘀血阻窍，络脉滞涩，不通则痛。

〔治法〕活血化瘀，通窍止痛。

〔代表方〕通窍活血汤加减。本方功用为活血化瘀，通窍止痛，可用于瘀血阻滞脉络所造成的头部刺痛，唇舌紫暗诸症。

〔常用药〕川芎、赤芍、桃仁、益母草活血化瘀止痛；当归活血养血；白芷、细辛辛散通窍止痛。

若头痛较剧，久痛不已，可加全蝎、蜈蚣、土鳖虫等以搜风剔络止痛。

6. 其他证型　如风寒头痛，则采用川芎茶调散加减治疗；风热头痛，则采用芎芷石膏汤加减治疗；风湿头痛，则采用羌活胜湿汤加减治疗。

三、心身调养

1. 头痛患者宜注意休息，保持环境安静，光线不宜过强。外感头痛由于外邪侵袭所致，故平时当顺应四时变化，寒温适宜，起居定时，参加体育锻炼，以增强体质，抵御外邪侵袭。内伤所致者，宜情绪舒畅，避免精神刺激，注意休息。

2. 肝阳上亢者，禁食肥甘厚腻、辛辣发物，以免生热动风，而加重病情。肝火头痛者，可用冷毛巾敷头部。因痰浊所致者，饮食宜清淡，勿进肥甘之品，以免助湿生痰。精血亏虚者，应加强饮食调理，多食脊髓、牛乳、蜂乳等血肉有情之品。各类头痛患者均应禁烟戒酒。此外，尚可选择合适的头部保健按摩法，以疏通经脉，调畅气血，防止头痛的发生。

四、临床撷菁

1. 虫类中药临证经验　焦虑性头痛病程延绵，病情复杂，因而在治疗时可在辨证论治的基础上，选配全蝎、蜈蚣、僵蚕、地龙、土鳖虫等虫类药，以祛瘀通络，解痉定痛，平肝息风，可获良效。虫类药可入汤剂煎服，亦可研细末冲服，因其多有小毒，故应合理掌握用量，不可过用。以全蝎为例，入汤剂多用 3～5 克，研末吞服用 1 ~ 2 克。

2. 引经中药经验 根据头痛的部位和性质，参照经络循行路线，选择引经药，可以提高疗效。如太阳头痛选用羌活、蔓荆子、川芎；阳明头痛选用葛根、白芷、知母；少阳头痛选用柴胡、黄芩、川芎；厥阴头痛选用吴茱萸、藁本等。焦虑性头痛多责之于肝胆经，因而该经络诸药亦可常用。

第九节 厥 证

惊恐障碍，又称急性焦虑障碍，是一种常见神经症类型。惊恐障碍是一种使患者经历无法预料的恐慌袭击，临床表现多以急性躯体症状为主的疾病。其表现为突如其来的惊恐体验，或伴随非真实感（人格解体或现实解体），可感到濒死感和窒息，同时可伴严重的自主神经功能失调，如心悸、头晕，甚至是晕厥。因其有较高的患病率、误诊率及复发率，而且有较多共病现象，故而患者常先就诊于综合医院的其他科室，进行反复检查，给患者及其家庭造成极大的医疗负担。

中医学认为厥证是以突然晕倒，不省人事，四肢逆冷为主要临床表现的一种病证。病情轻者，一般在短时间内苏醒，但病情重者，则昏厥时间较长，严重者甚至一厥不复而导致死亡。《内经》论厥甚多，含义、范围广泛，有以暴死为厥，有以四末逆冷为厥，有以气血逆乱病机为厥，有以病情严重为厥。概括起来可分为两类表现：一种是指突然晕倒，不知人事，如《素问·大奇论》说："暴厥者，不知与人言。"另一种是指肢体和手足逆冷，如《素问·厥论》说："寒厥之为寒也，必从五指而上于膝。"《伤寒论》《金匮要略》论厥，继承《内经》中手足逆冷为厥的论点，而且重在以感受外邪所致的发厥。《诸病源候论》对尸厥的表现进行了描述："其状如死，犹微有息而不恒，脉尚动而形无知也。"并认为其病机是"阴阳离居，营卫不通，真气厥乱，客邪乘之"。元·张子和《儒门事亲》将昏厥分为尸厥、痰厥、酒厥、气厥、风厥等证。此后医家对厥证的理论不断充实，提出了气、血、痰、食、暑、尸、酒、蛔等厥，并以此作为辨证的重要依据，指导临床治疗。焦虑相关厥证多与惊恐发作有关，病因病机以气厥为主。

一、病因病机

引起厥证的病因主要有情志内伤、体虚劳倦、亡血失津、饮食不节等方面。而其病机主要是气机突然逆乱，升降乖戾，气血阴阳不相顺接。焦虑性相关厥证与情志内伤关系密切，其具体指七情刺激，气逆为患，以恼怒致厥为多。若所愿不遂，肝气郁结，郁久化火，肝火上炎，或因大怒而气血并走于上等，以致阴阳不相顺接而发为厥证。此外，其人若平素体弱胆怯，加上突如其来的外界影响，如见死尸，或见鲜血喷涌，或闻巨响等，亦可使气血逆乱而致厥。其他诸如体虚劳倦、亡血失津、饮食不节同样可导致昏厥。《景岳全书·厥逆》所说："厥者尽也，逆者乱也，即气血败乱之谓也。"情志变动，最易影响气机运行，轻则气郁，重则气逆，逆而不顺则气厥。气盛有余之人，骤遇恼怒惊骇，气机上冲逆乱，清窍壅塞而发为气厥实证；素来元气虚弱之人，陡遇恐吓，清阳不升，神明失养，而发为气厥虚证。气与血阴阳相随，互为资生，互为依存，气血的病变也是互相影响的。素有肝阳偏亢，遇暴怒伤肝，肝阳上亢，肝气上逆，血随气升，气血逆乱于上，发为血厥实证；大量失血，血脱则气无以附，气血不能上达清窍，神明失养，昏不知人，则发为血厥虚证。由于情志过极、饮食不节以致气机升降失调运行逆乱，或痰随气升，阻滞神明，则发为痰厥。病变所属脏腑主要在于心、肝而涉及脾、肾。心为精神活动之主，肝主疏泄条达，心病则神明失用，肝病则气郁气逆，乃致昏厥。但脾为气机升降之枢，肾为元气之根，脾病清阳不升，肾虚精气不能上注，亦可与心肝同病而致厥。

二、证治分类

1. 焦虑性厥证常见证——气厥实证　由情志异常、精神刺激而发作，突然晕倒，不知人事，或四肢厥冷，呼吸气粗，口噤握拳，舌苔薄白，脉伏或沉弦。

〔证机概要〕肝郁不舒，气机上逆，壅阻心胸，内闭神机。

〔治法〕开窍，顺气，解郁。

〔代表方〕通关散合五磨饮子加减。前方辛香通窍，取少许粉剂吹鼻取嚏，以促其苏醒，本法仅适用于气厥实证。后方开郁畅中，降气调肝。必要时可先化饲苏合香丸宣郁理气，开闭醒神。

〔常用药〕本证因气机逆乱而厥，"急则治其标"，可先通关开窍，急救催醒。通关散以皂角辛温开窍，细辛走窜宣散，合用以通诸窍。用沉香、乌药降气调肝，槟榔、枳实、木香行气破滞，檀香、丁香、藿香理气宽胸。

若肝阳偏亢，头晕而痛，面赤躁扰者，可加钩藤、石决明、磁石等以平肝潜阳；若兼有痰热，症见喉中痰鸣，痰壅气塞者，可加胆南星、贝母、橘红、竹沥等以涤痰清热；若醒后哭笑无常，睡眠不宁者，可加茯神、远志、酸枣仁等以安神宁志。由于本证的发作常由明显的情志精神因素诱发，且部分患者有类似既往病史，因此平时可服用柴胡疏肝散、逍遥散、越鞠丸之类，理气解郁，调和肝脾。

2. 焦虑性厥证常见证——气厥虚证　发病前有明显的情绪紧张、恐惧、疼痛或站立过久等诱发因素，发作时眩晕昏仆，面色苍白，呼吸微弱，汗出肢冷，舌淡，脉沉细微。本证临床较为多见，尤以体弱的年轻女性易于发生。

〔证机概要〕元气素虚，清阳不升，神明失养。

〔治法〕补气，回阳，醒神。

〔代表方〕生脉注射液、参附注射液、四味回阳饮。前二方为注射剂，适用于急救。从功效上看，三方均能补益正气，但生脉注射液重在益气生津，而参附注射液及四味回阳饮均能益气回阳。

〔常用药〕首先急用生脉注射液或参附注射液静脉推注或滴注，补气摄津醒神。苏醒后可用四味回阳饮加味补气温阳，药用人参大补元气，附子、炮姜温里回阳救逆，甘草调纳和中缓急。

汗出多者，加黄芪、白术、煅龙骨、煅牡蛎，以加强益气功效，更能固涩止汗；心悸不宁者，加远志、柏子仁、酸枣仁等以养心安神；纳谷不香，食欲不振者，加白术、茯苓、陈皮以健脾和胃。

本证亦有反复发作的倾向，平时可服用香砂六君子丸、归脾丸等药物，健脾和中，益气养血。

3. 其他证型　如血厥实证，则采用羚角钩藤汤或通瘀煎加减治疗；血厥虚证，则采用独参汤治疗。痰厥证则采用导痰汤加减治疗。

三、心身调养

加强锻炼，注意营养，增强体质。加强思想修养，陶冶情操，避免不良的精神和环境刺激。对已发厥证者，要加强护理，密切观察病情的发展变化，采取相应措施救治。患者苏醒后，要消除其紧张情绪，针对不同的病因予以不同的饮食调养。所有厥证患者，均应严禁烟酒及辛辣香燥之品，以免助热生痰，加重病情。

四、临床撷菁

1. 惊恐发作特点有急骤性、突发性和一时性。急骤发病，突然晕倒，移时苏醒。往往在发病前有明显的诱发因素，最多见的是情志过极，如暴怒、紧张、恐惧、惊吓等。发作前有头晕、恶心、面色苍白、出汗等先期症状。发作时昏仆，不知人事，或伴有四肢逆冷。因此在临床中应对该病发病特点熟悉，并提前做出相应干预预案。

2. 情志过极以致气血逆乱而发厥，与气厥、血厥、痰厥均有密切关系。焦虑性厥证多为气厥。因此临床上既要注意厥证不同类型的特点，又要把握厥证的共性，全面兼顾，方能提高疗效。

第十节 泄 泻

肠易激综合征是临床上常见的功能性胃肠病之一，是一组以腹痛或者腹部不适伴有排便习惯改变和大便性状异常为主要表现的心身疾病，并缺乏可解释上述症状的器质性病理改变。其发病机制涉及多方面，包括消化道本身、患者精神因素、内脏敏感程度等诸多方面。在欧美等发达国家，其患病率为10%～20%，而我国则在10%左右，按照罗马诊断标准，该病可分为四个亚型，即腹泻型、便秘型、混合型和不定型，从我国临床实际及文献报道来看，其中腹泻型占据多数，目前针对该病的相关研究尚不能完全阐明其发病过程中所涉及的所有机制，因此针对各个机制所研发的药物并不能完全缓解症状，现代医学大多也只能通过1种或者2种不同的药物来缓解此类患者的痛苦，其疗效往往不能达到患者的心理预期。

中医学中泄泻是以排便次数增多，粪质稀溏或完谷不化，甚至泻出如水样便为主症的病证。古有将大便溏薄而势缓者称为泄，大便清稀如水而势急者称为泻，现临床一般统称泄泻。本病首载于《内经》，《素问·气交变大论》中有"鹜溏""飧泄""注下"等病名，并对其病因病机等有较全面论述。《素问·举痛论》曰："寒气客于小肠，小肠不得成聚，故后泄腹痛矣。"《素问·至真要大论》曰："暴注下迫，皆属于热。"《素问·阴阳应象大论》有"湿盛则濡泄""春伤于风，夏生飧泄"，指出风、寒、湿、热皆可致泻，并有长夏多发的特点。同时指出病变部位，如《素问·宣明五气论》谓："大肠小肠为泄。"《素问·脏气法时论》曰："脾病者……虚则腹满肠鸣，飧泄食不化。"《素问·脉要精微论》曰："胃脉实则胀，虚则泄。"为后世认识本病奠定了基础。张仲景在《金匮要略·呕吐哕下利病脉证治》中将泄泻与痢疾统称为下利。至隋代的《诸病源候论》，始明确将泄泻与痢疾分述之。宋代以后才统称为泄泻。陈无择在《三因极一病证方论·泄泻叙论》中提出："喜则散，怒则激，忧则聚，惊则动，脏气隔绝，精神夺散，以致溏泄。"认为不仅外邪可导致泄泻，情志失调亦可引起泄泻。《景岳全书·泄泻》："凡泄泻之病，多由水谷不分，故以利水为上策。"提出分利之法治疗泄泻的原则。李中梓在《医宗必读·泄泻》中提出了著名的治泻九法，即淡渗、升提、清凉、疏利、甘缓、酸收、燥脾、温肾、固涩，全面系统地论述了泄泻的治法，是泄泻治疗学上的里程碑。清代医家对泄泻的论著颇多，认识日趋完善，病因强调湿邪致泻的主导性，病机重视肝、脾、肾的重要作用。

一、病因病机

焦虑性泄泻主要与情志失调有关，具体为忧郁恼怒，精神紧张，易致肝气郁结，木郁不达，横逆犯脾；忧思伤脾，土虚木乘，均可使脾失健运，气机升降失常，遂致本病。正如《景岳全书·泄泻》曰："凡遇怒气便作泄泻者，必先以怒时夹食，致伤脾胃。"其他诸如感受外邪、饮食所伤、病后体虚、禀赋不足同样可以导致泄泻。泄泻病因虽然复杂，但其基本病机变化为脾病与湿盛，致肠道功能失司而发生泄泻。病位在肠，主病之脏属脾，同时与肝、肾密切相关。病理因素主要是湿，湿为阴邪，易困脾阳，故《医宗必读》有"无湿不成泻"之说。但可夹寒、夹热、夹滞。脾主运化，喜燥恶湿，大小肠司泌浊、传导。若脾运失职，小肠无以分清泌浊，则发生泄泻。正如《景岳全书·泄泻》中指出："若饮食不节，起居不时，致脾胃受伤，则水反为湿，谷反为滞，精华之气不能输化，乃至合污下降而泻痢作矣。"病理性质有虚实之分。一般来说，暴泻以湿盛为主，多因湿盛伤脾，或食滞生湿，壅滞中焦，脾为湿困所致，病属实证。久泻多偏于虚证，由脾虚不运而生湿，或他脏及脾，如肝木克脾，或肾虚火不暖脾，水谷不化所致。而湿邪与脾病，往往相互影响，互为因果，湿盛可困遏脾运，脾虚又可生湿。虚实之间又可相互转化夹杂。

二、证治分类

1. 焦虑性泄泻常见证——肝气乘脾证　泄泻肠鸣，腹痛攻窜，矢气频作，伴有胸胁胀闷，嗳气食少，每因抑郁恼怒，或情绪紧张而发，舌淡红，脉弦。

〔证机概要〕肝气不疏，横逆犯脾，脾失健运。

〔治法〕抑肝扶脾。

〔代表方〕痛泻要方加减。本方有泻肝补脾的作用，用于治疗肝木乘脾泄泻，因情绪变化而发，腹痛攻窜。

〔常用药〕白芍养血柔肝，白术健脾补虚，陈皮理气醒脾，防风升清止泻。

若胸胁脘腹胀满疼痛，嗳气者，可加柴胡、木香、郁金、香附以疏肝理气止痛；若兼神疲乏力，纳呆，脾虚甚者，加党参、茯苓、白扁豆、鸡内金等以益气健脾开胃；久泻反复发作可加乌梅、焦山楂、甘草以酸甘敛肝，收涩止泻。

2. 焦虑性泄泻常见证——脾胃虚弱证　大便时溏时泻，迁延反复，食少，食后脘闷不舒，稍进油腻食物，则大便次数增加，面色萎黄，神疲倦怠，舌质淡，苔白，脉细弱。

〔证机概要〕脾虚失运，清浊不分。

〔治法〕健脾益气，化湿止泻。

〔代表方〕参苓白术散加减。本方有补气健脾、渗湿和胃的作用，适用于脾虚神疲、倦怠纳少、大便溏烂者。

〔常用药〕人参、白术、茯苓、甘草健脾益气；砂仁、陈皮、桔梗、白扁豆、山药、莲子肉、薏苡仁理气健脾化湿。

若脾阳虚衰，阴寒内盛，可用理中丸以温中散寒；若久泻不止，中气下陷，或兼有脱肛者，可用补中益气汤以益气健脾，升阳止泻。

3. 其他证型　如寒湿内盛证则采用藿香正气散加减治疗；湿热伤中证则采用葛根芩连汤加减治疗；食滞肠胃证则采用保和丸加减治疗；肾阳虚衰证则采用四神丸加减治疗。

三、心身调养

1. 起居有常，注意调畅情志，保持乐观心志，慎防风寒湿邪侵袭。

2. 饮食有节，以清淡、富含营养、易消化食物为主，可食用一些对消化吸收有帮助的食物，如山楂、山药、莲子、白扁豆、芡实等。避免进食生冷不洁及忌食难消化或清肠润滑食物。

3. 焦虑性泄泻日久，耗伤胃气，可给予淡盐汤、饭汤、米粥以养胃气。若虚寒腹泻，可给予淡姜汤饮用，以振奋脾阳，调和胃气。

四、临床撷菁

1. "健脾"兼顾"运脾"。脾虚失健则运化失常，湿邪内生，故当健脾以化湿，方如参苓白术散、四君子汤之类。同时脾为湿困，则气化遏阻，清浊不分，此时应以运脾胜湿为务。运脾者，燥湿之谓，即芳香化湿、燥能胜湿之意，药如苍术、厚朴、藿香、白豆蔻者是也。临床因脾虚致泻者健脾，因湿邪困脾致泻者运脾，两者灵活应用最为关键。脾为湿困，中气下陷，则需振兴脾气，宜加入升阳药，使气机流畅，恢复转枢，如升麻、柴胡、羌活、防风、葛根之类，少少与之，轻可去实，若用量大疏泄太过则反而泄泻更甚。

2. 久泻多为脾虚失运或脏腑生克所致，虽有水湿，乃久积而成，非顷刻之病变，轻者宜芳香化之，重者宜苦温燥之，若利小便则伤正气。

3. 焦虑性泄泻常伴郁滞之病机，加之久泻虽缠绵湿邪未尽，但不可因久泻急于求成，忙于补涩。

4. 焦虑性泄泻伴随的其他症状复杂，中医辨证多为寒热夹杂、虚实兼见。因此，临证宜于复杂多变的症状中把握辨证关键，辨明何者为标，何者为本，治疗应掌握先后缓急，攻补时机，如辛开苦降、调和肝脾等法乃为此等病而设。乌梅丸、诸泻心汤、连理汤、柴芍二君汤、黄连汤等可随证选用。

焦虑症症状复杂，可囊括机体各个系统的不同表现，中医从证入手，可以在结合患者心身状态的前提下进行辨证施治，从而进行个体化对症治疗，这对改善焦虑症患者生活质量有重要治疗意义。此外，在以内科疾病为主兼有焦虑情绪的患者诊疗过程中，以中医症状为主症进行诊治，能兼顾焦虑情绪带来的复杂的症候群，因此能针对该类患者达到心身同治的目的，能进一步提高整体临床疗效。

第 *14* 章　特殊类型焦虑症的中医治疗

第一节　内科疾病相关焦虑

一、肿瘤疾病相关焦虑

焦虑是肿瘤患者常见的心理障碍，国外有文献显示肿瘤患者焦虑发生率约为 38.2%，曾有医者对 100 例肿瘤患者进行统计调查，发现合并焦虑情绪的患者有 90 例，占 90%。张培新等曾报道过癌症患者的焦虑发生率甚至可高达 70.0%。有医师对 301 例恶性肿瘤患者进行了死亡焦虑的调查统计，发现 50.5% 的患者处于高死亡焦虑状态，49.5% 的患者处于低死亡焦虑状态，并且肿瘤患者对于死亡的焦虑度高于一般焦虑项目的关注度。肿瘤患者存在术后外貌的改变、治疗过程中令人困扰的并发症的不适症状的出现，比如许多恶性肿瘤患者在化疗期间心境焦虑和抑郁者并不少见，此类负面情绪对患者的心身健康及生存质量都存在很大影响。总的来说，肿瘤患者社会心理障碍主要包括为对自身、家庭、死亡及未来的担心、孤独、愤怒、恐惧、焦虑及抑郁等，心理康复在癌症患者康复过程中具有主导和关键作用，社会心理肿瘤学已成为一个发展十分迅速的学科分支。

1. 疾病概念　恶性肿瘤在中医古籍的描述中属"癥积""癌瘤"范畴，《仁斋直指附遗方》中有述："癌者，上高下深，岩石之状，毒根深藏。"《圣济总录》有云："瘤之为义，留滞而不去也。气血流行不失其常，则形体和平；及郁结壅塞，则乘虚投隙，瘤所以生。"而焦虑症在中医上可属"郁证""不寐""百合病""卑㦓""怔忡""脏躁""灯笼病"范畴。肿瘤相关性焦虑应主要属于中医学"郁证"范畴。郁证病机始见于《内经》。《素问·六元正经大论》中有"木郁、火都、土郁、金郁、水郁"五郁之说，并提出了治疗大法："木郁达之，火郁发之，土郁夺之，金郁泄之，水郁折之。"张仲景的《金匮要略》虽无郁证病名，但其多列"脏躁""梅核气""百合病"等概念。明代《医学正传》最先将郁证作为病证名称。肝属木，主调畅气机，喜条达，调理肝之气血，增强其疏泄功能是治疗郁证的基本法则和选方用药的前提。《素问·举痛论》提出"思则必有所存，神有所归，正气留而不行，故气结矣"，忧思伤脾，可致脾失健运，进而化生他变。

2. 发病机制 中医学认为，百病皆生于气，气机不利为癌瘤形成的原因之一。周身气机升降出入的失常，常导致脏腑功能的失调，气血津液的凝滞，滞久成积，因不同病因的瘀滞，形成气滞血瘀、痰湿内停、热毒瘀结等病理变化，蕴结于脏腑组织，相互搏结，日久渐积而成恶性疾病之癌瘤。而郁证的成因主要为七情所伤，情志不遂，或郁怒伤肝，导致肝气郁结而为病，故病位主要在肝，但可涉及心、脾，肾。肝喜条达而主疏泄，长期肝郁不解，情怀不畅，肝失疏泄，可引起五脏气血失调。肝气郁结，横逆乘上，则出现肝脾失和之证。肝郁化火，木火邢金，耗灼伤阴，可出现阴虚火旺，肺气不宣之证。忧思伤脾，思则气结，既可导致气郁生痰，又可因生化无源，气血不足，而形成心脾两虚或心神失养之证。更有甚者，肝郁化火，火郁伤阴，心失所养，肾阴被耗，还可出现阴虚火旺或心肾阴虚之证。由于本病始于肝失条达，疏泄失常，故气机郁滞不畅为先。气郁则湿不化，湿郁则生痰，而致痰气郁结。气郁日久，由气及血而致血郁，又可进而化火等，气机郁滞为病理基础。病理性质初起多实，日久转虚或虚实夹杂。本病虽以气、血、湿、痰、火、食六郁邪实为主，但病延日久则易由实转虚，或因火郁伤阴而导致阴虚火旺，必肾阴虚之证。或因脾伤气血生化不足，心神失养，而导致心脾两虚之证。如《类证治裁·郁证》说："心情内起之郁，始而伤气，继必及血，终乃成劳。"本病虽然预后一般良好，但必须重视情志调护，避免精神刺激，以防其病情反复波动迁延难愈。

而气机不利这一基本病机与癌瘤合并郁证存在互因互果的关系。气机不利造成体内邪毒积滞，日久渐成癌瘤，癌瘤积聚于内，耗伤正气，更易加剧癌毒对机体的侵犯，亦阻碍一身气机的正常升降出入，易造成肝失疏泄，进而导致情志不畅，出现愤怒、忧思、悲伤等负面情绪，而怒伤肝，思困脾，悲伤肺，从而导致脏腑功能紊乱失常，气机进一步失常，邪无路外出，加重癌毒对机体的侵害，形成恶性循环。故对于合并郁证的肿瘤患者，医者在论治肿瘤的同时，应对其负面情绪要及早发现并积极治疗。

西医理论中，肿瘤患者常由于焦虑心境出现与焦虑相关的不适症状及表现，其发病机制除了单纯焦虑症类研究文献所提及的外，还有肿瘤这一病种特有的因素。普通焦虑人群发病机制主要有神经递质假说和神经内分泌功能紊乱假说，肿瘤患者还有以下几个方面机制。一方面是自身、人际及社会因素机制：肿瘤病患由于其治疗方法中的化学疗法、放射疗法等，往往出现难以忍受的并发症状，加之手术治疗后的瘢痕、形体外观的改变等对患者造成的心理自卑或不适感，且晚期常伴有癌痛、无法进食、无法正常活动等痛苦症状,恶性肿瘤患者自身的不适可导致一系列负面心理。由此类疾病伴随的还有原来的人际关系的变化,朋友亲人的疏远,家庭对其护理的体力上和经济上负担增加,无法正常保持原有的社会关系等,亦使肿瘤患者比普通人群更易产生焦虑等负面心理情绪。另一方面是生化病理机制:关于肿瘤相关性焦虑等情绪障碍的发病机制尚未明确,文献发现心理行为因素与人的神经、免疫、内分泌系统密切相关,并可通过儿茶酸胺、5-HT、白介素等神经免疫因子促进肿瘤干细胞的发展。肿瘤患者产生焦虑状态的机制包括细胞免疫功能降低,如 NK 细胞活性降低、血 TNF-α 降低等;某些细胞因子的影响,如 IL-2 减少;单胺类神经递质作用低下;胰岛素生长因子增高等。具体在临床中,焦虑情况最常见也是负面情绪较为严重的是鼻咽癌患者,他们的 CD3、CD16+56 指标往往偏低,与焦虑评分分数呈负相关。而长期的临床观察及研究结果显示,肿瘤患者伴焦虑等情绪障碍会降低机体免疫功能,可进一步导致肿瘤的恶化,降低其生活质量,缩短生存期形成恶性循环。关于焦虑心境对肿瘤的影响及机制,有文献指出长期此种负面情绪属于一种慢性应激,可对中枢神经系统启动 HPA 和交感神经系统信号应急反应,通过一系列生物化学反应产生糖皮质激素和儿茶酚胺,而糖皮质激素可使某类肿瘤对化学治疗产生抵抗,降低机体免疫反应功能,从而导致肿瘤更容易发生转移;儿茶酚胺则可帮助肿瘤生长及转移。且焦虑状态下人体的交感神经相对更为敏感,从而可能下调动脉顺应性,焦虑人群体内儿茶酚胺较普通人高,对动脉僵硬度和波反射存在消极影响,可导致血管内皮损伤,进而提高心血管类疾病的发病风险,这对于身体健康状况已经处于脆弱状态的肿瘤患者来说,无异于雪上加霜,增加其他并发症的可能,严重影响其治疗效果、康复及预后。

3. 治疗方法

(1)中医药疗法:临床中,有医家对有入睡困难、胆战心惊等症状的焦虑症患者辨证论治后运用柴胡龙骨牡蛎汤方,达到了改善症状及焦虑情绪、使患者减少甚至停用抗焦虑西医类药物的效果。该方在与抗焦虑药物(如帕罗西汀、黛力新等)联合治疗广泛性焦虑障碍后,有提高疗效、增快显效、减轻患者精神焦虑、减轻不良反应的效果,有着更好的安全性。有文献显示在肿瘤科常规护理基础上,给予患者日服柴胡龙骨牡蛎汤,与单纯使用常规护理比较,口服汤药组治疗有效率更高,VAS 疼痛评分改善更显著,焦虑自评量表(SAS)及抑郁自评量表(CSDS)评分减少更多,可见其可更有效地帮助患者缓解焦虑状态,减轻疼痛。临床中有医者运用加味温胆汤治疗痰热内扰型广泛性焦虑症,临床观察结果显示中西药组加味温胆汤与帕罗西汀联合疗效方面优于西药组单纯使用帕罗西汀,且中西药组出现不良反应的例数亦明显少于西药组。类似文献研究显示温胆汤联合帕罗西汀对于降低 HAMA 积分有效率和改善中医症状总有效率分别可达97.5%、95.0%，均高于单纯使用帕罗西汀的对照组，对于脑卒中后的以痰气郁阻为主证的躯体疾病合并的焦虑障碍，亦有临床观察证实辨证应用温胆汤治疗可取得良好疗效。

（2）西医药物疗法：治疗肿瘤相关性焦虑的药物，临床上医者多参照治疗一般性人群的焦虑药物进行选择。帕罗西汀相比其他抗焦虑药耐受性更强，在预防 GAD 的复发方面更优，在临床上应用于肿瘤患者的焦虑及抑郁状态，均有确切疗效，且不良反应较小，帮助提高肿瘤患者的生存质量。有临床试验结果显示，文拉法辛联合奥氮平治疗晚期肿瘤患者的负面情绪障碍效果显著优于单用奥氮平，且起效更快，稳定性、安全性较好。有临床文献使用丁螺环酮联合舍曲林治疗咽喉癌喉切除术后合并焦虑症的患者，其 SAS 分数有显著的下降，但有 32% 的药物组患者出现了可耐受的不良反应。有试验结果显示丙米嗪可抑制神经胶质瘤实验鼠的肿瘤生长，还有延长其生存时间的作用。已经有许多临床研究证实苯二氮䓬类药物（如劳拉西泮、氯硝西泮、阿普唑仑等）在抗焦虑方面有很好的疗效，也已经应用于肿瘤合并焦虑症的患者。如对乳腺癌化疗的患者，因化疗反应而造成焦虑者不罕见，因焦虑而再度加重恶心呕吐等躯体症状可能形成恶性循环，对予患者适当服用劳拉西泮，对于改善患者焦虑紧张心境，改善睡眠和精神状态，有正面的意义。有医师在常规肿瘤治疗的基础上，给予患者每日2.5 毫克奥氮平片，在化疗间歇期不给药，但化疗期间同步给药，观察与单纯常规治疗组之间的差异，发现给予奥氮平后患者失眠、疲乏、恶心、呕吐、食欲减退方面较对照组均更有良好改善，生活质量评分提高，焦虑评分亦有显著减低。肿瘤患者的放、化疗过程对其心理和生理都存在负面影响，故临床中有医师嘱肿瘤患者放、化疗期间服用奥氮平，除了奥氮平可增加患者的治疗周期完成率，提高焦虑量表积分，改善患者治疗态度和依从性外，其还有一定的止吐作用。但是苯二氮䓬（BZD）类药物易导致嗜睡疲倦、肝功能损害等不良反应，长期使用易产生药物依赖、耐受，以及撤药反应，临床应用相对有限，故常短期应用。有医师临床上对妇科恶性肿瘤伴有焦虑抑郁睡眠障碍的患者，口服曲唑酮和氯硝西泮进行疗效对比，发现曲唑酮较氯硝西泮可更好地延长患者总睡眠时间，缩短睡眠潜伏期，减少觉醒次数，下调 HAMA、匹兹堡睡眠质量指数及副反应量表分值，显著改善睡眠状态，并且可较好地减轻患者的焦虑，使不良反应更小。

（3）非药物疗法

①针刺疗法：有文献通过针刺患者上星、曲池、间使、申脉 4 穴，有调畅情志，除烦解郁，镇静安神作用，应用平补平泻手法，可明显缓解肿瘤患者抑郁焦虑情绪。有研究通过针刺疗法缓解乳腺癌患者的负面情绪，太冲、合谷、百会行

提、插、捻、转平补平泻法，足三里、气海行捻、转补法，取得疗效。有学者根据肿瘤患者的五行属性，应用五行针灸，同时根据不同类型的癌症，配合辨证论治服用中药汤药，达到了改善恶性肿瘤患者焦虑等负面情绪，提高患者生存质量的效果。另一方面，对于肿瘤合并焦虑的电针治疗的文献报道暂缺，但因在单纯焦虑症的临床治疗中，诸多文献报道电针疗法均取得良好效果，故在肿瘤合并焦虑的治疗中亦可参用该治疗方法，但有待进一步的临床经验总结。

②耳穴疗法：耳穴疗法作为中医特色疗法，与口服药物相比具有成本低、操作方便、安全性好等优势，加之许多肿瘤患者因服用化疗药物或肿瘤病种因素存在恶心、呕吐等症状，无法进行口服药物治疗，因此，耳穴埋豆法亦为一种患者更易于接受的治疗方案的参考。有医者对肿瘤患者的精神焦虑症加以干预，采用王不留行籽贴于耳穴，选用脑干、脑点等穴能镇静安神，皮质下、交感、内分泌等穴能调节中枢神经系统及内分泌系统的功能，纠正自主神经功能紊乱，从而起到治疗焦虑的作用。西医学理论中，有研究结果证实耳部穴位的刺激，对人类大脑网状系统可起到平衡调控的作用，可促进机体病理状态更好地向健康状态转化。临床中还有医者将耳穴贴压疗法，应用于乳腺癌围手术期合并焦虑症的患者，取耳穴包括神门、交感、皮质下穴，进行耳穴贴豆按压治疗，对照在围手术期未使用耳穴疗法的患者，HAMA 评分改善方面，耳穴疗法组效果明显优于对照组，NRS 疼痛分数水平明显较对照组更佳，说明耳穴贴压疗法不仅可改善乳腺癌围手术期患者的精神焦虑状态，还可帮助其减轻疼痛，从而进一步防止疼痛对身体预后及心理的负面影响。有文献提及使用耳穴埋豆神门穴、三焦穴、交感穴、脾穴、胃穴等，有缓解改善乳腺癌患者化疗期间出现的胃肠道不适等焦虑症状。在对乳腺癌术后化疗期患者的焦虑必须进行干预时，取上述穴位联合渐进性肌肉放松训练，与对照组单纯进行护理常规比较，发现耳穴疗法可减轻乳腺癌术后化疗患者焦虑紧张等负面情绪，提高其生活质量。

③音乐疗法：《史记乐书》中有云："宫动脾、商动肺、角动肝、徵动心、羽动肾"。中医五脏在体外与五音相关，从而与人的心情情志和脏腑功能相关联。中医的音乐疗法可有定志凝神、疏畅气机的作用，缓解患者的负面心理状态，平衡各个五脏功能，有令人的精神、神经及免疫内分泌等机制达到平衡的效果。有医者在临床上根据患者情绪的五行属性，配相应的五行音乐进行干预治疗肿瘤患者的焦虑状态等负面情绪，疗效切确，不仅改善了患者的焦虑症状，提高其生存质量，也使患者家庭关系和谐，提高了医患配合的质量。五行音乐治疗是指对于易于悲伤流泪的患者，选取商乐；易于急躁发怒的患者，选取角乐；易于惊悸恐惧的患者，选取羽乐；易于思虑忧郁的患者，选取宫乐。

④心理疗法：有研究报道，导致肿瘤患者焦虑的因素主要包括缺乏肿瘤疾病

知识、缺少家庭人际关系支持、疼痛影响、医患关系。长期临床观察提示，负面情绪使患者睡眠质量下降，厌食、食欲减退，倦怠乏力，心慌口苦，严重影响患者的依从性、治疗及预后，对患者及其家庭成员的生活质量亦造成严重的不良影响。现在肿瘤专科医师常将关注点大部分放在肿瘤及其并发症上，但对患者心理方面的非正常状态很少察觉出，许多患者因自身亦未有察觉或是因文化程度或修养认识不愿意将心中的情感琐事方面与主管医师交流，治疗方案上未能得到心理干预的治疗，以致加重心理疾患，甚至有患者产生恐惧、自杀等倾向。故积极对存在负面心理状态的患者实施心理干预，可减轻焦虑和抑郁相关躯体化症状，可令患者保持较佳的情绪心境，帮助患者提升生存质量，对更好的预后有重大意义。故肿瘤相关性心理干预护理及治疗方案应得到更多的重视及关注，并不断地探讨研究。诸多文献提及心理干预对肿瘤焦虑抑郁患者的治疗起到辅助作用，如有医师对患者给予积极的心理干预，具体为持续 8 周的访问交谈模式的治疗，每次 30 分钟，每周治疗 2 次，结合放松行为训练辅助治疗，加之多与患者交流，更好地了解患者倾诉的所有不适症状，令患者释放负面情绪。向患者做好疾病情况、治疗方案、治疗前后需要关注的调理护理情况及可能发生的不良反应的宣传，多多进行健康宣教及双方反馈交流沟通，易位而处、相互理解。使患者的消极负面情绪减轻，树立引导患者克服治疗疾病中产生困难的信心，向患者讲述疗效好的病例，同时尽量减轻患者费用，尽可能地满足患者的要求。将院内医疗环境改善提高，减少患者的孤独和寂寞感，和患者交谈相处时在语言和行为上应该显现出体恤和关切。更多地围绕患者感兴趣的事交谈，避免不必要的不良刺激。指导患者做肌肉放松的训练，鼓励患者多做阅读各种书籍、欣赏不同音乐，以达到转移注意力、减轻心理障碍的目的。结果显示，患者进行以上治疗后 SAS 分数、SDS 分数、HAMA 积分及 HAMD 积分与治疗前相比较、差异均有统计学意义，由此说明进行心理有关的干预及护理后，患者的焦虑、抑郁程度存在显著的改善，生活质量亦显著提高。

二、脑卒中后焦虑障碍

脑卒中后焦虑障碍（PSAD）引起的精神障碍是脑卒中后焦虑障碍最常见的并发症之一，是因与环境不相称导致患者以恐惧为主导的痛苦不堪的和不愉悦的情绪出现，并且该情绪体验指向将来，并且伴有身体多种不适感和精神运动性不安，以及自主神经紊乱的精神病理表现，其重要临床表现形式有两种，一种为广泛性焦虑，另一种为惊恐障碍。研究显示 PSAD 为脑血管病患者中较为易发的并发症之一，欧美流行病学统计数据也显示出，抽样调查脑卒中患者中，焦虑症发病率高于 22%，抑郁症发病率高于 21%，而脑梗死的急性期患者中，焦虑症患者比抑郁症患者更加普遍。

1. 疾病概念　中医学没有对脑卒中后焦虑障碍病名的记载，但这并不意味着我国古代医学家对此病没有概念，在我国古代很多的医学文献中早就有类似脑卒中后焦虑障碍的记载，其与西医学中的脑卒中后焦虑障碍症状相似或相同。在《黄帝内经》中有关的最早的描述如："心怵惕思虑则伤神，神伤则恐惧自失。"心为君主之官，神明出焉，心主血脉，然而"心怵惕思虑"则会耗伤心血，血少则不足以养心，出现心神失养的临床症状，所以患者会有恐惧不安的临床特点，与现代脑卒中后焦虑障碍患者的表现相似。而在《灵枢·经脉》经文中，关于足少阴肾经的病候的论述中有过此症状的记载："是动则病……心如悬若饥状……气不足则善怒……心惕惕如人将捕之……"；在《灵枢·经脉》篇中，对足阳明胃经病候描述中是这样说的："是动则病……闻木声则惕然而惊……"其次，《医旨绪余·论五郁》书中描述："思想无穷……倡郁郁不乐，因生痰涎，不进饮食，或气不升降，如醉如痴……"也表明了由于情志失调，遂使气机失于畅达，痰湿形成，出现了与现代脑卒中后焦虑障碍患者类似的各种临床症状，如躯体不适症状和焦虑不安。

西医学理论中"脑卒中后焦虑障碍"是一种心理疾病，也是一种心理障碍性疾病，该病临床观察表现以心理方面异常状态和情绪方面异常状态为主要特点，并且同时具有由心理障碍疾病而诱发的相关身体不适的症状，如可诱发"精神运动性不安"的相关症状、"自主神经功能紊乱"的相关症状，甚至诱发全身各个系统无器质性病变基础的不可预知的多种不适症状。脑卒中后焦虑障碍的患者即使有非常严重的焦虑症状表现，其发病时间都必须继发于脑卒中发病之后，这就说明 PSAD 是继发于躯体病症之后而产生的焦虑障碍，并且必须以脑卒中这种躯体病症为前提，这是区分脑卒中后焦虑障碍的临床表现与原发性焦虑障碍关键环节。

2. 发病机制　中医学中关于"郁病"的病因病机的学说也有诸多详细的记载，《素问·调经论》言"五脏之道，皆出于经隧，以行血气也。血气不和，则百病乃变化而生焉"。《三因极一病证方论·三因论》书中论述了"七情人之常性动之，则先从脏腑郁发……外形于肤体为内所因……"，所以陈言认为内因应归为七情，主张情志因素导致患病，大多数是因为郁滞之久后而引发为本病，认为七情致病应该属于郁证的内因致病，提出了"情志致郁"的基本学说。

西医学理论中该病并不是由单一因素所致，而是由卒中前患者的个性、认知功能障碍、卒中位置、神经功能缺损程度、躯体疾病、卒中后病程和不良的家庭、社会、心理等综合因素和多种原因造成的，它是由生物、心理、社会因素共同相互作用的结果。首先，脑功能因脑组织的器质性损害而受损，有些研究者认为大脑左前半球的损伤是导致焦虑症形成的重要危险因素，脑卒中后焦虑障碍患者的焦虑心境与 5-HT 功能活动降低有关，现在已经得到了证实。其次在心理因素方面，卒中患者急性期的时候不得不躺在床上，像行走翻身这样简单的动作都不能完成，这种压力容易造成患者抑郁焦虑的心境，尤其是年纪较轻的患者。再次在社会因素方面，敏感、内向、易焦虑的人群，缺少伴侣的关心爱护或家庭的支持，经济水平困难，正常的工作或者学习被迫中止等相关的社会心理因素，以及患者本身或家族中有焦虑障碍的家族史。最后，对焦虑障碍人格特点的倾向性有少部分的由遗传因素决定，具有焦虑障碍倾向的患者在非健康的生活环境影响或应激状态反应下，易产生病理性的焦虑障碍，虽然诱发焦虑障碍的主要诱因为社会生活因素或者环境刺激因素，但是内在病因与遗传因素相关。

3. 治疗方法

（1）中医药疗法：近几年来，许多学者在对脑卒中后焦虑障碍进行了广泛的研究，以每个证型为选方依据，对脑卒中后焦虑障碍采用专方治疗的方法进行对症治疗，当然，各个医家也不都是照搬古书中的原方，而是在吸取古方精髓的基础上，再依据临床的症状进行随证加减用药。如有研究采用归脾汤加减治疗心脾气血两虚，虚火上扰型的脑卒中后焦虑障碍患者，38 例符合纳入标准的患者中，有效率是 89.47%，显示出有很好的治疗效果。有研究采用天王补心丹加减来治疗本病，从而达到滋补肾阴，行气安神通脉的功效。有研究对脑卒中后焦虑障碍中辨证分型属于痰热内盛的患者采用黄连温胆汤加减进行治疗，38 例患者经过 2 个月的治疗后，有效率高达 84%，效果显著。有研究将 60 例辨证为阴虚火旺、心肾不交的脑卒中后焦虑障碍患者按随机数字表随机分为治疗组 30 例和对照组 30 例，其中治疗组给予黄连阿胶汤加减进行治疗，对照组则口服抗焦虑西药氯硝西泮进行治疗，6 周的治疗过后，结果显示两组疗效相当，治疗组比对照组起效慢，但是治疗组疗效更稳定，没有成瘾性和不良反应。有研究采用了相似的方法对中药与西药治疗本病的优缺点进行了比较观察。有研究用百合安神汤加减，对 30 例脑卒中后焦虑障碍患者进行治疗，23 例显效，5 例有效，2 例无效，最后总有效率是 93.3%。总体上，目前中医治疗脑卒中后焦虑障碍主要治疗方法有疏肝解郁（常用药物有柴胡、白芍），清热除烦（常用药物有黄连、黄芩、栀子），化痰开窍（常用药物有石菖蒲），养心安神（常用药物有茯苓、酸枣仁、远志、大枣、小麦），镇静安神（常用药物有牡蛎、琥珀、龙骨），养心安神（常用药物有酸枣仁、远志），镇静安神（常用药物有牡蛎、龙骨），滋阴补液（常用药物有生地、五味子、麦冬），健脾运化（常用药物用茯苓、白术、陈皮）等。其中疏肝解郁法、清热除烦法及养心安神法，最经常使用。常用基本方是逍遥散加减、黄连温胆汤加减、甘麦大枣汤加减、六味地黄丸加减等。

（2）西医药物疗法：根据脑卒中后焦虑障碍的病因，其治疗属对症治疗，根据脑血管疾病的患病机制与特点，基本用药依据和原则是个体化、小剂量、缓慢增加剂量相结合，也可说是根据患者的病因病情、不同药物使用特点等因素考虑选药与使用剂量，必要时可慎重采取联合用药。对于高龄患者或体弱患者，一般适宜采取正常药量的 1/2 或者 1/4 服用量，根据疗效及不良反应等因素综合考虑逐渐增量，病情稳定后可按需求逐渐减少服药量并维持服药量，但须继续观察，以便及时调整服药量。该项研究统计表明，SSRI 类药品具有明确的抗抑郁症作用的同时，在抗脑卒中后焦虑障碍的治疗中也可取得较好的疗效，这对于那些伴有抑郁情绪的脑卒中后焦虑障碍患者或者抑郁焦虑障碍共病的患者来说是更为合适的选择。

（3）非药物疗法

①传统针灸治疗：《针灸甲乙经》"癫疾发寒热者，久烦满，悲泣出，解溪主之""心澹澹而善惊恐者，心悲，内关主之"，是最早使用针刺治疗脑卒中后焦虑障碍文献的记载。但没有形成使用针灸治疗脑卒中后焦虑障碍的辨证体系。脑卒中后焦虑障碍不仅是神经功能缺损的症状，而且还表现为焦虑障碍的临床特点。针刺即能有效恢复神经功能的缺损，又能减轻患者的焦虑症状，值得在临床中进一步推广。常用主穴：百会、神庭、本神、印堂、神门、内关。配穴：痰阻加丰隆；心虚加内关、神门。还有医家对脑卒中后焦虑障碍患者进行治疗采用传统的针刺疗法。有研究以调合全身阴阳，脏腑气血为目的，采用通调任督法对 80 例脑卒中后焦虑障碍患者进行针刺治疗，治疗结果有效率为 86%。有研究对针刺背俞穴与口服阿普唑仑两种方法治疗脑卒中后焦虑障碍的临床疗效进行了比较，结果显示针刺背俞穴组的疗效要优于西药组。有研究观察了安神清脑法针灸治疗脑卒中后焦虑障碍的疗效，治疗组 42 例，采用安神清脑法针灸治疗，即针刺配合艾灸进行治疗，同时口服西药治疗脑卒中后焦虑障碍 45 例为对照组进行疗效观察，最终表明治疗组总有效率是 92.9%，对照组总有效率为 71.1%，治疗组优于对照组，而且不良反应和药物成瘾性低于对照组。

②电针疗法：电针疗法可以适当的调整电针的频率，进而更好地提高疗效。许多医者应用电针疗法对脑卒中后焦虑障碍的患者细心治疗。有研究对 32 例广泛性焦虑障碍患者应用电针疗法，同时还分别对患者进行了 A 型行为问卷和艾森克人格问卷测评，在治疗前和治疗后以评价治疗效果。结果量表评分减少，表明电针疗法可治疗广泛性焦虑障碍患者行为模式与个性特征障碍。还有一些医者对电针配合药物治疗脑卒中后焦虑障碍进行研究，将 65 例脑卒中后焦虑障碍患者按随机数字表分为两组，其中治疗组 35 人，对照组 30 人，治疗组应用口服参松养心胶囊配合电针方法，对照组给予口服西药阿普唑仑，经过 4 周治疗后，2

组治疗效果相当，但对照组药物成瘾性性高达 56%，治疗组则没有。从药物依赖性角度考虑，治疗组无成瘾及药物依赖性，值得临床进一步推广。有研究为探讨中药配合电针治疗脑卒中后焦虑障碍的疗效，将 69 例脑卒中后焦虑障碍患者分为中药结合电针组 36 例与多虑平组 33 例，1 个月后，中西结合电针组总有效率是 74.42%，优于多虑平组有效率（62.65%），所以治疗组优于对照组。有研究将具有脑卒中后焦虑障碍 70 例患者随机分为治疗组和对照组，治疗组应用电针治疗配合口服氯硝西泮，而对照组单独用氯硝西泮，治疗 4 周后采用汉密尔顿焦虑量表评定疗效，结果表明治疗组疗效明显优于对照组，且治疗组起效快，不良反应少，可明显改善脑卒中后焦虑障碍患者的焦虑状态。

③ 耳穴贴压治疗：耳穴贴压法属于耳穴疗法的一种，是指用压迫手段刺激耳穴而达到防治疾病的方法，是针灸微针疗法中接受程度最高，运用最广泛的疗法。中医学认为耳与五脏六腑有着密切关系，如《灵枢》曰："耳者，宗脉之所聚也。"有研究运用耳压法，取心、肝、神门等穴区敏感点，采用王不留行籽贴敷并按压，并与针刺组对照，治疗结果表明耳穴能有效治疗焦虑抑郁，能使经络疏通，气血调和，使脑卒中后焦虑障碍症状消除以达到治愈的目的。有研究运用耳穴治疗抑郁症患者 60 例，取穴：神门、肝、肾、心、交感穴，用王不留行籽贴按法，隔日一次，10 次为 1 个疗程。采用 SAS 评分患者的变化，量表在患者治疗前后 4 周各评定 1 次，所有量表皆由专业医师评定。治疗前后结果显示用王不留行籽贴压耳穴能行血脉、通经络、消瘀血、解郁结，可有效治疗焦虑症；能使经络疏通，气血调和，使抑郁症状消除以达到治愈的目的。如此针刺和耳压并用，以辨证施治为指导，故疗效显著。现代医学研究证明，耳郭上有丰富的神经、血管、淋巴管分布，并交织成丛，通过这些神经与机体各部发生联系，利用各种方式刺激耳穴，通过神经、体液途径改善机体各器官的功能状态，便可起到临床治疗作用。采用中药王不留行籽持续贴压耳穴，可持续调节交感神经和副交感神经，可疏通经络运行气血，调节阴阳，改善患者脑卒中后焦虑障碍的症状。

第二节　特殊人群焦虑

一、儿童青少年焦虑症

青少年时期易受到生理、心理和环境等多种外界因素影响，情绪障碍发病率高。国内流行病学调查发现青少年情绪障碍的发病率达 17.3%。青少年焦虑障碍患病率 5.7%，共病率达 42.9%，常与学业失败、物质滥用等问题相关。有研究发现，青少年时期（14～16 岁）的焦虑障碍与成年之后出现的焦虑、紧张、恐怖、偏执、抑郁、精神活性物质滥用甚至自杀等情感紊乱和行为障碍都存在显著相关性。有临床研究指出，成年人中发病年龄较早的抑郁和焦虑多与儿童时期出现的焦虑障碍相关联，其早期的社会功能损害，会对今后的生活和发展产生影响。可见对于儿童和青少年群体的焦虑障碍来说，及早的进行有效地诊断和治疗是使其有良好预后的重要的保证。目前心理疾病日渐严重，但我国的精神卫生资源仍相对短缺，发展水平仍相对落后，尤其是对儿童青少年这一特殊群体的精神疾病和心理问题的临床诊断治疗上技术发展缓慢。社会上仍然存在着对儿童青少年精神心理问题不能得到足够重视的现象，据一项调查发现，仅有 5.8% 的儿童青少年精神心理问题患者就诊于正规的儿童心理专科。

1. 疾病概念　儿童青少年焦虑障碍主要包括分离性焦虑障碍、广泛性焦虑障碍、惊恐障碍、学校恐惧症、选择性缄默症、社交恐惧症、创伤后应激障碍等精神障碍。国外关于青少年群体的调查研究发现，焦虑障碍的发病率达10%～20%，已经成为影响和危害青少年心理健康的主要问题。

2. 病因病机　目前儿童青少年焦虑障碍的病因尚不十分明确。研究发现遗传因素和环境因素之间产生相互作用，会导致焦虑障碍的出现。家庭研究已经基本证实了此种疾病存在一定程度的家族相似性。有学者发现遗传因素对儿童早期阶段出现的焦虑障碍可以产生明显的影响。5-HTTLPR 基因的出现会导致早期罹患分离性焦虑障碍的可能性增加。焦虑障碍出现，与儿童青少年所处环境及其所经历的生活事件也存在着密不可分的联系。生活中应激事件的产生对儿童青少年群体的影响相对成年人要更加明显。国外研究发现，焦虑情绪出现之前，儿童青少年多有遭受突发应激性事件的经历，灾难性事件和生活中突发的压力性事件会使儿童青少年产生焦虑、担心、恐惧的负面情绪从而增加罹患焦虑障碍的风险。青少年焦虑障碍患者相对心理健康的儿童青少年还具有更高程度的神经质、精神质、内向型等人格特征。父母离异或其他原因导致出现的单亲家庭使青少年更容易产生孤僻、胆怯、不与人交流、内向和自我封闭的人格特征，从而增加出现压抑、烦躁易激惹等症状特征的可能性。对儿童青少年群体来说，人际关系的恶化和学习成绩下降作为其生活中的应激事件，同样会导致负性思维的产生，以至于损害其认知功能，导致焦虑情绪的出现，最终形成恶性循环。而正性思维，通过对青少年患者认知行为和应对方式的改良，使其地面对与解决生活中出现的问题，从而对焦虑情绪进行有效缓解。儿童青少年阶段是人生的关键时期，父母工作繁忙、生活压力大、与子女缺少沟通，都会导致子女负面情绪的产生。父母给予更多的温暖、支持和关注，培养出来的子女自我意识水平更高，更容易适应社会，形成正常的人际交流。反之，过分惩罚、严厉、缺乏关心，则容易使子女产生不良情绪。

在青少年人格形成的过程中间，父母亲对子女的教育方式起到了举足轻重的作用。良好的教育方式能够有效减少青少年的不良行为问题的发生和出现，会使青少年能够更有效地与他人进行交往，性格更加开朗，思想健康，情绪稳定。如果更多的给予惩罚、拒绝、否认等消极态度，则会使青少年的情绪稳定性下降，不能有效地与人交流，表现出烦躁易激惹、缺乏安全感、社交回避、攻击性强和冲动行为，甚至形成反社会人格。在青少年自我意识形成的过程中，父母亲对子女的教育方式起到了不可替代的作用。父母亲对子女表现出的理解、关心、肯定和鼓励等积极的教育方式，将对青少年的自我效能感起到促进的作用，有助于高自尊水平的形成，青少年子女更容易体验到幸福感和满足感，增强自信心，树立自我意识，感知到自己存在的意义与价值。反之，如果父母一味的批评打击、拒绝否认，青少年在其成长的过程中，会感受到明显的挫折感，导致自卑心理和较差的自我概念的形成和出现，在人际交往过程中表现出消极、焦虑、紧张、内向和不自信。青少年出现焦虑障碍等精神心理疾病的危险性，往往与父母缺乏关爱、惩罚严厉、对子女接纳程度偏低、过度保护存在显著的相关性。青少年如果长期处于低自我水平状态，则会产生自卑、焦虑、情绪低落、兴趣减退等不良情绪。反之，良好的父母教育方式可以减少焦虑情绪的存在并阻止其出现。

儿童青少年的气质类型会对其情绪产生重要的影响。相对非行为抑制的个体，行为抑制的儿童更容易出现情绪障碍。气质类型多由家庭环境所造成，由低分化家庭教育出的子女往往自我意识水平、行为迟缓退缩，缺乏自主性，难以适应社会。青少年时期家庭里的冲突与不和谐会使患者难以对生活事件产生正确的认知以采取有效的应对，甚至在青少年患者成年以后仍相对同龄人更容易遭受到生活及社会压力。经济贫穷、社会地位低，将增加青少年的焦虑情绪。同样，青少年焦虑障碍患者面对生活压力时往往难以进行有效应对，而随着压力强度和持续时间上的增加，会使其难以面对压力并且难以做出正确的选择和合理的认知，而更倾向选择消极的应对方式。而积极的应对方式能够有效缓解患者的消极情绪，甚至防止其出现。国外研究还发现，健全有效的社会支持系统能够有效防止青少年情绪障碍的出现及控制其进一步的发展。不良的社会支持则会促使青少年负面情绪及酗酒等行为的出现。如果青少年焦虑障碍患者的父母能够意识到家庭社会支持对患者所能起到的重要作用，能够给予其足够的情感关怀，尽量避免拒绝否认的产生，对青少年焦虑障碍患者的有效恢复及预后改善，都能起到不可替代的作用。

3. 治疗方法

（1）中医药治疗方法：中医药针对青少年焦虑进行诊治研究不多，其中研究采用乌灵胶囊对郑州大学第一附属医院心理门诊就诊的青少年焦虑患者进行治疗，结果发现治疗结束时，抑郁自评量表评分、焦虑自评量表评分较治疗前明显下降，治疗后病情严重程度、疗效总评价和疗效指数较治疗前明显下降，并且全部患者无明显不良反应。继而得出结论认为乌灵胶囊治疗青少年焦虑安全、有效。还有研究采用自拟益智饮对青少年焦虑、紧张、恐惧等心理障碍及其并发的厌食、出汗、心慌、手颤、胸闷等以自主神经功能障碍为主的躯体化症状进行治疗，通过 3 年来对 50 例青少年（中学生及大学生）的临床应用，多数学生消除或减轻了焦虑、紧张和恐惧的精神状态，在考试中能正常发挥平时的学习水平，通过老师、家长和学生自身的评定都感到满意，总有效率达 92%。其中 4 例无效者多以考试中紧张和恐惧为主，其中有 3 例在服本药前经过 1～2 次考试的失败，对应考的思想负担过重。值得一提的是全体服药者在考前和考中均未出现厌食等躯体化症状。

（2）西医治疗方法：近年来，SSRI 及 SNRI 类药物在临床上的应用逐渐变得广泛起来。这类药物对焦虑和抑郁情绪都有着良好的缓解作用和治疗效果，不良反应少见而且轻微，更容易为患者所耐受，安全性更强。研究显示，舍曲林在明显缓解青少年患者抑郁焦虑情绪的同时还可以降低由负面情绪和不合理认知导致的自杀风险。氟西汀能够快速有效地缓解 18 岁以下情绪障碍患者出现的客观上的焦虑症状及其在主观应对上的不适感受，对改善青少年患者的认知功能也被证实有较为理想的效果。目前这两种药物已被 FDA 批准用于青少年焦虑抑郁障碍的临床治疗。文拉法辛作为 SNRI 类药物的典型代表，也被研究证实能够有效安全地应用于缓解儿童青少年患者的紧张害怕、过度担心等焦虑情绪和继发产生的胃肠不适、肌肉紧张等躯体症状。

（3）非药物疗法（心理治疗）：心理治疗在焦虑障碍的治疗当中起到的作用已经越来越重要。目前主要应用的是认知行为疗法，即通过和青少年患者进行交流并提出问题，帮助青少年患者亲自找出歪曲的、不正确的信念和错误的事实，合理化自己的观点和改善对事物的认知看法。儿童青少年在面对来自生活和学习中的应激事件时，容易导致负面情绪的产生，无法进行自我接纳，使自我意识水平降低。而认知行为疗法，则会通过改变患者的认知，帮助儿童青少年建立起专属于自己的人生信念，恢复自信心，根据实际情况制订自己的人生规划，从而树立正确的价值观和世界观，最终实现自己的理想。此外，家庭团体心理治疗也是焦虑障碍的治疗过程中经常使用的一种方式，通过这样一种方式的采用，可以改善青少年焦虑障碍患者与父母的沟通与交流，帮助患者与其父母努力建立起一个和谐、民主、温馨、相互关爱的家庭环境，修正父母不良的教育方式，增强父母的心理健康意识，阻止父母将负面情绪传递给子女，实事求是地尊重孩子自己的理想，努力培养孩子的自我意识。当孩子遇到挫折时，不是无谓指责，讽刺挖苦，而是帮助青少年患者找到问题的出现原因和确实有效的解决方法。增加与子女进行适当的、有效的沟通和交流，及时帮助青少年疏导自己的情绪，使子女学会控制情感的表达，并给予更多的关爱、理解和鼓励。学校作为儿童青少年获取知识和接受教育的关键性媒介及培养儿童青少年的重要平台，父母亲同时还应该与青少年患者所在的学校做好足够的沟通，真正完善儿童青少年的自我教育，提高切身素质，充分挖掘子女存在的潜能和特长，使其在相对自由的环境里得到充分有效的提高，敢于面对挑战和接受成功，最终使儿童青少年良好的心理素质和自我意识及健全的人格得以塑造、形成。

二、老年焦虑症

1. 疾病概念　老年焦虑症是老年人所患焦虑症，其以焦虑情绪为主，以广泛和持续性焦虑或反复发作的惊恐不安为主要特征，常伴有自主神经紊乱、肌肉紧张与运动性不安，临床分为广泛性焦虑障碍与惊恐障碍。随着人口的增长，现代生活节奏加快，市场经济的激烈竞争，人们的心理压力也日益加大，焦虑症发病在老年人群中逐渐上升，老年焦虑症患病率达 5.5%，在西方发达国家可高达 10.2%。

2. 病因病机　从中医学角度观察，老年焦虑症多出现焦虑、紧张、头痛、胆怯易惊、失眠多梦、烦躁不安等症。《内经》有男子八八、女子七七一说，如今人的寿命在增长，但在老年人群中正气虚损情况日益增多，加之社会环境压力增大，肝气郁结，或伤脾胃、或化火生痰，则出现虚实夹杂之病机。

现代医学认为老年焦虑症的发病与普通人群焦虑症类似，其与遗传因素、环境因素，神经生化异常因素等有关。病因方面，心理神经免疫学强调个体行为与神经生理生化和免疫学的相互作用关系，注重精神因素和环境因素在健康与疾病中的关联作用；遗传学研究认为，焦虑障碍有明显的遗传倾向，且认为这不是家庭和环境因素的影响。神经生物学研究认为焦虑症患者有 NE 能活动的增加，某些可以降低 NE 能活动的药物，如可乐定，有减轻焦虑的作用。目前研究认为，焦虑障碍患者有 5-HT 功能和多巴胺功能失调，焦虑障碍的发生与 5-HT 功能增强有关。最近研究还发现该病与大脑的某些生理功能异常有关，有研究通过对焦虑症患者与正常健康人颅脑 CT 对比研究，得出结论：焦虑症患者大脑左右额叶脑组织密度 CT 值比正常健康人低，存在大脑额叶功能的改变。

3. 疾病治疗

（1）中医药治疗：有医家认为痰热内盛，热扰心神是焦虑症的主要病因，治以清胆和胃、化痰宁神，方用黄连温胆汤加减。如热盛化火，烦躁明显者，加山栀、连翘；热扰心神，失眠明显者，则加远志、合欢皮、首乌藤、酸枣仁；心悸明显者，加龙骨、牡蛎；痰浊内盛，见胸闷不适、头晕乏力，可加石菖蒲、广郁金、制胆星；痰浊中阻，纳食不振，恶心欲呕，可加苍白术、紫苏梗、藿香、佩兰；热盛伤阴、心肾不交而见虚烦潮热、口干、消瘦等症，可加生熟地、知母、黄柏、淫羊藿等。也有医者认为本病基本病机为心脾血气不足，血不养心，虚火扰心，心神不宁，治以健脾益血，宁心安神，方以归脾汤加减，心悸易惊明显者加龙骨、牡蛎；失眠多梦加五味子、柏子仁；头晕健忘加石菖蒲；虚火旺者加黄连、淡竹叶。还有医者认为本病由心肾不交引起，以黄连阿胶汤加味治疗焦虑症 200 例，治愈 136 例，显效 40 例，无效 24 例，总有效率 88%。有医者从阴虚火旺论治，用百合安神汤治疗 30 例，显效 23 例，有效 5 例，无效 2 例，有效率为 93.3%。

（2）西医药物治疗：西医药物治疗则包括三环类抗抑郁药，单胺氧化酶抑制药，苯二氮䓬（BZD）类药物，5-HT 再摄取抑制药。TCAs 和 MAOIs 治疗 GAD 有效，但不良反应大，因此限制了其使用，高效 BZD 类药物由于长期使用会产生依赖性和成瘾性，也不宜长期使用，SSRI 不良反应相对较小，有确切疗效，现已是治疗焦虑障碍的一线用药。老年人服用药物治疗需要注意两个方面：一是药物剂量的调整，因为老年人代谢较普通人群慢，药物易聚积在体内，容易引起不良反应，因此在使用该类药物时，必须根据老年患者机体代谢情况，给予药量调整；另一方面，老年人其他系统疾病较多，服用药物复杂，特别是患者正使用与抗焦虑药有共同代谢途径或药效拮抗、增强作用的药物时，需充分考虑所用药物相互间作用。

（3）非药物治疗

①针灸治疗：崔氏等以针灸为主配合心理疗法治疗焦虑症 30 例，取穴：水沟、间使、四神聪。配穴：伴心悸窒息感加内关或膻中；惊恐发作，在水沟穴经行针得气后，连接电针仪，以患者耐受为度；心烦坐卧不宁加神门；失眠加安眠穴、三阴交；胃脘不适加中脘、足三里，留针 30 分钟，同时吸氧，每日 1 次，每周 5 次，疗程 4 周，经针灸并辅以心理治疗的 30 例焦虑症患者，显效 8 例，有效 19 例，无效 3 例，总有效率 90%，焦虑自评量表 SAS 评分，治疗前平均分与治疗后比较有显著性差异。张氏采用针刺及王不留行籽耳穴贴压治疗 30 例焦虑症患者，针刺分 2 组取穴，隔日更换，结果治愈 12 例，好转 16 例，未愈 2 例，总有效率为 93%。梁氏以针刺加心理治疗焦虑症 110 例，取穴：百会、四神

聪、神门、内关、足三里，留针 30 分钟，在留针期间进行心理暗示疗法，结果经 3～7 次治疗，焦虑症全消。乔氏用神门透刺少海治疗本病 30 例，结果临床治愈 8 例，显著进步 16 例，进步 6 例。

②心理治疗

调整自身的认知：心理学家艾利斯的情绪 ABC 理论认为，合理的信念会引起人们对事物适当的情绪和反应，而不合理信念则会导致不适当的情绪和反应，人们的情绪和行为反应与人们对事物的认知有直接联系。由于引发老年焦虑症的原因之一是老年人对死亡的恐惧，因此，要从认知上让恐惧死亡的老年人认识到死亡是必然发生的、是不以人的意志为转移的。死亡是生命的终点也是起点，使他们调整认知，正确认识死亡，减少对死亡的恐惧，从而降低焦虑。对患有焦虑症的老年人，也应从调整认知着手，让他们认识到焦虑症不是器质性疾病，对人的生命没有直接威胁，而是可以被治疗的，其并不可怕，许多老人都患有焦虑症，这是正常的现象。从认知角度进行调整，可以减轻老年人对焦虑的恐惧，降低患者的精神压力和心理负担，增强对焦虑症治疗的信心。

支持性心理治疗：部分老年人患焦虑症是与生活事件有关，如退休、家庭成员有重大变故等。这种情况下，应鼓励患者讲出自己的心理感受，耐心倾听，并加以解释和指导。这样做，一方面给老年人提供了一个宣泄自己消极情绪的机会，可以给老年人以精神上的安慰；另一方面，合理开导老人，可以避免老年人产生不良认知。此外，老年焦虑症患者通常会变得比较脆弱，家庭成员的正确态度和对老年人的支持也能提供很大的帮助。可以采取家庭会谈的方式进行心理协调，建立良好的家庭气氛，充分调动家庭的积极性，使老年人在生活上得到关心、体贴，让老年人感到自己在家庭中及其家人心目中的地位，增加老年人的自我认同感，使老年人产生积极的情绪和良好的心理体验，缓解焦虑和消极的情绪。

团体心理辅导：团体心理辅导是在团体的情境下进行的一种心理辅导形式，它是通过团体内人际交互的作用，促使个体在交往中观察、学习、体验，认识自我、探索自我、调整改善与他人的关系，改变态度与行为方式，以促进良好的适应与发展的助人过程。通过团体心理辅导的方式，由治疗者和多位老年焦虑症患者组成团体辅导小组，通过治疗者的讲解、成员的倾诉、团体的分析和讨论、已康复患者的现身说法等，让老年人在团体中说出自己的感受，利用团体成员间相互的信任和温暖的气氛，给老年人提供社会支持，使他们发现自己存在的问题和在集体中的作用，从而正确认识焦虑症并解决其中存在问题。而缺乏家庭支持系统支持的退休老年人通过团体心理辅导，也可以从团体中寻找到支持力量，相互鼓励、探索自我、接纳自我，形成积极的自我评价，减缓焦虑症状。

心理放松训练和积极的自我暗示：心理放松训练和积极的自我暗示也是缓

解老年焦虑症症状的有效措施之一。老年焦虑症患者在感到焦虑不安时，可以听一些比较舒缓的音乐，受到音乐旋律和意境的感染，保持愉快的心情，以缓解心理压力，让心情平静下来；也可以做做运动，消耗体力，把不安发泄出来，改善睡眠状况；还可以用最舒服的方式轻松地坐下或躺下来，松开紧绷的衣物，闭上双眼，对自己进行积极的自我暗示，注意力集中于头部，在心中反复告诉自己："我的头部感到温暖且放松"，尝试去体会这种感觉，等头部体会到温暖放松的感觉后，再把注意力依次集中在自己的颈部、左臂、右臂、左腿、右腿……用同样的方式做自我暗示，但速度不要太快，一直到自己全身都放松下来，焦虑情绪也会随着暗示和放松渐渐得到平缓。

转移注意力：当老年人处于非常紧张、焦虑的状态时，本能地都想去抑制紧张、焦虑，想逃离这种状态。然而，焦虑是不可控制的，往往越控制越焦虑。这个时候，患者不应试图去对抗焦虑紧张，也不要被它吓到。这时，患者可以试着转移注意力，放弃对焦虑的关注，将注意力转移到一些新的事物上去，比如散散步、聊聊天，有意识地为自己安排一些任务，使注意力集中在该项任务上而忘却紧张焦虑；到自己想去的地方，如景色优美、令人心旷神怡的环境中等。通过转移法将自己的注意力从引起焦虑情绪的刺激上移开，也可以控制焦虑情绪的蔓延和加重。

第三节　其他特殊类型焦虑症

一、惊恐障碍

惊恐障碍又称急性焦虑障碍，其主要症状特点是反复出现的、突然发作的、不可预测的、强烈的惊恐体验。2001 年出版的《中国精神障碍分类与诊断标准》（第三版），也开始把惊恐障碍列为焦虑障碍的一个亚型。最近欧美的流行病学资料显示，惊恐发作的终身患病率为 15%，1 年患病率为 7.3%；惊恐障碍的终身患病率和 1 年患病率分别为 4.7% 和 2.7%。惊恐障碍的起病呈双峰模式，第一个高峰出现于青少年晚期或成年早期，第二个高峰出现于 45 ~ 54 岁，在 65 岁后起病者非常少见。惊恐障碍也是一种致残率较高的疾病，与从未患过惊恐障碍的人相比，惊恐障碍患者参加工作的可能性较小，并且更可能永久失去工作能力。惊恐障碍患者中自杀意念和自杀企图的风险是患其他精神疾病患者的 2 倍，约20 倍于无精神疾病者。鉴于惊恐障碍的高发病率和高自杀率，而且青壮年是主要发病群体，惊恐障碍的临床研究对于预防复发、提高诊断率和治愈率，减少致残率和疾病的社会总负担有其重要的意义。

1.疾病概念　中医古籍无惊恐障碍的病名记载，但存在很多与之症状相似的相关论述。从临床表现的症状特点来看，与中医描述的"惊""恐""惊悸""心悸""善恐"等相类似。从其病因病机等看，属于情志病的范畴，与"脏躁症""百合病"、"卑慄病""奔豚病"等病症症状相似。《丹溪心法》有云："怔忡者，心中不安，惕惕然如人将捕之。"《儒门事亲》也有关于"惊者为自不知，恐者为自知故也，盖惊者闻声响即惊，恐者，心中恍恍然自知，如人将捕之状，即不能独自坐卧，须人伴但，或夜须灯照者是也"的记载。

西医学中惊恐障碍是在 20 世纪 60 年代中期在美国和欧洲逐渐形成的，早在1964 年，美国学者描述惊恐的症状并且报道说丙米嗪治疗有效，英国学者也在相同的时期介绍了惊恐发作和恐惧性回避，并且使用行为治疗有效。惊恐障碍是人们寻求精神科治疗中最常见的原因之一，它与人们的社会功能丧失显著相关，和重性抑郁一样，它会导致社会残疾，影响职业发展和家庭生活。虽然惊恐障碍可以得到有效的治疗，但是仍然至少有一半的惊恐障碍患者由于种种原因没有得到恰当的治疗。无论从个体还是整个社会层面来说，惊恐障碍都是常见的精神科疾病中负担最重的疾病之一，其原因包括了惊恐障碍患者在寻求帮助的过程中缺乏指导，误诊，治疗不恰当，以及痛苦的疾病特点，还可能与工作量下降，工作时间减少所造成的潜在工作能力下降有关，更重要的是，惊恐障碍经常可以共病广场恐惧和其他精神障碍，这又增加了疾病的负担。

2.发病机制　中医学认为：首先，人之精神心理活动分属五脏，其各司其职，但其中心起着统帅作用。《证治准绳》有云："脏腑恐有四：一曰肾。云：在脏为肾，在志为恐。又云：精气并于肾则恐是也；二曰肝胆……三曰胃……四曰心……"《素问》云"心者，君主之官，神明出焉"。《灵枢》中"心者五脏六腑之大主也，精神之所舍也"，说明心不仅是人体一切生命活动的统帅与核心，亦负责人体的精神活动。关于心的病变发为惊恐的叙述，《杂病源流犀烛》中"怔忡者，心血不足也，心血消之，神气失守则心中空虚，快快动摇不得安宁，无时不作，名为怔忡；或由阳气内虚，或由阴血内耗，或由水饮停于心下，水气乘心；或事故烦冗，用心太劳；或由气郁不宜而致心动，以上皆怔忡所致之由也。"其次，肝胆的气血阴阳等平衡状态被打破，则会产生惊恐障碍等情志疾病。《医学正传》中提及"惊悸怔忡之候，或因怒气伤肝，或因惊气入胆，毋能令子虚……故神明不安而怔忡惊悸之症作矣"。《沈氏尊生书》"心胆俱怯，触事易惊"。惊恐可扰乱人体气血气机的正常运行，而肝主疏泄，条畅气机，胆主决断，与肝相表里，气机不畅可致肝失条达，日久可损伤脏腑。再次，肾者在志为恐。《辨证录》言"人有得怔忡之症……人以为心虚之极也，谁知是肾气之乏乎。"可见，心悸怔忡除了涉及心，还涉及于肾。《医学心悟》有云："惊者，惊骇也。悸者，心动也。恐者，畏惧也。此三者皆发于心，而肝肾因之。"认为惊恐的发作病位在心，涉及肝肾。《济生方》言"惊悸者，心虚胆怯之所致也。"可见惊恐的病位与心、胆、肾等脏腑有密切关系。惊恐的发作，除了与心、肝、胆、肾等单个脏腑相关外，也可由多脏腑合病所致。

从西医学角度而言，惊恐障碍的确切病因尚未阐明，病原学有生物学和认知理论解释，围绕着个体的"焦虑和恐惧"环路。生物学机制有：神经递质系统异常，其包括乳酸盐代谢异常、肾上腺素和 5-HT 神经受体功能失调等；神经解剖假说，近年来的神经影像学研究结果发现大脑的杏仁核和边缘系统参与惊恐障碍的发病机制；遗传易感性和环境因素共同作用导致发病，遗传学研究结果发现惊恐障碍患者一级亲属的同病率为 15%，而一般人群为 5%；单卵双生子的同病率为 50%，双卵双生子的同病率为 2.5%。并且参与调节焦虑和恐惧的神经递质系统（如 5-HT 相关基因及多巴胺 D4 基因、CCKB 基因的多态性）有改变，使患者具有一定的易感性。童年的精神创伤在潜意识中的反应，通过特定的神经生理途径为应激性生活事件所诱发；认知行为理论认为，惊恐障碍是从特殊环境下获得的条件反射，是一种恐惧反应。

3. 疾病治疗

（1）中医药物治疗

①从心论治：《万病回春》云："属血虚火动者，宜养心以清火也。"认为惊恐的治疗在于养心清火。《医学心悟》提到："产后心神惊悸，或目睛不转，语言健忘，皆由心血空虚所致。夫人之所主者心，心之所主者血，心血一虚，神气不守，惊悸所由来也。法当补养气血为主。"《丹台玉案·不寐证怔忡心悸》："总之要在调养心血，和平心气而已。"都认为惊悸的治法在于补养心血。《景岳全书》中有云："心虚血少，神志不宁而惊悸者，养心汤或宁志丸，或十四友丸。若因惊失志而心神不宁者，宁志膏或远志丸。"亦认为当补心血。有研究应用五心宁心汤治疗焦虑症，结果有显著疗效。研究认为心阴不足，虚火内扰可致心神内扰，病位在心。五心宁心汤治以养阴清心，宁心安神，使心阴得养，神志得安。

②从肝胆论治：《丹溪手镜》有云："肝脉惊暴，有所惊骇……气涎心郁在心胆经，宜温胆汤。"认为气郁心胆经的惊恐，方用温胆汤。有研究运用养心益胆法治疗 73 例焦虑性神经官能症患者，鉴于心主血、主神志理论，针对气血不足，胆虚痰扰所致的焦虑症患者进行辨证治疗，治法补气血、宁心神、并兼开胆（郁）祛痰，总有效率达 84.9%。其中急性焦虑症总有效率为 93.8%；慢性焦虑症总有效率为 78.0%。近代较早有研究采用随机分组的方法运用补心益胆、安神定志法治疗 163 例惊恐障碍患者，其试验组有效率优于盐酸帕罗西汀组有效率，且消化系统类不良反应较少。亦有从肝论治，如有研究运用疏肝泻火养血安神法

治疗 60 例广泛性焦虑症患者，治疗 2 周后，总有效率为 86.7%，治疗 4 周后总有效率为 90.0%。在不良反应方面，两组药物均不大，患者耐受较好，从不良反应记录看，中药略优于西药黛力新。研究认为广泛性焦虑症的主要病机为肝气不疏，气机郁滞化火，耗伤阴血，血不养心，所致心神不宁；病久或气机郁滞，气不行津，聚而为痰，或火热炼液为痰，形成痰热兼夹证；或壮火食气，或木克脾土，脾气不足，形成心脾两虚证；或火盛伤阴，形成肝肾阴虚证。

③其他中医论治：有研究采用解郁丸与帕罗西汀治疗 42 例惊恐障碍，显效率为 81%，好转率为 91%，不良反应率远远小于帕罗西汀治疗的对照组。研究认为解郁丸由逍遥散和甘麦大枣汤化裁而来。方中逍遥散疏肝理气、解郁柔肝、补益脾土；甘麦大枣汤养心安神，二方合用，共奏扶土抑木，养心安神之功。《医述》有述："恐者，是热伤其肾，肾伤则精虚，精虚则志不足，志本定而不移，故恐亦无他状……速宜养气养精，滋培根本。"认为肾精的亏虚是导致惊恐的原因，治法为养气养精、滋培根本。《血证论》有云："凡是怔忡惊悸健忘恍惚，一切多是痰火扰心，扰其神明所致。统用金笛镇心丸主之。"还有医者认为暴受惊恐，惊则气乱，气机不畅，气滞则血瘀，瘀久化热生火，上扰心神可致神志异常，惊恐发作，使用调气化瘀，清火安神之法可以治疗。

（2）西医药物治疗：对于惊恐障碍治疗的目的不仅仅在于控制惊恐发作，还要包括减轻甚至消除预期性焦虑，恐惧性回避，以及其他的诸如抑郁之类的伴随症状。以下的五类药物已经被证实是确切有效的，他们分别是：SSRI 类，SNRI 类，高效价的苯二氮䓬类，三环类抗抑郁药和单胺氧化酶抑制药。SSRI、三环类和苯二氮䓬类药物在治疗惊恐障碍时临床显效率都非常高，可以达到 50% ～ 80%，苯二氮䓬类对抑郁症状的效果稍差，而在治疗惊恐发作引起的焦虑症状方面三类药物的效果类似。由于和其他药物相比，SSRI 类药物的安全性最高，因此目前它是治疗惊恐障碍的首选药物，只是因为 SSRI 类药物的不良反应往往出现在它的治疗效果出现之前，而且根据临床经验，惊恐障碍患者往往会对药物的不良反应过度敏感，因此，SSRI 类的药物必须要从低剂量开始，间隔 5 ～ 7 天的时间进行剂量调整。

（3）非药物治疗

①针灸治疗：《针灸资生经》有云："曲泽治心痛善惊。灵道治悲恐。"认为治疗可取曲泽、灵道二穴。《西方子明堂灸经》有云："手厥阴心包经八穴，主惊恐畏人，神气不足。手少阴心经八穴，在腕后动脉中，去腕半寸。灸七壮。主气惊心痛。主失嗜不能言……惊恐。"认为惊恐的治疗可选手厥阴心包经、手少阴心经八穴。现代大量的文献报道表明，传统的针灸疗法在治疗惊恐障碍方面方法较为多样，其中多以针刺、电针、穴位注射等见长。有研究采用神庭、百会、

风池等穴位结合中药养心安神汤治疗35例焦虑症患者，取意养心安神、清心除烦、疏肝解郁，总有效率治疗组明显优于对照组。有研究采用取穴针刺通调任督法治疗80例焦虑症患者，意在通调督任，安神定志，总有效率达86%。有研究运用针药结合治疗50例惊恐障碍患者，并进行疗效观察，发现取穴百会、四神聪、印堂、头维、内关、神门、合谷、足三里、三阴交，合并中药疏肝解郁、交通心肾治疗，可有效缓解患者精神性、躯体性焦虑，其有效率达92.0%，优于帕罗西汀的对照组。有研究采用单灸鬼哭穴治疗27例慢性焦虑症患者，有效率为88.9%。有研究采用电针治疗32例女性广泛性焦虑症患者，取穴足三里、百会、上星、神门、内关、三阴交、太冲穴，并于治疗前后进行了艾森克人格问卷和A型行为问卷测评。结果表明电针疗法对女性广泛性焦虑症患者个性特征及行为模式有明显的治疗作用。《灵枢》说："耳者，宗脉之所聚也。"任建宁运用针刺配合耳穴贴压治疗焦虑症患者，取体穴：厥阴俞、心俞、肝俞、胆俞、脾俞、三焦俞；取耳穴神门、肝、胆、心、皮质下、交感、三焦，取疏肝解郁、宁心安神之意，并运用汉密尔顿焦虑量表评价其效果，治疗有效率达94%。有研究采用针刺治疗86例广泛性焦虑症，针刺主穴取定神针、四神针、神门、内关、三阴交；其中肝郁脾虚可加用足三里、太冲；肝郁痰火内扰可加用太冲、期门、膻中、丰隆；心脾两虚可加用神门、足三里；心肝火旺加用行间、劳宫。病位责于心、脑，且与肝、脾、肾相关。取穴意在具有健脾、疏肝、益肾、调和气血的作用，疗效方面针药组与针刺组均优于药物组。

②音乐疗法：尽管《内经》早有关于"五行音乐"的论述，但是关于运用中医基础理论指导下的音乐疗法对焦虑症进行临床治疗和试验研究的报道较少。目前，具有中医音乐疗法特色的出版物有中华医学音像出版社出版的《五行音乐》等。有研究采用音乐结合药物与单纯药物对照，治疗焦虑性神经症，表明抗焦虑药合并音乐治疗焦虑症较单纯使用抗焦虑药效果更好。张氏认为用古典宫、商、角、徵、羽调式音乐，其特性可与五脏相对应，可以直接或间接影响人的情绪、神志、脏腑功能，促进焦虑症患者的康复。

③其他民间疗法：湘西民间治疗惊恐的方法包括药物佩戴法、烧灯火法、捆胎法、推拿法及香纸歌诀法，药物治疗法选用补益气血、养心安神等药物。推拿法和烧灯火法具有舒肝解郁、通脉化瘀、安神定惊的作用。以"香纸歌诀法"为代表的非药物特殊疗法，类似现代医学的"暗示疗法"原理，通过特定特殊方式操作后，发挥了较强的心理调整及精神支持等综合治疗作用。

二、创伤后应激障碍

美国疾病调查报告显示创伤后应激障碍（PTSD）的终生患病率是16.8%，

美国常规人群中 12 个月的患病率是 3.5%。不同程度和类型的创伤经过调理后，女性患者的再发率通常约是男性患者的 2 倍。我国是自然灾害最严重的少数国家之一，各种天灾人祸（如唐山大地震、5.12 汶川大地震）等给人们的生命财产带来重大损失，也造成人们严重的心理创伤。有研究表明汶川地震 1 个月后幸存者患病率为 62.8%，汶川地震后 2 个月后及 3 个月后患病率分别为 47% 和 38%；6 个月后患病率为 45.5%，1 年后的患病率为 26.3%。据相关统计，遭遇创伤性事件者中 PTSD 的发生率为 10% ～ 20%，约 50% 的患者为慢性病程，1/3 的患者病程超过 10 年。因此探索 PTSD 早期诊断方法及其预防措施，已经成为医学基础研究和临床研究的主要课题之一。

1. 疾病概念　中医无"创伤后应激障碍"病名记载，但对其相关症状有很多论述。《素问·藏气法时论》中记载"恐人将捕之""欲卧不得眠，心惕惕如人将捕之"，与 PTSD 的高警觉证候描述相符。《灵枢·本神》记载"因悲哀动中者，竭绝而失生……心怵惕思虑则伤神，神伤则恐惧自失……不解则伤精，精伤则骨痿厥，精时自下"类似回避症状。此外，创伤后应激障碍患者常伴有的失眠、心悸、喉咙感觉梗塞、恶心、反胃等症状与中医学中的不寐、怔忡、梅核气、嘈杂等描述相符。

西医学言，创伤后应激障碍是指在遭遇异乎寻常的威胁或灾害后延迟出现并且长期持续的精神障碍。造成这种心灵创伤的应激因素通常包括严重的自然灾害（如地震、洪灾）、残酷的战争经历、恐怖袭击事件（如特大爆炸事件）、肉体酷刑或被玷污等。它是由上述造成心灵创伤的应激因素所引发的强烈恐惧感、无助感或厌恶等严重的心理反应，时间上至少会持续 1 个月，其特征是创伤或灾害性事件后长期存在的焦虑反应，核心症状有 3 组：持续重复体验创伤事件经历（记忆闪回、噩梦）、逃避回忆及反应麻木（逃避事件发生的地方、情绪麻木），警惕性增高（难以入睡、时刻感觉紧张）。

2. 发病机制　中医理论中《素问·脉要精微论》言："头者，精明之府。"明代医家李时珍在《本草纲目》中提出"脑为元神之府"。另外由于脑与脏腑经络之间存在密切联系，故而此类病症与五脏同样密不可分。《素问·宣明五气论》曰："心藏神，肺藏魄，肝藏魂，脾藏意，肾藏志。"清代王清任在《医林改错》中云"灵性记忆不在心而在脑"，《类经·卷三》中说"恐则精却，故伤肾。"《血证论》说："胆气不壮，易发惊惕。"《素问·阴阳类论》"……病在肾，骂詈行，癫疾为狂"。《灵枢·本神》"肝气虚则恐，实则怒；……心气虚则悲，实则笑不休"。可见，脑是精神汇聚之所，以主神志活动，为人体精神、意识、思维活动的枢纽，若外界客观刺激过于强烈，如严重精神创伤的事件，则会导致心神失调，神明逆乱，而引发心理和精神障碍。PTSD 的病位主要在心、脑，与肝、肾功能失调密切相关。基本病机为惊恐伤肾，心神失养，脏阳气血失调。脑神失调，肝失疏泄为情志疾病的主要发病机制。

西医学以往研究显示，PTSD 的发病机制包括去甲肾上腺素、5-HT、谷酸，以及下丘脑－垂体轴等神经内分泌系统调节的紊乱；神经解剖的改变和易感性，如脑结构与功能的病理性损害，内侧前额叶皮质区的活性明显降低；杏仁核激活增强；单侧或双侧海马体积缩小；长时程增强和 HPA 轴负反馈功能增强等各个环节，但是具体核心致病机制仍待进一步研究。

3. 治疗方法

（1）中医药治疗：中药治疗在中医学中并无创伤后应激障碍对应的病症名称，但对其临床症状早有认识，现代医家在总结和继承前人的理论基础之上，进一步阐述了本病的病因病机并提出了相关的治疗方法。贾文魁认为本病隶属中医"惊悸""不寐""不得眠""不得卧""梅核气"等范畴，其发生有外界刺激及体质因素两方面的原因。他以柴胡 12 克，黄芩 12 克，半夏 12 克，党参 12 克，栀子 9 克，淡豆豉 7 克，茯神 12 克，石菖蒲 9 克，龙齿 24 克（先煎），远志 12 克，酸枣仁 18 克（炒），首乌藤 24 克，灯心草 6 克，甘草 6 克，生姜 3 片，大枣 4 枚等为基本方，结合临床辨证加减治疗创伤后应激障碍。心烦神乱，惊悸怔忡者以本汤剂送服朱砂安神丸；素体阴亏血少，症见虚烦心乱，睡眠不安，精神衰疲，健忘，大便干燥，口舌生疮，舌红少苔，脉细数者，合天王补心丹加减；肝郁化火，肝阳上亢，症见失眠，心烦、口苦者，合疏肝安神丸加减均取得良好疗效。黄煌应用温胆汤辨证加减治疗创伤后应激障碍，对患者的失眠多梦、易惊恐等症状改善明显。日本医家尾崎哲针对阪神大地震后 10 名 PTSD 患者出现的焦躁、失眠、多梦等过觉醒证候予以黄连解毒汤治疗，结果显示 2 周后焦躁症状全部得以改善，睡眠障碍症状改善 9 例。李忠义等对 64 例符合 ICD-10 诊断标准且 HAMA 评分 >14 的 PTSD 患者做了随机对照研究。将 64 例患者随机分到阿米替林组与阿米替林合并滋阴安神的中药煎剂组，共治疗 12 周。结果显示中西药结合组既能治疗 PTSD 的原发症状，同时又减轻了服用阿米替林所出现的不良反应，具有起效快，不良反应少等优点，提高了患者治疗的依从性。

（2）西医药物治疗：由于 PTSD 患者常有抑郁、焦虑等情感症状，因此各种抗抑郁药成为进行药物治疗 PTSD 的首要选择。帕罗西汀是美国食品药品监督管理局批准的首个用于治疗 PTSD 的药物。有随机双盲安慰剂对照研究将 397 例符合美国《精神障碍诊断与统计手册》（第 4 版 PTSD 诊断标准、临床医师评定量表 > 50 分的患者，随机给予帕罗西汀或安慰剂，治疗 12 周后帕罗西汀组比安慰剂组 PTSD 症状主要标准和次要标准均显著改善。在第 4 周 CAPS 总分即出现显著改善。12 周后帕罗西汀组有效率和缓解率也显著高于安慰剂组。1999 年 12 月

FDA 批准舍曲林用于 PTSD 的治疗。在一项双盲、安慰剂对照、多中心的研究中，舍曲林服用的剂量为每日 150 ～ 200 毫克，共包括 94 例 PTSD 患者，对照组为 73 名，结果 PTSD 的 4 个项目中有 3 个显著改善，回避、退缩和过度警觉的强度降低，但是重现创伤性症状的改善不明显。西酞普兰有一项儿童和成年人PTSD 患者的开放性临床试验，2 个年龄组患者均显示出良好疗效。

此外，非典型抗精神病药单用或者和其他的抗精神类药联合使用，他们对难治性 PTSD 患者显示出效果。他们对伴发有抑郁、精神病性症状的 PTSD 患者也能有效的减轻症状。有临床研究显示利培酮可以显著减轻 PTSD 的症状。奥氮平对伴有精神病症状的患者有改善 PTSD 症状的效果。奎硫平也能有效的改善 PTSD 的症状，特别是能够减少反复性的创伤性体验。此外，还有研究发现一些抗惊厥药物，如拉莫三嗪可通过影响谷氨酸能神经递质的传递，继而调节下丘脑 – 垂体 – 肾上腺轴的功能，从而发挥治疗 PTSD 的作用。

（3）非药物治疗

①针灸治疗：针灸治疗情志疾病已有悠久的历史，历史上也有不少针刺穴位治疗善惊易恐、失眠多梦等症状的记载。有研究曾报道迈克尔霍利菲尔德博士及其同事对 73 位被诊断为 PTSD 患者进行分组治疗，结果发现针灸对 PTSD 的治疗效果与认知行为治疗相似。汶川大地震后有研究对 34 例地震后 PTSD 患者采取了针灸治疗。治疗以四神聪、神门、太冲、三阴交为主穴，噩梦、失眠者加印堂、安眠；惊悸、烦躁者加内关、心俞、肝俞；情绪低落、有罪恶感者加水沟、丰隆、肝俞。采用平补平泻法。每日治疗 1 次，每次留针 30 分钟，10 次为1 个疗程，休息 3 天再进行下一个疗程，2 个疗程后统计疗效。结果症状消失，精神状态恢复正常，计 14 例，占 41.2%；症状减轻，精神状态明显改善，计 17例，占 50.0%；症状未减轻，精神状态无改善，计 3 例，占 8.8%；总有效率达91.2%。提示针灸能有效缓解 PTSD 临床症状，特别对消除噩梦、惊恐、冷漠、烦躁、失眠等症起到积极的治疗作用。针灸治疗的疗效也得到试验研究及临床报道的验证。方杨琪等研究表明，电针能降低血清皮质水平和降低 HPA 轴活性的作用，从而达到减轻模型大鼠的焦虑情绪的作用。

②心理治疗：心理治疗的重点是预防疾病和缓解症状，目前对 PTSD 的心理治疗通常包括两个部分：创伤后的早期干预和针对 PTSD 的心理治疗。

a. 创伤后应激障碍的早期危机干预主要包括心理疏泄和危机事件应激报道。危机干预理论认为对人类的最大影响是造成一种危机状态，导致受害者的生活目标的实现出现阻碍。于是受害者的情绪和心理状态出现失衡，这种失衡状态如果不进行立即干预，就会导致更多的生理和心理问题，包括 PTSD 的产生。采用心理疏泄可以有效改善该情况。心理疏泄被广泛认为是早期介入受灾者心理的一种主要形式。事实上，没有任何证据表明，单次的一般心理疏泄能有效预防创伤后应激障碍，不应强制受灾者灾后接受心理疏泄治疗。干预的形式可以多样化，一对一的面谈、电话咨询、团体辅导等方式，可根据实际情况灵活采用。

采用心理危机干预六步法。第1步，明确问题。以个别访谈方式，建立良好的护患关系，了解创伤患者受伤后的心理感受，引导其叙述事件的经过。通过观察、聆听、量表测评等对患者进行评估，分析个人认知、个性倾向、心理特征、社会支持等对焦虑的影响。第2步，确保安全。针对不同个体心理危机程度，如情绪低落、失控、悲观，甚至自杀倾向等，密切观察，设法安抚患者，以减轻焦虑。第3步，给予支持。在每一次接触的过程中给予支持，并调动患者个人、家庭、社会资源的支持。第4步，提出并验证可变通的应对方式，与患者深入交流，探索患者过去曾经成功处理焦虑的经验，强化积极的应对方式和建设性的思维。第5步，制订计划。根据个体的情况，制订干预策略和计划，如使用放松训练疗法等。第6步，获得承诺。每2周干预2次，督促患者每天坚持自我训练并记录心理变化。危机事件应激报告起源于第一次世界大战，在第二次世界大战时被美国兵团应用，直至今日以色列军队仍在应用。其通过一对一或者小组的形式陈述自己对危机事件的感受和反应，以此减少危机事件对个人的影响。该方法提供了一个安全的环境让求助者用言语来描述痛苦，并有小组和同事的支持，而且在需要时能得到进一步的支持，对于减轻各类事故引起的心灵创伤、保持内环境稳定有重要意义。

b.PTSD心理治疗技术包括认知治疗、眼动脱敏和再加工治疗等。PTSD的认知行为治疗（TFCBT）对PTSD可能有效，包括暴露疗法、焦虑管理法、认知重建疗法等。在TFCBT中，治疗者常通过行为矫正技术来改变患者不合理的认知观念。这种技术不仅仅针对行为本身，还时刻把它同患者的认知过程联系起来，并努力在两者之间建立一种良性循环的过程。暴露疗法：来自条件反射理论，对于习得性恐惧，消除（或习惯化）恐惧的概念援引了经典的操作条件作用原理。焦虑管理法（AMT）认为病理性焦虑源于应付技能缺乏。AMT旨在当焦虑发生时为患者提供应对焦虑的方法。最常用的焦虑管理法是应激预防训练，这种方法把一些教育性和技能性的方法结合起来，诸如放松，思维阻断法，改变认知的自我对话等。认知重建疗法：认知重建疗法注重对患者的思维、推理和信念及在认知中包含的态度等进行矫正。认知重建疗法的目标是让患者识别他们自己的失调性认知，通过与不合理信念的辩论来重建认知系统，减少症状、恢复社会功能。治疗期限通常每周一次，持续1～3小时，做8～12次，学习如何更好的自我掌控，在某些情境下平复不适的技巧。尽管各种认知重建疗法都关心患者的认知，不同的认知重建治疗学派在治疗技术上各有差异。如合理情绪疗法认为患者的情绪障碍和不适应行为是由于存在不合理信念造成的，所以在治疗时通过与不合理信念辩论来重建信念系统，以改变症状。还有认知重建疗法通过矫正患者歪曲的思维模式来进行认知重建。认知重建疗法被治疗者广泛接受与采纳，是一种可靠的治疗方法，特别对于 PTSD 的特殊人群具有很好的疗效。

眼动脱敏和再加工治疗（EMDR）可以对创伤性事件当事人大脑处理痛苦材料信息的过程产生直接的作用，从而导致减轻当事人的 PTSD 症状反应。EMDR 的真正作用是帮助当事人恢复内在调节和适应性变化的能力。EMDR 不同于其他心理治疗之处在于，其被认为引入并激活了当事人一个以神经生理为基础的信息处理程序，PTSD 症状的减轻完全是依靠当事人自然的心理愈合过程。EMDR 是一种整合的心理疗法，它借鉴了控制论、精神分析、行为、认知、生理学等多方面的知识精华，构建了加速信息处理的模式，帮助患者迅速降低焦虑，并且诱导心积极情感、唤起患者对内其的洞察、观念转变和行为改变，以及加强内部资源，使患者能够达到理想的行为和人际关系改变。在临床治疗 PTSD 的工作中，可以根据治疗原则科学地选用认知行为治疗方法，但一般多采用复合式心理疗法，如暴露疗法和认知重建相结合，这比某种单一的心理疗法效果更好。

总体而言，因焦虑症本身症状复杂多变，在其不同类型或者合并不同内外科疾病同时，更加增大该病的治疗难度。因此，以药物疗法为主，结合心理治疗干预等非药物治疗手段，可以进一步提高疗效。中医在该病的诊疗过程中起着整体调控的作用，现在虽无针对某种特殊类型焦虑症的特异性治疗中药，但其通过辨证施治，充分考虑到患者的心身各方面因素，能切合焦虑症症状复杂的特点，因此在焦虑症的治疗中，应当更多的采用中医药进行综合诊治。

第15章 验案举隅

辨证主要分为实证和虚证。实证多从痰热郁结、肝气郁滞两方面来论治，虚证则多从心脾血虚、心肾阴虚、心神失养等方面来论治，病案举隅如下：

1. 温胆汤

患者，男，30岁，2010年9月13日初诊。2个月前因情绪紧张出现心烦意乱，头痛，逐渐导致夜寐差，每晚睡3～4小时，易惊醒，记忆力减退，反应迟钝，就诊时外在表现紧张、焦虑，食纳可，口干口苦，大便干燥，舌质暗，苔黄腻，脉弦滑。心理测验结果：焦虑自评量表SAS测验结果为T分85分，超过标准分35分；抑郁自评量表SDS测验结果为T分57分，超过标准分4分。中医诊断为郁证，证属痰热扰心，治宜豁痰泻火，予以黄连温胆汤加减治疗。处方：黄连6克，竹茹12克，枳实15克，半夏12克，陈皮15克，茯苓15克，石决明（先煎）20克，甘草10克，生龙骨、生牡蛎（先煎）各30克，生大黄（后下）8克，磁石（先煎）30克，鸡内金15克，神曲15克。水煎服，日1剂，早晚分服。服药7剂后，自觉精神好转，仍偶感烦躁，焦虑，守方加生石膏（先煎）12克，继服7剂。服药14剂后，诸症均较前减轻。随访半年病情稳定。

刘某，女，30岁，2010年9月4日初诊。3个月前与人言语冲突，情绪有所刺激。后渐觉胸胁闷胀不舒，纳差，入睡难，常就寝后1～2小时仍未入睡，眠浅易醒，噩梦多，晨醒较早，起床后自感倦怠无力，心中烦躁，无精打采，欲呕，舌红苔黄腻，脉弦数。证属肝胆郁火，夹痰犯脾。予以柴芩温胆汤加减治疗。处方：柴胡10克，黄芩10克，陈皮10克，半夏10克，云苓30克，枳实10克，竹茹20克，石菖蒲10克，合欢皮30克，首乌藤30克，柏子仁30克，栀子10克，甘草6克。7剂。睡前30分钟及晨起饭后服用。2010年9月11日二诊，诉：睡眠明显改善，每晚能持续5小时左右，梦减少，胸胁闷胀不舒、心烦、不欲食、欲呕症状均减轻，精神转佳。查体：舌红苔少微黄。嘱上方加麦冬20克以滋阴生津。继服7剂以巩固疗效。1个月后随访，失眠消除，如常人。

患者，男，31岁，2006年6月27日初诊。6个月前，因妻子外遇离婚，精神抑郁，情绪低落，时常借酒消愁，近2个月出现胸闷心烦，头痛欲裂，入睡多梦易醒，恶心纳差，心烦易怒，紧张，易哭，害怕。舌红苔黄腻，脉滑数。诊断为不寐之痰热内扰、心胆气虚证，治宜清热化痰安神兼补心胆。予以黄连温胆汤加减治疗。处方：半夏10克，陈皮12克，竹茹12克，枳实12克，茯苓15克，胆南星10克，栀子10克，车前草12克，石菖蒲10克，龙齿（先煎）30克，黄连6克，五味子10克，太子参15克，浮小麦20克。并嘱患者：首先，对其遭遇深表理解和同情，建议患者争取家人、朋友等社会支持，或每周进行1～2次心理咨询。其次，其借酒消愁不良行为是受刺激的结果，可以通过一定的技术手段及训练消除其不良行为，建立健康的行为方式。

施某，女，41岁，慈溪人，2011年8月3日初诊。情志不畅半年，又复因故受惊，事后终日惕惕不安，白天胆小易惊，无故悲伤，夜间不能安眠，每晚只入睡2～3小时，多梦扰，常惊醒，盗汗出。内心纠结，神情焦躁，日夜不安，身体日渐虚弱。当地医院检查诊断为焦虑抑郁状态，服相应药物治疗后睡眠略有好转，其余症状依旧，出现大便干结，腹胀不适，不咳多痰，口有甜味。脉细数，苔薄腻。处方：黄连3克，法半夏、茯苓、炒枳壳、制南星、石菖蒲各12克，陈皮、生甘草各6克，竹茹20克，丹参、龙齿（先煎）、紫贝齿（先煎）各15克，制远志10克。14剂。二诊：症状依旧，但内心悲哀感觉已消。脉细弦，苔薄白少津。处方：玫瑰花3克，绿梅花4克，佛手花、代代花、合欢花、菖蒲、远志各10克，生甘草6克，炒白芍、炒川楝子各12克，丹参、龙齿（先煎）、紫贝齿（先煎）各15克。14剂。三诊：2011年11月1日。服药4周后自觉有效。神情焦躁减轻，情绪较前安定心情稍觉开朗，夜眠亦有好转，大便正常，食后胃胀不若前甚。脉细弦，苔薄腻。效不更方。原方继服14剂。四诊：生活起居、胃纳、二便基本正常，口干，有时尚觉心悸，夜眠常多梦扰，脉细弦数，苔薄白燥。主气在肺，疏泄在肝。原方出入巩固之。处方：北沙参、生地黄、丹参、柏子仁各12克，麦冬、当归、石菖蒲、远志、佛手花、合欢花各10克，绿梅花4克。14剂。

胡某，女，29岁，现住某医院，2011年6月29日初诊：母亲陪来并代诉病情：2011年3月2日足月顺产，满月后因故一再受到训斥，怒而不发，倍感委屈，以致多思多想，渐而夜不安眠，每晚入睡2小时左右。继而神情烦躁，彻夜不眠，每夜在室内走动不歇，口中自语喃喃，白天不言不语，呆坐少动，若有所思，不与旁人交流。近月来病情日重，生活不能自理。西医门诊检查诊断为抑郁症，服药未效。半个月前住精神病院治疗，经应用抗焦虑药物与氯硝西泮、劳拉西泮等镇静安眠药物后，上半夜入睡3～4小时，其余症状无明显好转。初诊时仍在住院治疗中，症状悉如上述，见患者呆坐不语，双眼下视，苔薄白腻根燥厚，脉右涩，左细数。处方：黄连、莲子心各3克，制半夏、茯苓、竹茹、炒枳壳、石菖蒲、胆星各 12 克，陈皮、远志各 6 克，丹参、龙齿（先煎）各 15 克，紫苏梗、厚朴花各 10 克。每剂中药加黄金戒指 1 只同煎。7 剂。二诊：2011 年 7 月 6 日。服药后前半夜已能成寐，后半夜仍难入睡，但开始说话，有时偶与家人交谈，白天神情显著改善，晚上虽难入睡，但能卧床，彻夜走动喃喃自语情况有所减少，大便溏软，自诉胸闷，不时太息。以上病情仍由母亲代诉，但患者不时插话，所言内容正确。脉右涩，左细数，苔白少津。处方：制香附、杏仁、紫苏梗各 10 克，制远志 8 克，黄连 3 克，制半夏、茯苓、竹茹、炒枳壳、石菖蒲、陈胆星各 12 克，陈皮、甘草各 6 克，龙齿（先煎）15 克。7 剂。三诊：2011 年 7 月 13 日。母女俩面带笑容进入诊室。患者自诉病情，说话间双目转动灵活，顾盼自若。诉：已经出院回家，停服氯硝西泮与劳拉西泮两种安眠药已 5 天，夜间可以入睡，白天帮母亲做些家务，偶然外出走走，孩子很好，婆婆与丈夫体贴照顾。但大便干燥，每 2～3 天 1 次，脉沉细数、苔白燥、舌偏红。处方：生地黄、玄参、龙齿（先煎）各 15 克，麦冬、紫苏梗、制香附各 10 克，玄明粉（冲入）5 克，远志、陈皮、甘草各 6 克，竹沥、半夏、炒枳壳、竹茹、石菖蒲各 12 克。14 剂。患者从 2011 年 6 月 29 日起不间断中药治疗至 10 月下旬，病情基本好转，原有症状全消，生活起居正常。仍按西医意见不停服也不减少抗焦虑药物，继续配合中药巩固治疗，至 2011 年 11 月 9 日已恢复工作 1 个月，上班以来一切尚正常。

　　郑某，女性，48 岁，2009 年 9 月 8 日初诊。主诉：心烦、失眠，间断心慌 6 个月余。患者胆小怕事，多疑多虑，遇事不冷静。此次发病因子女婚事不顺心，思虑过度出现心烦、失眠，记忆力下降，胸部憋闷，纳差，全身不适，坐卧不安，间断心慌，可自行缓解，体重减轻，近 6 个月体重减轻约 5 千克，多次查心电图、肿瘤标志物、甲状腺功能、血糖、胃镜未见异常改变。症见：神疲乏力，焦躁，舌偏红苔黄腻，脉滑。西医诊断：焦虑症；中医诊断：不寐、心悸。证属胆胃不和，痰热内扰。治以理气化痰、清胆和胃法。处方：茯苓、胆星、半夏、竹茹、菖蒲、郁金、陈皮、栀子、白芍、远志、合欢花各 10 克，枳实、黄连、甘草各 6 克。水煎 200 毫升，每日 2 次口服。连服 7 剂。二诊：心烦消失，未诉胸闷、心慌，纳食转佳，夜可睡 4～5 小时，但入睡困难。原方再服 7 剂。三诊：夜可入睡 6 小时左右，仍觉入睡困难，全身不适感减轻。考虑患者病程已逾 6 个月，故予以补益心脾之品，上方加党参、当归各 12 克，白术 10 克。继服 14 剂，诸症全消。继服 14 剂后停药。随访至今未复发。

　　张某，男，48 岁。因父亲突然去世，心身疲惫，近 1 个月来，出现 5～6 次突然发作的心悸、胸闷、憋气、恐惧、出汗等，曾数次认为是心脏病发作去急诊就诊，西医检查心电图正常，血压有时偏高。上述症状未发作时，时时恐惧，因担心再次发作，需有人陪伴，不能独立工作，不敢出差，并伴有口干口苦，头涨痛，烦躁易怒，睡眠不实，腹部胀气，大便秘结。查：舌暗红，苔黄白厚腻，脉弦数。处方：柴胡 12 克，黄芩 10 克，黄连 10 克，党参 15 克，清半夏 10 克，竹茹 10 克，枳实 12 克，生白术 15 克，茯苓 15 克，胆南星 10 克，陈皮 10 克，生龙骨 30 克（先煎），生牡蛎 30 克（先煎），炒酸枣仁 30 克，全瓜蒌 15 克，夏枯草 15 克，生甘草 5 克。7 剂，每日 1 剂，水煎服，早晚各 1 次。服药后，发作时心悸、恐惧等症状减轻，大便转畅。在此方基础上略作加减，并在每次就诊时予以心理疏导，调治约 2 个月后未再出现急性焦虑的发作，其余症状也逐渐消失，恢复正常上班、出差。后应患者继续调理的要求，以健脾化痰、疏肝养血之药善后。1 年后随访，该患者未再出现焦虑、发作。按：本案属于焦虑症当中的"惊恐障碍"，中医称之为"惊悸"。因父亲突然去世，受到惊吓，且劳累过度，导致肝郁化火生痰，继而痰热扰及胆、心，使胆腑不宁、心神不安所致，故治以疏肝清热、化痰安神之法。因患者出现便秘、腹胀、头胀痛等，故在方中加生白术、全瓜蒌和夏枯草以增强化痰通腑、清泻肝火的作用。脾主运化，为生痰之源，肝主疏泄，调畅情志，故在患者痰热征象逐渐消除后，运用健脾化痰、疏肝养血之药善后，可使肝之气调畅，痰之源根除，防止疾病复发。

史某，男，30 岁。2 年来经常失眠、多梦，伴烦躁、害怕、易惊，时有胸闷、胸痛，呃逆，嗳气，腰酸背痛，纳可，夜尿 3～4 次。舌暗淡、苔白腻，脉弦。在广东省某医院诊断为焦虑症。查体：心率每分钟 80 次，律齐，血压 125/80mmHg。中医诊断：不寐（痰热扰心）；西医诊断：焦虑症。处方：枳实、竹茹、法半夏各 10 克，郁金、茯苓各 15 克，陈皮 5 克，甘草 6 克。共 7 剂，水煎服，每日 1 剂，分 2 次服用。二诊：失眠改善，其余主症减轻。温胆片，3 瓶，每瓶 100 片，每次 4 片，每天 3 次，口服。随后温胆片坚持服用 2 个月，上述诸症痊愈。按：患者的焦虑既无确定对象又无具体内容。有的患者则反复呈现不祥预感或期待性焦虑，总担心有什么不测的事件发生，终日忐忑不安。有些患者的症状与现实生活似乎有些联系，然而其担忧的内容及严重程度远远超过正常范围。在温胆片治疗的基础上，辅以情志疗法，则有利于患者焦虑病情的缓解或较快康复。焦虑症，特别是广泛性焦虑疗程较长，大多数为青中年人，工作压力大，空闲时间少，治疗给药的剂型也应该引起重视。首诊时给予温胆片（汤）加强疗效，树立患者减轻焦虑的信心，然后以温胆片维持。汤丸结合，序贯治疗。在焦虑症辨证方面，强调舌象为辨证之关键。临床症状各种各样，无特异性，因此，最常见最具诊断价值的痰热或痰瘀征象应为舌象，即大多焦虑患者可见舌质暗、暗红、淡暗、或瘀斑点，苔较厚，或黄腻，或白腻苔。

2. 柴胡加龙骨牡蛎汤

赵某，女，40 岁，2014 年 12 月 2 日初诊。主诉：失眠 3 年余。患者为一五星级宾馆的行政主管，平时工作压力大，休息时间较少，自述 3 年前因为工作压力大而出现失眠，开始每晚可以休息 5～6 小时，直至近几个月来每夜只能睡 2～3 小时，白天昏昏欲睡，工作注意力不集中，时常受到领导斥责，夜间又不能安睡，故来求诊。刻诊：面容晦暗，呈焦褐色，神情抑郁，唉声叹气，不停追问自己的病能不能治疗，反复诉说自己的病情，叹息自己月经不调，经来腹痛，有血块，休息时心慌气短，自汗，食欲不振，大便不通，口苦头晕，舌淡苔厚腻，脉弦滑。询问其治疗经过，大多以心脾两虚的归脾汤、肝血不足的酸枣仁汤、肝气郁滞的逍遥丸为主，同时，每晚服用阿普唑仑片，否则夜不能寐。按患者夜不成寐，最初是因为工作压力大，肝气郁结，女子以血为本，肝气不畅则月经不调、痛经；血不足则心慌气短；肝木不疏，横逆犯胃，则食欲不振；气血不足，不能上荣于面则面容晦暗；肝气郁滞甚则太息，肝气上逆则头晕口苦，舌苔厚为脾胃气滞，弦为肝气滞，滑为实滞；究其本，皆因肝气不畅引起，治疗中虽用归脾丸，却只能健脾而不能疏肝，酸枣仁汤可养血而疏肝力不足，逍遥丸虽可以治疗该证，但其中以补血药为主，疏肝之力尚不足，故上方均效不显。中医诊断：不寐（肝郁气滞，阳不入阴）。拟用柴胡加龙骨牡蛎汤合当归补血汤加减。处方：柴胡 30 克，黄芩 15 克，党参 30 克，清半夏 24 克，生龙牡（各）30 克（先煎），灵磁石 30 克（先煎），茯苓 24 克，桂枝 15 克，酒大黄 10 克，生黄芪 30 克，当归 24 克，大枣 10 枚，生姜 12 克。10 剂，水煎服，每日 1 剂。同时加服加味逍遥丸，按病情适当减少阿普唑仑片的剂量。二诊：患者自述诸证大减，对治疗信心大增，但还需偶然服用阿普唑仑片。辨证为肝气不畅，用四逆散和当归补血汤加减。处方：枳实 15 克，炒白芍 15 克，柴胡 15 克，生黄芪 30 克，当归 15 克，首乌藤 30 克，炙甘草 15 克。14 剂，每日 1 剂，水煎服。数月后患者以他病来诊，述其不寐证已完全消失，遂嘱其多服逍遥丸，以治其根本。

吴某，男，26 岁，2015 年 2 月初诊。主诉：心情焦虑 6 个月余。自述本人为银行职员，自从大学毕业后到银行工作，单位同办公室的同志均身材高大，而且业务能力比自己强，于是自感不足，相形见绌，导致心情不佳，渐渐出现焦虑不安，失眠多梦，随之到某大学附属医院检查，诊断为焦虑症、轻度抑郁，主治医师嘱其服用乌灵胶囊、地西泮等，始有效，1 个月后没有任何作用，后又不断更换药物（如佐匹克隆片等药），每日服用 3 种药，患者才可睡眠 1 小时左右，身体日渐消瘦，每日唉声叹气，萎靡不振，家人担心，由好友介绍来我门诊处诊病。刻诊：身体消瘦，两眼乌黑，精神萎靡不振。问其病情，常答非所问，时时叹息，但偶尔又喋喋不休，言其同事对他经常有欺辱现象，对他毫无敬意，常被呼来唤去。食欲不振，便秘，口苦咽干，白天常有睡意，工作注意力不集中，但夜晚又毫无睡意。舌淡苔白厚腻，脉弦滑。同时，西药需常服，否则精神状态更差。中医诊断：郁证（肝郁血滞，阳不入阴）。拟用柴胡加龙骨牡蛎汤合百合地黄汤加减。处方：柴胡 30 克，黄芩 15 克，党参 30 克，旱半夏 24 克，生龙牡（各）30 克（先煎），灵磁石 30 克（先煎），茯苓 24 克，桂枝 15 克，酒大黄 10 克，生地黄 30 克，百合 20 克，大枣 10 枚，生姜 12 克，炙甘草 12 克。14 剂，水煎服，每日 1 剂。同时加服丹栀逍遥丸，按病情情况适当加减西药的剂量。二诊：焦虑减轻，自卑感少见，睡眠好转，效不更方，继续以柴胡加龙骨牡蛎汤加减，在上方的基础上加半夏厚朴汤（半夏 24 克，厚朴 15 克，紫苏梗 15 克）治疗。14 剂，水煎服，每日 1 剂。按病情情况适当加减西药的剂量。后来随诊，在柴胡加龙骨牡蛎汤的基础上，随证加减，或加以四逆散，或合半夏厚朴汤，总以疏肝养血为要，共治疗时间 6 个月余，现患者诸证大多消失，唯在紧张、思虑过度时需服用西药，但无须常服，疗效尚属满意。按：因为患者工作原因，自感同事对其态度不佳，致肝气郁结，肝主疏泄，疏泄失职，横逆犯脾，导致食欲不振、时时便秘，脾胃失和，气血不足，故患者精神萎靡不振，同时，肝主藏血，脾胃失和导致气血不足，肝无所藏，最终致心血不足，经云："阳入于阴则寐，阳出于阴则寤"，是故患者睡眠不佳；心主神志，心血不足则不能主神志，故患者常常答非所问，时则又喋喋不休，口苦咽干为肝郁之象，舌淡苔白厚腻为脾胃不和之象，脉弦滑为肝郁痰滞之兆。

赵某，女，45 岁，2015 年 6 月 10 日初诊。主诉：入睡困难，睡前胆战心惊 6 个月余。患者为兵器工业部门的工程师，素来工作有条不紊，近 6 个月来，出现入睡困难，睡前胆战心惊，如果自己单独睡眠，则更为害怕，不时听到自己家里有敲门声、卧室的门有异常动静，由某大医院诊断为焦虑症，随服用抗焦虑的药物数种，但效果不明显，现在每晚需要其丈夫在身边才可蒙眬休息片刻，否则目不交睫，痛苦万分，经朋友介绍来我处就诊。刻诊：患者"三幻证"明显，望其面色焦黑，表情痛苦，反复诉说自己"如果夜晚休息没人作陪，就胆战心惊"，记忆力急剧下降，精疲乏力，食欲不振，月经不调，经期有血块，经量越来越少，自感做人没有意义，时时有自杀的欲念，舌红苔厚腻，脉弦滑。按患者入睡困难，胆战心惊，是肝主疏泄的功能失调，《素问·六节藏象论》说："凡十一脏皆取决于胆。"肝胆功能失调，肝不疏泄，胆不决断，故患者"如果夜晚休息没人作陪，就胆战心惊、时时有自杀的欲念"；肝主疏泄功能失调，肝木克土，脾胃功能失调，则精疲乏力，食欲不振，女子以血为用，肝血不足，故月经不调，经量越来越少，气滞则血瘀，故经期有血块，肝血不足，无以养心，心主神志功能失调，所以记忆力急剧下降，舌红苔厚腻，脉弦滑均为肝胆功能失调之象。中医诊断：郁证（肝失疏泄，胆气瘀滞），拟用柴胡加龙骨牡蛎汤合甘麦大枣汤加减。处方：柴胡30克，黄芩15克，党参30克，旱半夏24克，生龙牡（各）30克（先煎），灵磁石30克（先煎），茯苓24克，桂枝15克，酒大黄10克，浮小麦30克，当归20克，大枣10枚，生姜12克，炙甘草12克，生麦芽30克。14剂，水煎服，每日1剂。同时，加服人参归脾丸，按病情情况适当加减西药的剂量。二诊：患者服药后，自感饮食增加，欲自杀的念头消失，记忆力稍好，但仍然"夜晚休息没人作陪，就胆战心惊"，唯一就是程度减轻，西药已减半，此乃药物对症，效不更方，继续予柴胡加龙骨牡蛎汤合白薇加减：柴胡30克，黄芩15克，党参30克，旱半夏24克，生龙牡（各）30克（先煎），灵磁石30克（先煎），茯苓24克，桂枝15克，酒大黄10克，生黄芪30克，当归20克，大枣10枚，生姜12克，炙甘草12克，生麦芽30克，白薇10克。14剂，水煎服，每日1剂，人参归脾丸服用如前。三诊：自述诸症大多已解除，抗焦虑药已停服，唯感疲乏无力，这主要是病后脾胃功能未复，继续服用二诊方，每2天服用1剂药，共7剂。嘱其服用人参归脾丸、逍遥丸3个月，以保证病情痊愈。

于某，男35岁，"因坐卧不宁、易怒、失眠2年，加重1周"于2009年3月31日初诊。坐卧不安，心神不宁，汗出胸闷，入睡难，似睡非睡，易醒而不欲起，晨起头痛，急躁易怒，纳食不振，情绪低落，舌红苔薄白，脉弦，诊为焦虑症（惊恐证），证属肝气郁结，痰热扰神，治以疏肝解郁，清热镇静，予以柴胡加龙骨牡蛎汤。处方：柴胡6克，黄芩6克，法半夏6克，党参6克，炙甘草6克，龙骨6克，牡蛎6克，珍珠母6克，生姜6克，大枣6克，每日3次，口服，1个月诉坐卧不安，心神不宁，汗出胸闷基本消除，急躁易怒，纳食不振，情绪低落明显改善，入睡佳，睡眠时间6～7小时，无头痛，纳可。1个月后随访，患者已无焦虑症状。

3.逍遥散

患者，女，47岁，2005年7月16日初诊。因年初工作失误，导致心情不佳，而后入睡困难，多梦，失眠4个月，有时彻夜不寐，原服苯二氮䓬类药尚可入睡，但近1个月服药后效果不佳，现症见情绪低落，焦虑，精神紧张，胸闷不舒，恶心，善太息，舌淡红苔薄白，脉弦。诊断为不寐之肝气郁结，痰火扰心证。予以逍遥散和温胆汤加减。处方：柴胡12克，香附12克，佛手15克，当归15克，白芍12克，陈皮15克，半夏15克，茯神20克，枳壳12克，龙齿10克，合欢皮20克，黄连12克，炙甘草6克。服6剂后，能入睡，但仍感紧张，教会其渐进性肌肉放松训练，每日睡前自行1次，续服上方6剂，每晚能睡5～6小时，后恢复工作。按：因患者工作失误，精神抑郁，气郁不舒化火，煎津成痰，痰火内扰，神不归舍，故令不寐，理气化痰清热为治疗本病的第一要义，以上方药清火化痰、和胃安神，共奏理气和胃、降逆化痰、养心安神之功效。渐进性肌肉放松训练是通过循序交替收缩和放松自己的骨骼肌群，使被试者感觉到什么是紧张，从而更好的体会什么是放松的感觉，最终达到缓解身体紧张和焦虑状态的一种自我训练方法。药物治疗和心理治疗联合运用，疗效满意。

患者，女，33岁，因"烦躁易怒伴心悸、失眠3个月余，加重10天"于2012年7月2日初诊。2个月前于当地医院查血常规及心电图未见异常，测焦虑自评量表（SAS）55分，汉密尔顿焦虑量表（HAMA）16分，按"焦虑障碍"给予甜梦胶囊口服，治疗10天后病情稍缓后自行停药，病情偶有反复。10天前，又因工作琐事导致焦虑症状再发，刻下症见：性急，烦躁易怒，偶有心悸，胁肋胀痛，入睡困难，睡而易醒，醒后不能复睡，每晚睡眠3～4小时，多梦，健忘，午后潮热汗出，头痛头晕，乏力，无视物旋转和肢体活动不利，口干欲饮，纳差，进食量少，大便溏泄，小便调。查体：精神紧张，性急，表情凝重，面色偏红，生理反射存在，病理反射未引出，其余正常。舌质红，苔薄黄，脉弦数。SAS 64分，HAMA 23分。西医诊断：广泛性焦虑症。中医诊断：郁病，肝郁化火证。治以疏肝清热、健脾养心，方用丹栀逍遥散加减。处方：柴胡15克，栀子15克，牡丹皮10克，当归10克，茯苓10克，白芍10克，白术10克，生地黄10克，薄荷5克，珍珠母30克，首乌藤15克，黄连3克，灯心草15克，炙甘草6克。7剂，水煎服，每日1剂，分2次温服。2012年7月10日二诊：患者自觉烦躁及焦虑情绪较前稍缓，情绪变化较前平稳，偶有心烦性急，入睡时间缩短，睡眠时间延长至5小时，仍有多梦，食欲有所改善，进食量稍增，进食后偶有腹胀，无烧心反酸，无呃逆，大便成形，每日1次或2次，小便调。复查SAS 57分，HAMA 19分。在上方基础上加炒酸枣仁20克，焦三仙各15克。7剂，水煎服，每日1剂，分2次温服。2012年7月18日三诊：患者自觉烦躁及焦虑情绪较前明显好转，偶有心烦性急，自诉可控制，入睡时间明显缩短，睡眠时间7～8小时，梦少或无梦，第2天不影响正常工作，纳可，二便调，复查SAS 38分，HAMA 14分。继续服用二诊方14剂以巩固疗效。后患者未再复诊。2012年9月电话随访，患者诉烦躁焦虑症状偶有发生，但能自控，无失眠、纳差，二便调，不影响正常工作和生活。

4. 归脾汤

患者，王某，女，55岁，农民，2009年5月14日就诊。自诉烦躁不安、坐卧不宁、心慌、胸闷、夜眠差、多梦、出汗、偶感前后心发凉、四肢无力、肌肉酸痛、间断发作5年余，反复多家医院求治，做头颅CT及各种辅助检查，均无阳性病变发现。6个月来，上述症状加重，发作频繁。求治我院，刻诊：焦虑面容、面色无华、神倦乏力，舌质淡红、苔薄白，脉细弱。脉诊合参，证属心脾两虚，投以归脾汤加味。处方：党参 15 克，白术 15 克，茯苓 15 克，当归 15 克，酸枣仁 15 克，龙眼肉 15 克，木香 6 克，熟地黄 15 克，阿胶 20 克，白芍 12 克，炙甘草 6 克。连服 10 剂，患者焦虑症状好转，仍夜眠差，入睡困难，尊上方加合欢皮 20 克，首乌藤 20 克，柏子仁 15 克，五味子 15 克，再服 10 剂，诸症消除。为预防复发，再给基本方，隔日一剂，连服 30 日，巩固疗效。随访 6 个月，未再复发。

5. 丹芍汤

邱某某，女，39 岁，工人，2013 年 7 月 9 日初诊。主诉：阵发性心慌，胸闷气短，头晕 3 个月。患者自诉 3 个月前因产业受损，先生被迫转业，蒙受重大损失。因此严重失眠，并逐渐转为失眠伴多梦，坐立不安，继时发心慌，胸闷气短，易惊，头晕，受惊吓上述症状更为加重。纳差，大小便正常。脉弦，舌红苔白。外院心电图、胸部 X 线片、血常规、肝肾功能均正常。既往服用地西泮及阿普唑仑等药物治疗，效果欠佳。西医诊断：广泛性焦虑症；中医辨证：气结痰阻。治宜宣通凉血，理气化痰。处方：牡丹皮 15 克，白芍 15 克，益智 10 克，旋覆花 7 克，茯神 20 克，木香 10 克。10 剂，水煎，分 3 次服用。7 月 23 日复诊。患者睡眠较前好转，胸闷缓解，偶有心慌。二便调，脉弦，舌红苔白。守原方，10 剂，水煎，分 3 次服用。8 月 6 日三诊：患者症状基本消失，已能正常操持家务，脉弦，舌红苔白。守原方 10 剂巩固治疗。追踪 6 个月，病情稳定，再未复发。按：《丹溪心法·六郁》云："气血冲和，万病不生，一有怫郁，诸病生焉。"《医旨绪余·论五郁》云："思想无穷，所愿不遂，悒郁不乐，因生痰涎，不进饮食，或气不升降，如醉如痴。"本例患者因家中产业受损，情绪不稳，郁从中生，郁则气血失调，痰涎内生，气机不畅。故见失眠多梦，心慌，胸闷气短等症状。方中君药牡丹皮凉血散瘀，利气通络，为气血之通剂，倪朱谟说："牡丹皮，凡一切血气为病，统能治之。"臣药白芍气平伐肝，味苦散结，通宣脏腑，益阴和营；木香通引上下，补心宁神，使阳气清明，阴气伏藏，祛除噩梦；佐以旋覆花降气消痰，软坚利水，通血脉、清气道；益智纳气宁神。以上 5 药综合，使气血通降而有所归，痰热消散而神安。加之茯神宁心利水，使神安痰化气清，症状自消。

6. 小建中汤

某女，22 岁，在校学生，2011 年 6 月就诊。自诉从中学起每遇考试即出现严重失眠，烦躁，纳食不佳，且上述症状持续至考试结束后需酣睡 2～3 天才能缓解，一如常人。本次又因临近期末考试，出现上述症状。刻诊：入睡困难，甚至整夜难眠，烦躁，难以安心备考，食欲差，舌淡红，苔薄白，两寸脉浮数，关、尺脉浮弱无力。辨属考前复习思虑过度，土虚不能伏火，虚火上炎。予以小建中汤加减。处方：桂枝 10 克，白芍 25 克，茯神 15 克，炒白术 10 克，炙甘草 6 克，饴糖 20 克，生姜 3 片，大枣 5 枚。3 剂，每日 1 剂，水煎，早晚温服。药进 2 剂后睡眠恢复如常，随访至今无复发。中医学辨治为考前焦虑症，多根据其临床表现参照"不寐""心悸"等病辨证施治。不寐一证，有因外邪而致者，亦有因内伤而成者，其病机多责之于热。本例虽以失眠、烦躁为主要临床表现，但舌淡红，苔薄白，且三部脉浮而无根，故非实火所致之证，断不可用苦寒泄火之剂。即便是虚火，临床亦有两种，一乃素体阴虚所致之虚火，即常言之阴虚火旺。另一种为元阳不足所致之虚火，即所谓"火不归元"，李东垣又称为"阴火"，如《脾胃论·饮食劳倦所伤始为热中论》云："既脾胃气衰，元气不足，而心火独盛，心火者，阴火也。"本证辨证当属后者。而"五行之要在中土，火无土不潜藏"。若中土得健，中焦得以运化，气血化生，阴阳调和则不寐自除。故《金匮要略心典》谓："欲求阴阳之和者，必于中气，求中气之立者，必以建中也。"小建中汤配伍精妙之处即在于桂枝、生姜、甘草辛甘化阳，芍药、甘草、大枣酸甘敛阴；饴糖甘温建中，重用则中土润而万物生；茯神健脾安神，炒白术温中燥湿。是方辛甘、酸甘合用，共奏健脾和中，调和阴阳之功。诸药配伍，温中补虚，调治脾胃，中气得健，气血生化有源，阴阳协调，则不寐自愈。

7. 小柴胡汤

解某，女，32 岁。3 个月前因家事纠纷而情志不遂，自感咽喉部不舒畅，渐觉似有异物梗塞，咯之不出。咽之不下，伴口苦心烦，胸闷胁痛，纳食较差，大便秘结，舌红苔白腻，脉弦滑。综合脉证可知其为郁证梅核气，辨证为痰气郁结，治以行气开郁、化痰散结，予以小柴胡汤合半夏厚朴汤加减。处方：柴胡 12 克，黄芩 10 克，太子参 10 克，半夏 9 克，茯苓 15 克，紫苏 10 克，厚朴 6 克，炙甘草 6 克，大枣 3 枚，嘱患者忌食辛辣燥热刺激性食物，调整心态。服剂后，症状明显好转，咽部阻塞感减轻，食欲好转，偶咳吐黄痰，于原方加连翘冰、瓜蒌、杏仁，连服剂后，咽部异物感消失，纳佳眠安，余无不适。来复诊时情绪颇佳。按：肝主疏泄，脾主运化。患者情志不遂，肝气郁结，气郁日久而化火，炼液成痰，加之肝气横逆犯脾，脾失健运，则痰湿内生，痰瘀互结交阻咽喉则变生诸症，气失舒展则感胸闷，胁为肝经所过，经络郁滞则感胁痛，气郁日久化热灼津见舌红、大便秘结，苔白腻、脉弦滑均为肝郁夹痰湿之证。治疗予以小柴胡加半夏厚朴汤行气解郁，化痰散结，因见热象去生姜，方药使肝气得舒，脾旺则健，祛除痰气之邪，从而达到很好的治疗效果。

毕某，女，24 岁，2 个月前与人吵架后出现情绪不宁，胸肋、胸胁胀闷疼痛，西医诊断为焦虑症，服氯氮片症状无缓解，遂来就诊，现症状加重，性情急躁易怒，时悲伤欲哭，善太息，口苦咽干，不欲饮食，体重骤减十斤余，夜卧难安，心悸易惊，舌红苔薄黄，脉弦数，综合辨证，考虑其为肝郁化火，治以疏肝解郁，清热除烦，方用小柴胡汤合用酸枣仁汤加减。处方：柴胡 12 克，黄芩 10 克，半夏 6 克，太子参 10 克，酸枣仁 25 克，知母 10 克，川芎 6 克等。开导患者解除苦闷，保持乐观心态，避免劳累熬夜，多运动，注意休息。服剂后，诸症均缓，诉大便较难。于上方加肉从蓉、火麻仁，续服剂后，胸胁疼痛、易哭喜怒等症状基本消失，纳可寐佳，二便调，情绪佳。按：肝喜条达而主疏泄，肝郁不解，疏泄失常，故见情绪不宁、胸胁胀闷疼痛、善太息主症，肝胆相表里，肝郁不解，久而化火，迫胆汁上逆而见口苦咽干、忧郁不解；肝郁化火，暗耗阴血，故见心悸易惊；肝郁疏泄不及，气机不畅，中焦升降失调而见不欲饮食；肝藏血，血舍魂，肝郁日久，暗耗阴血，肝血虚则魂不安，虚火扰心则神不宁，魂不守舍则见夜卧难安；舌苔薄黄，脉弦数，为气郁化火之象。方用小柴胡汤和解少阳、调达枢机，加酸枣仁汤清心除烦、养血安神，共奏解肝郁，清心热，安神志，和脾胃之效。